# Cuida **tu salud**

Diane Pérez

# Cuida **tu salud**

Diane Pérez

**AGUILAR**

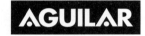

De esta edición:
D. R. © Santillana Ediciones Generales, S.A. de C.V., 2011.
Av. Río Mixcoac 274, Col. Acacias.
México, 03024, D.F. Teléfono (55 52) 54 20 75 30.
www.editorialaguilar.com

Primera edición: septiembre 2011.
ISBN: 978-607-11-1118-0
Diseño de portada y de interiores: Victor M. Ortíz Pelayo - www.nigiro.com
Fotos de interiores: www.photos.com
Fotografía de la autora: Archivo Editorial Santillana

Impreso en México

A Televisa, la gran fábrica de sueños.

A Marlene, mi hija.

Agradezco a todos los médicos que han dedicado parte de su valioso tiempo y sus conocimientos a la difusión de temas de salud.

# Índice

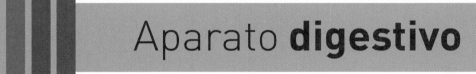

Aparato **digestivo**

# ■ Aparato **digestivo**

# ✚ Padecimientos de **la boca**

Entre los padecimientos más comunes de la boca figuran los trastornos de los dientes, ocasionados por bacterias.

La formación de los dientes comienza en la sexta semana de vida intrauterina. En condiciones normales, la primera dentición, es decir, los "dientes de leche", como se les conoce coloquialmente, se completa a los 3 años de edad y su totalidad cae alrededor de los 13 años. Los dientes permanentes, que generalmente son 32, comienzan a brotar a partir de los 6 años y terminan a los 14, aunque los terceros molares, las llamadas "muelas del juicio", pueden hacerlo más tarde.

Cada diente está formado por una corona cubierta de esmalte y por la raíz que se encuentra por debajo de la línea de la encía (ver fig. 1).

La dentina, un material más duro que el hueso y extremadamente sensible al dolor, recubre la pulpa que contiene los nervios y los vasos sanguíneos que abastecen al diente. La raíz del diente se adhiere al hueso a través del cemento.

El padecimiento más común de los dientes es la CARIES, provocada por la presencia de bacterias. Cuando la persona no se cepilla

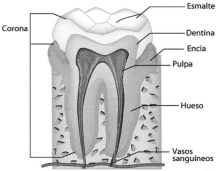

Corona
Esmalte
Dentina
Encia
Pulpa
Hueso
Vasos sanguíneos

Fig. 1

adecuadamente los dientes después de comer, estas bacterias dañan el esmalte. Con el tiempo, la lesión se vuelve más profunda y llega a la dentina, para finalmente atacar la pulpa, lo que ocasiona dolor al ingerir alimentos y bebidas frías o calientes. El tratamiento que realiza el dentista en este caso consiste en remover el tejido dañado y restaurar el diente con amalgama, oro o porcelana.

La ENFERMEDAD PE-RIODONTAL es la principal causa de pérdida de piezas dentales, especialmente en personas adultas mayores. El padecimiento inicia con la formación de la placa dentobacteriana que provoca una inflamación de las encías, conocida como gingivitis. Esta condición se manifiesta por un enrojecimiento de las encías y su fácil sangrado a la hora del cepillado dental. Cuando el paciente no recibe tratamiento, el daño dental evoluciona hasta llegar a la llamada periodontitis, que es cuando el surco que rodea al diente se hace más profundo y se destruye el ligamento periodontal. Estos espacios se llenan de restos alimenticios y de pus, lo que conlleva a la caí-da del diente o muela. Para prevenir la enfermedad periodontal es necesario el cepillado de los dientes después de cada alimento, así como el empleo cotidiano del hilo dental. En caso de pérdida de piezas dentales, el odontólogo valorará la posibilidad de colocar implantes o prótesis dentales fijas o removibles.

Una condición sumamente común cuando se tiene caries o prótesis dentarias con mala higiene es la HALITOSIS, es decir, el mal aliento, condición que afecta al 50 por ciento de la población, y se debe a la descomposición de los alimentos por acción de las bacterias.

Si bien existen padecimientos específicos que ocasionan mal aliento, como la insuficiencia renal crónica o la cetoacidosis, la causa más común es la falta de una higiene bucal adecuada. El mal aliento es más notorio al despertar, ya que al existir una menor producción de saliva durante el sueño, se favorece la proliferación de bacterias en la cavidad oral.

Entre los padecimientos más comunes de la boca también figuran las ÚLCERAS, ya sea aftosas o por virus del herpes simple (ver capítulo Enfermedades infecciosas por virus). Las aftas son llagas que aparecen en los carrillos, la lengua o las encías. Tienen un color blanco y están rodeadas de un área roja. En las personas predispuestas éstas aparecen por estrés o deficiencias vitamínicas en la dieta. El síntoma principal es dolor, que suele desaparecer al cabo de una semana cuando cede espontáneamente la lesión. Las aftas no requieren de tratamiento, pero es posible aplicar sustancias sobre las lesiones para aliviar el dolor.

El CÁNCER DE LA CAVIDAD ORAL es uno de los tumores malignos más comunes de cabeza y cuello. Entre los factores que predisponen a su desarrollo figuran el tabaquismo en cualquiera de sus formas: fumar cigarrillo, puro, pipa o masticar tabaco, así como el consumo de bebidas alcohólicas. Las infecciones por virus del papiloma humano tipos 16 y 18 también constituyen un factor de riesgo. La llamada leucoplasia (ver fig. 2), que es una mancha blanquecina en forma de velo en el paladar, la encía o la lengua, se considera una lesión precance-

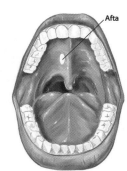

Afta

Fig. 2

rosa. El cáncer de boca puede invadir los ganglios linfáticos y afectar otros órganos, como los pulmones. El diagnóstico se confirma mediante la toma de una biopsia; una biopsia consiste en quitar un fragmento de tejido para que sea analizado por el patólogo, en este caso, un fragmento de tejido de la lesión. El tratamiento depende de la etapa en que se encuentra el cáncer al momento del diagnóstico y consiste en una cirugía para remover la lesión, así como quimio y radioterapia en casos avanzados. Dejar de fumar es fundamental en la prevención de la enfermedad y durante el tratamiento.

# ✚ Enfermedad por reflujo **gastroesofágico**

La enfermedad por reflujo gastroesofágico es un padecimiento que implica el regreso del ácido contenido en el estómago hacia el esófago, el tubo que traslada al estómago el alimento que ingerimos (ver fig. 3).

Entre las principales causas de reflujo figuran los trastornos del **ESFÍNTER ESOFÁGICO INFERIOR,**

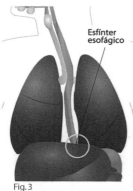

Esfínter esofágico

Fig. 3

el músculo que separa el esófago del estómago. Este músculo permanece contraído para evitar el paso del contenido gástrico hacia el esófago y sólo se relaja durante la deglución para permitir el ingreso del alimento hacia el estómago. Cuando el esfínter esofágico inferior se vuelve insuficiente, en el sentido de que la contracción no es suficientemente fuerte como para evitar el regreso del ácido, ocurre el reflujo. Los factores de riesgo más comunes para el desarrollo del reflujo gastroesofágico son el embarazo y la obesidad –debido a un aumento en la presión intraabdominal–, la ingesta de alimentos muy grasosos, la cafeína, el chocolate, el tabaquismo, la ingesta de alcohol y la presencia de una hernia hiatal.

La **HERNIA HIATAL** se define como el paso de una parte del estómago hacia la cavidad torácica a través del orificio del diafragma por donde ingresa el esófago al abdomen. Existen tres tipos de hernia hiatal: por deslizamiento, en la cual la unión entre el esófago y el estómago queda dentro del tórax, jalando parte del estómago (ver fig. 4); paraesofágica, en la cual una porción del fondo del estómago entra el tórax, pero la unión entre el esófago y el estómago queda por debajo del diafragma (ver fig. 4); y la mixta, que es una combinación de ambas (ver fig. 4).

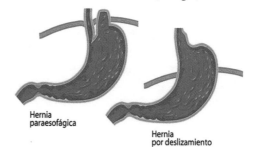

Hernia paraesofágica

Hernia por deslizamiento

Fig. 4

En etapas iniciales, el reflujo gastroesofágico no ocasiona síntomas. Sin embargo, conforme la mucosa que recubre el esófago se irrita con los ácidos gástricos, el paciente comienza a tener una sensación de ardor en el pecho y la garganta. En casos más avanzados, el enfermo puede desarrollar ronquera, tos, incluso bronquitis y neumonía, cuando el ácido pasa al aparato respiratorio.

Entre las complicaciones más temidas del reflujo gastroesofágico figura el llamado

**ESÓFAGO DE BARRETT**, una condición en la que la irritación persistente del recubrimiento esofágico por los ácidos gástricos ocasiona cambios celulares en la mucosa y predispone al desarrollo de cáncer de esófago (ver fig. 5).

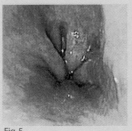

Fig. 5

El diagnóstico de enfermedad por reflujo gastroesofágico se confirma mediante la realización de estudios como la esofagografía, que consiste en rayos X y medio de contraste para visualizar la presencia de reflujo; la endoscopía (ver fig. 6), que permite la visualización del recubrimiento esofágico mediante un tubo con un lente

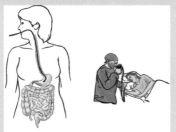

Fig. 6

en su extremo; la medición de la presión del esfínter esofágico inferior, que se realiza a través de una manometría; y el monitoreo del pH esofágico durante 24 horas.

El tratamiento está enfocado en aliviar los síntomas, restablecer la mucosa esofágica y prevenir complicaciones. En primera instancia se recomienda cambiar los hábitos alimenticios, evitando la comida grasosa, cítricos, jitomate, café, chocolate y bebidas alcohólicas. También se sugiere elevar la cabecera de la cama de 10 a 15 centímetros.

Los medicamentos recomendados para el tratamiento del reflujo gastroesofágico son los antiácidos, las sustancias que favorecen el tránsito gastrointestinal, los llamados bloqueadores de los receptores H2 (de la histamina), como la ranitidina, y más comúnmente en la actualidad los inhibidores de la bomba de protones, como el omeprazol y sus derivados. La función de estos últimos es suprimir la secreción de ácido por parte de las células del estómago.

En pacientes con una enfermedad persistente y progresiva, se recomienda el tratamiento quirúrgico, cuyo objetivo es restablecer la función del esfínter gastroesofágico inferior y mantener la facultad del paciente de eructar y vomitar en caso necesario.

La cirugía para este caso es la llamada funduplicatura de Nissen de 360 grados, que consiste en rodear el esófago con el fondo del estómago (ver fig. 7).

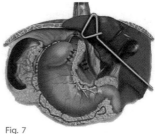

Fig. 7

El fondo del estómago tiene un comportamiento similar al esfínter esofágico inferior, de tal forma que se relaja durante la deglución para permitir el paso del alimento hacia el estómago. Este procedimiento puede realizarse tanto por cirugía tradicional –ya sea por una incisión en el abdomen o, menos común, en el tórax–, o bien, por cirugía de mínima invasión, mediante la introducción de instrumentos por diminutos orificios en la pared abdominal o torácica, visualizando la intervención en una pantalla por medio de la inserción de un laparoscopio, que es un tubo con una cámara en su extremo. La funduplicatura de Nissen realizada por laparoscopía debe ser llevada a cabo por cirujanos que cuenten con la curva de aprendizaje necesaria, para lograr los resultados esperados con el menor número de efectos secundarios.

El reflujo gastroesofágico debe tratarse porque la lesión continua del recubrimiento del esófago por los ácidos gástricos genera los cambios celulares del esófago de Barrett, que representa un factor de riesgo para el desarrollo de cáncer de esófago. El esófago de Barrett clasificado como displasia de alto grado puede ser tratado con la terapia fotodinámica, que consiste en la inyección de un medicamento que se activa 48 horas después aplicando una luz roja vía endoscópica; de esta manera se destruye la lesión y se impide que reciba sangre oxigenada.

# ✚ Cáncer de **esófago**

El cáncer de esófago es muy poco común, pero se acompaña de un alto índice de mortalidad.

✚ Suele presentarse en personas mayores de 50 años y se asocia con diversos factores de riesgo como ingerir bebidas alcohólicas, fumar y tener el esófago de Barrett, entre otras condiciones.

La mayoría de los tumores malignos de esófago ocurre en el tercio inferior de éste, y representa el 50 por ciento de los casos; 35 por ciento se presenta en el tercio medio y 15 por ciento en el tercio superior del órgano (ver fig. 8). Entre los tipos de cáncer de esófago más diagnosticados está el llamado carcinoma escamoso, estrechamente relacionado con el tabaquismo y el consumo de alcohol, y el adenocarcinoma, ligado al esófago de Barrett, que se desarrolla en aproximadamente 10 por ciento de los pacientes con reflujo gas-

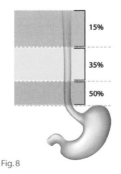

15%

35%

50%

Fig. 8

troesofágico. Uno de cada cien pacientes con esófago de Barrett desarrollará un adenocarcinoma, lo cual representa 40 veces el riesgo de una persona sin esófago de Barrett. El primer síntoma en un paciente con cáncer de esófago es dolor al tragar, inicialmente para alimentos sólidos y posteriormente líquidos. Desafortunadamente, cuando este cuadro aparece, la enfermedad es incurable porque la dificultad para deglutir se presenta cuando el tumor invade más del 60 por ciento de la luz del esófago. El tumor puede afectar las cuerdas vocales y el aparato respiratorio, ocasionando ronquera, tos e infección pulmonar por aspiración del contenido esofágico.

El diagnóstico de cáncer de esófago se confirma mediante la realización de una endoscopía con biopsia, es decir, tomando tejido del tumor para su examen. También se recomienda realizar un estudio de las células del tumor, además de someter al paciente a una tomografía computarizada de pecho y abdomen para evaluar la extensión del cán-

cer, un ultrasonido endoscópico, así como una tomografía por emisión de positrones. El tratamiento varía, desde la extirpación quirúrgica del tumor hasta la radio y quimioterapia, antes o después de la operación. En los enfermos mayores de 75 años que tienen una mala función respiratoria o un cáncer muy avanzado, se recomienda que reciban un tratamiento enfocado en mejorar su calidad de vida. El dolor al tragar puede corregirse ensanchando la luz del esófago mediante láser, intubación o electrocoagulación.

La sobrevida de los pacientes con cáncer de esófago está estrechamente relacionada con el momento en que se realiza el diagnóstico: mientras más temprano se detecte, mayor será la posibilidad de éxito del tratamiento. De ahí la importancia de que una persona con esófago de Barrett se someta anualmente (o cada 2 ó 3 años, depende la extensión de la lesión) a un estudio endoscópico, a fin de monitorear el posible desarrollo de un adenocarcinoma y tratarlo oportunamente.

# ✚ Enfermedad **Ácido-péptica**

La enfermedad ácido-péptica es el conjunto de padecimientos relacionados con los efectos de los ácidos gástricos en el aparato digestivo. Incluye la gastritis y las úlceras en estómago e intestino delgado.

Para entender por qué ocurre la enfermedad ácido-péptica es necesario conocer cómo funciona la producción de ácido en el estómago. Esta función es necesaria para la digestión de los alimentos.

El estómago es una gran bolsa que almacena el alimento hasta deshacerlo con los ácidos gástricos, para que posteriormente los nutrientes puedan absorberse en distintas porciones del intestino (ver fig. 9).

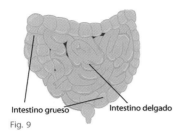

Intestino grueso        Intestino delgado

Fig. 9

El estómago está cubierto en su interior por una capa llamada mucosa que está constantemente expuesta a los ácidos gástricos y cuenta con un complejo sistema que la protege de éstos. Este sistema consta de una barrera con 3 niveles: en primer lugar se ubica una capa de moco y bicarbonato que producen las células más superficiales del estómago y el duodeno; después sigue la capa de las células epiteliales; finalmente, se encuentra una capa de diminutos vasos sanguíneos que contribuyen a restituir el tejido superficial cuando éste sufre algún tipo de daño.

Las prostaglandinas, sustancias que actúan como hormonas en distintos procesos biológicos del cuerpo, juegan un papel trascendente en la protección de la mucosa del estómago. La producción de prostaglandinas a este nivel depende de ciertas enzimas conocidas como la COX 1 (ciclooxigenasa 1), que está presente en algunos medicamentos antiinflamatorios que dañan la mucosa del estómago.

Para la degradación de los alimentos, el estómago produce distintas sustancias; entre las más dañinas para la mucosa figuran el ácido clorhídrico y la pepsina. La producción de ácido es mayor durante la noche y menor durante la mañana; y tiene tres fases dependiendo del sitio en que se origina el estímulo: la fase cefálica que se activa al oler, ver o probar la comida; la fase gástrica que se inicia cuando el alimento llega al estómago; y la intestinal, que ocurre cuando comienza la absorción de los alimentos en el intestino. Las células del estómago cuentan con una bomba productora de ácido, llamada bomba de protones, que se activa cuando hay un estímulo. Hoy en día existen medicamentos capaces de bloquear esta bomba de protones.

Entre las principales causas para el desarrollo de la enfermedad ácido-péptica figuran la infección ocasionada por una bacteria llamada Helicobacter pylori, así como la toma de medicamentos antiinflamatorios, principalmente en pacientes con artritis o lesiones deportivas.

El Helicobacter pylori es una bacteria altamente resistente, capaz de vivir en el inhóspito ambiente del estómago soportando sus ácidos corrosivos. En los países en vías de desarrollo, 80 por ciento de los adultos está infectado por esta bacteria, mientras que en naciones industrializadas llega a estar presente en 50 por ciento de la población mayor de 20 años. La infección por Helicobacter pylori puede contraerse por contagio directo por medio del intercambio de saliva con una persona infectada, o bien por ingerir agua y alimentos contaminados. La bacteria está presente en 60 por ciento de los pacientes con úlcera estomacal y hasta en 70 por ciento de quienes tienen una úlcera en el intestino delgado. El Helicobacter pylori es una bacteria que puede destruir las células de la barrera protectora tanto del estómago como del duodeno.

Los llamados medicamentos antiinflamatorios no esteroideos –aquellos que no derivan de la cortisona– son otra causa sumamente común de enfermedad ácido-péptica. Estos fármacos, incluyendo el ácido acetilsalicílico, inhiben la secreción de ciertas enzimas necesarias para producir los elementos esenciales de la barrera protectora del estómago.

Otros factores de riesgo para la enfermedad ácido-péptica son el consumo de bebidas alcohólicas, el tabaquismo, la predisposición genética, pertenecer al grupo sanguíneo "O" y estar sometido a un intenso estrés psicológico.

El síntoma más frecuente que presentan los enfermos es el dolor en "la boca del estómago", es decir, en la parte superior del abdomen. Este dolor quemante suele presentarse dos o tres horas después de comer y se calma al ingerir alimentos o medicamentos antiácidos. Cuando el dolor es muy intenso puede deberse a la presencia de una úlcera (ver fig. 10).

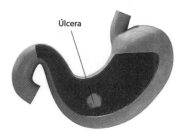

Úlcera

Fig. 10

Las complicaciones más comunes de la enfermedad ácido-péptica son el sangrado gastrointestinal, que puede manifestarse por vómito con sangre o heces con sangre digerida de color rojo muy oscuro; la perforación, que se presenta con un dolor sumamente intenso capaz

de extenderse a la espalda, señalando un daño en el páncreas; y, finalmente, una obstrucción de la salida del estómago, en la cual el paciente presenta náusea, vómito, dolor abdominal después de comer y pérdida de peso.

El diagnóstico se confirma mediante la realización de estudios de rayos X con medio de contraste para visualizar el aparato digestivo, o con una endoscopía que, mediante el tubo con cámara, permite apreciar con claridad la lesión en la mucosa.

La presencia de la bacteria Helicobater pylori se confirma al tomar estudios de sangre, materia fecal o aliento.

El tratamiento de la enfermedad acido-péptica persigue eliminar la causa. Los pacientes con infección por Helicobacter pylori deben recibir tratamiento con dos o tres antibióticos y un inhibidor de la secreción de ácido gástrico durante dos semanas. La úlcera péptica se trata con medicamentos antiácidos y bloqueadores H2, que inhiben la secreción de ácido estimulada por la histamina; los tratamientos más recientes son los inhibidores de la bomba de protones. La bomba de protones se encuentra en las células del estómago y produce ácido.

La cirugía se reserva para pacientes complicados con perforación o hemorragia que no responden al tratamiento con fármacos.

# ✚ Cáncer de **estómago**

El cáncer de estómago representa la decimocuarta causa de mortalidad en la población general, y la decimosegunda en personas mayores de 65 años.

✚ Existen tres tipos de cáncer de estómago, dependiendo de las células que originen el tumor; el más común es el llamado adenocarcinoma, que incluye al 95 por ciento de los casos de cáncer gástrico; el linfoma, que representa el 4 por ciento de los casos; y el tumor maligno del estroma gastrointestinal, que incluye solamente el 1 por ciento.

El adenocarcinoma gástrico es más común en pacientes con un tipo de disminución de células sanguíneas llamado anemia perniciosa, grupo sanguíneo A y con antecedentes familiares de cáncer estomacal. Ciertos factores externos también contribuyen al desarrollo de este padecimiento, como una dieta rica en alimentos ahumados, salados o que contengan conservadores, y el tabaquismo.

Otro factor estrechamente relacionado con el cáncer de estómago es la presencia de la bacteria Helicobacter pylori, que incrementa tres veces el riesgo de desarrollar un tumor maligno en este órgano.

Entre las lesiones consideradas "premalignas", es decir, aquellas que suelen desembocar en cáncer de estómago, debemos citar los pólipos, la gastritis atrófica –la inflamación crónica del recubrimiento del estómago-, la llamada metaplasia intestinal –la presencia de células parecidas al intestino en el estómago-, la úlcera gástrica y la displasia –cambios celulares que propician el desarrollo de cáncer.

El cáncer de estómago se divide en etapas: en la etapa 0, el tumor se limita a la capa más superficial del recubrimiento del estómago (ver fig. 11); en la etapa I, la masa invade la llamada submucosa y puede haber presencia de células malignas en uno a

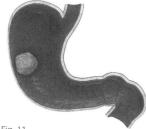

Fig. 11

6 nódulos linfáticos; en la etapa II, el tumor penetra todas las capas del estómago y puede presentarse afección hasta de 15 nódulos linfáticos; en la etapa III, es posible que se presente todo lo anterior, incluso que el tumor invada estructuras cercanas al estómago; y, en la etapa IV, además de las circunstancias previas, puede haber metástasis, es decir, la diseminación del cáncer a órganos distantes como pulmón, hígado, huesos o cerebro.

El diagnóstico se confirma mediante la realización de una endoscopía y la toma de una biopsia. La metástasis se puede encontrar mediante la realización de una tomografía computarizada y una resonancia magnética.

El tratamiento de elección es la cirugía, que consiste en la extirpación del tumor. Cuando las lesiones se circunscriben a la capa mucosa del estómago, se puede optar por su resección por vía endoscópica, es decir, mediante la introducción de un tubo con cámara al final que permite remover el tumor. Para los casos en que no es posible operar al paciente, existe la llamada terapia fotodinámica, que consiste en introducir una sustancia fotosensibilizadora que, al ser estimulada por determinado tipo de luz, destruye las células tumorales. Esta terapia puede combinarse con la terapia inmunológica, que también contribuye a eliminar el cáncer. Asimismo, la quimioterapia se emplea en el tratamiento del cáncer gástrico.

# ✚ Enfermedad inflamatoria del **colon** **(Enfermedad de Crohn)**

La enfermedad de Crohn es un padecimiento en el que existe una inflamación continua del tracto gastrointestinal.

Si bien este trastorno generalmente afecta los intestinos, puede ocurrir en cualquier parte, desde la boca hasta el ano; el sitio más común para el establecimiento de la enfermedad es la última porción del intestino delgado llamada ileon (ver fig. 12) y la primera parte del intestino grueso, es decir, el colon. Aunque la cadena exacta de eventos que llevan a la enfermedad de Crohn se desconoce, la afección está ligada a un problema con la respuesta del sistema inmunológico del cuerpo.

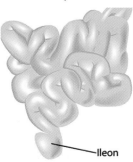

Ileon

Fig. 12

Los genes de una persona y los factores ambientales parecen desempeñar un papel relevante en el desarrollo de la enfermedad de Crohn; si bien ésta puede ocurrir a cualquier edad, es más común que sea en personas entre los 15 y los 35 años de edad. Los factores de riesgo incluyen antecedentes familiares de la enfermedad, tener ascendencia judía y fumar.

Los síntomas varían de acuerdo con la parte del tracto gastrointestinal afectada; pueden fluctuar de leves a severos, así como aparecer y desaparecer con períodos de reagudización. El paciente suele experimentar diarrea, dolor abdominal, pérdida de peso y evacuaciones con moco y sangre. Con menor frecuencia, los pacientes pueden presentar síntomas fuera del tracto gastrointestinal que incluyen inflamación del hígado, dolor articular, erupciones cutáneas, inflamación en ojos y encías, cálculos renales y trastornos de la coagulación.

El diagnóstico se confirma mediante una colonoscopía, que consiste en la introducción de un tubo con una cámara al final a través del recto, para realizar una biopsia. Si bien la enfermedad de Crohn no es curable, puede controlarse adecuadamente con tratamiento médico que consiste en derivados del ácido 5-aminosalicílico, de la cortisona y fármacos para modular la respuesta inmune. La cirugía se reserva para casos avanzados y consiste en la extirpación de la porción de intestino afectada. Ésta se recomienda cuando el paciente tiene estrechamientos importantes de la luz intestinal, obstrucción o fístulas, es decir, aperturas del intestino que pueden comunicarse a otros sitios, incluso la piel de la región alrededor del ano.

Cuando la enfermedad de Crohn afecta el intestino grueso, incrementa el riesgo de padecer cáncer de colon (ver inciso correspondiente).

# ✚ Colitis **ulcerosa**

La colitis ulcerosa es un trastorno inflamatorio crónico del tubo digestivo que afecta al intestino grueso, es decir, el colon.

Las causas de la colitis ulcerosa se desconocen, pero dicha enfermedad se asocia a factores genéticos, siendo más común en personas de ascendencia judía, así como a factores del sistema inmunológico y ambientales; como dato curioso se sabe que fumar ejerce un efecto protector contra la colitis ulcerosa. La colitis ulcerosa suele aparecer entre la segunda y la tercera décadas de vida.

El inicio de la enfermedad normalmente es lento e insidioso y los síntomas suelen estar presentes por varios meses antes de que el paciente consulte al médico. Las manifestaciones clínicas incluyen diarrea con sangre, moco y pus, expulsión de sangre fresca por el recto (que puede confundirse con hemorroides) y dolor abdominal de tipo cólico, por lo general antes de evacuar y localizado comúnmente en la parte baja izquierda del abdomen. La enfermedad, de moderada a grave, puede acompañarse de pérdida del apetito, náuseas y vómito. Además, es posible que aparezcan síntomas fuera del intestino, y los sitios más comunes son ojos, boca, articulaciones e hígado. Los pacientes con enfermedad leve o moderada engañosamente pueden verse bien, mientras que los que tienen la forma grave del padecimiento presentan fiebre, aumento de la frecuencia cardiaca, pérdida de peso y suelen estar en cama.

La mayoría de los casos muestra una evolución caracterizada por reactivaciones intermitentes, entremezcladas con períodos variables de remisión.

El diagnóstico se confirma mediante una sigmoidoscopía, es decir, la introducción de un tubo con una cámara hasta el colon sigmoides (ver fig. 13). La colonoscopía no se recomienda en pacientes con enfermedad activa por riesgo de perforación, pero deberá realizarse una vez controlado el padecimiento activo. La colitis ulcerosa suele iniciar en el recto y sube por el resto del intestino grueso. A los enfermos con una crisis grave de colitis ulcerosa se les realiza una radiografía simple de abdomen, recostados boca arriba.

El objetivo del tratamiento es inducir y mantener la remisión de la enfermedad, así como mejorar la calidad de vida del paciente. En las formas leves a moderadas del padecimiento se prescriben medicamentos antiinflamatorios del grupo de los aminosalicilatos, ya sea por vía oral o directamente al colon en forma de enemas, es decir, introduciendo por el recto el líquido que los contiene. Para los casos graves se administran derivados de la cortisona. También son de utilidad los medicamentos inmunomoduladores, las terapias biológicas y la ingesta de probióticos, microorganismos que viven en alimentos como el yogur y que contribuyen a restituir la flora intestinal del individuo.

La cirugía, que consiste en remover el colon y el recto, es curativa y se reserva para los casos que no responden al tratamiento médico o que presentan alguna complicación como perforación del intestino grueso, hemorragia incontrolable, dilatación del colon mayor a 6 centímetros o desarrollo de cáncer colorrectal.

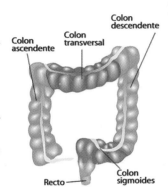

Colon descendente
Colon transversal
Colon ascendente
Colon sigmoides
Recto

Fig. 13

# ✚ Enfermedad diverticular **del colon**

Los divertículos del colon son pequeños sacos que se forman en la pared del intestino grueso debido a un incremento de la presión en el interior del colon.

Se estima que 50 por ciento de la población mayor de 50 años de edad tiene divertículos en el colon (ver fig. 14).

Si bien no se conoce la causa exacta de la presencia de divertículos en el colon, la teoría más aceptada es una dieta baja en fibra que ocasiona estreñimiento y necesidad de pujar a la hora de defecar, lo cual provoca un incremento de la presión en la luz del intestino grueso y favorece la formación de

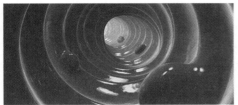

Fig. 14

estos sacos o globos de la pared colónica. La mayoría de los divertículos del colon se presentan en la porción del sigmoides, que se encuentra justo antes del recto.

La presencia de divertículos en el colon recibe el nombre de diverticulosis, y cuando éstos se inflaman, perforan e infectan; el término empleado es diverticulitis.

La diverticulitis se presenta del 10 al 25 por ciento de los pacientes con divertículos en el colon.

La diverticulitis se debe a una microperforación de los divertículos con la consecuente contaminación, inflamación e infección. La enfermedad puede ser benigna o desembocar en peritonitis, es decir, la inflamación de la membrana que recubre la mayor parte de los órganos abdominales, y comprometer la vida del paciente.

La mayoría de los enfermos con diverticulitis presenta dolor en el cuadrante inferior izquierdo del abdomen, donde se encuentra el sigmoides. Puede o no presentarse fiebre, y en el examen de sangre es visible el incremento en el número de glóbulos blancos.

El diagnóstico se confirma mediante una tomografía computarizada (ver fig. 15).

El tratamiento de la diverticulitis no complicada consiste en la administración de antibióticos y una dieta baja en fibra. En

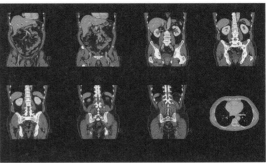

Fig. 15

estos casos, el paciente suele tener un buen pronóstico y recuperarse totalmente.

Cuando se trata de una diverticulitis complicada, en la que se presenta un absceso en el colon, obstrucción, peritonitis o fístulas –comunicación entre el intestino grueso y otros órganos como la vejiga, la vagina u otra porción del intestino–, el tratamiento depende de la gravedad del caso, según la clasificación de Hinchey que divide en estadíos el grado de complicación de la diverticulitis. El estadío I es inflamación del colon con la presencia de un absceso alrededor de éste; el estadío II incluye la inflamación con un absceso en el interior de la pelvis; el estadío III se refiere a la presencia de peritonitis con pus; y el estadío IV a peritonitis con materia fecal. Con base en esta clasificación, los pacientes con abscesos pequeños, menores a 2 centímetros de diámetro, pueden ser tratados con antibióticos por vía intravenosa. Los estadíos avanzados requieren drenaje del absceso. Una vez que concluye el episodio agudo, se somete al enfermo a una cirugía para extirpar la porción sigmoidea del colon y, dependiendo de la gravedad del caso, se deja o no una bolsita para que el individuo pueda defecar.

En materia de prevención de la enfermedad diverticular del colon, se recomienda una alimentación rica en fibra: frutas, vegetales crudos y cereales integrales; tomar 2 litros de agua al día y hacer ejercicio cotidianamente.

Además, las personas que saben que tienen divertículos en el intestino grueso deben moderar su ingesta de irritantes, como bebidas alcohólicas y alimentos muy condimentados.

# ✚ Cáncer de **colon y recto**

El cáncer de colon y recto representa la sexta causa de muerte por tumor maligno en México en personas mayores de 65 años.

Entre los factores de riesgo asociados con su desarrollo figuran la predisposición genética, principalmente en el cáncer de colon familiar; la edad, ya que 90 por ciento de estos tumores se presenta en personas mayores de 50 años; la presencia de una enfermedad inflamatoria intestinal como colitis ulcerativa o enfermedad de Crohn; una dieta rica en grasas y pobre en fibra; así como la presencia de pólipos en el intestino grueso. Además, actualmente se realizan investigaciones que buscan confirmar el papel protector que puede ejercer el calcio en la dieta, así como la ingesta de ácido acetilsalicílico y otros antiinflamatorios no esteroideos.

 Los cánceres colorrectales se forman inicialmente como lesiones dentro de la mucosa del intestino grueso; a medida que crecen penetran hacia la capa muscular, invaden conductos linfáticos y vasculares hasta llegar a ganglios, estructuras cercanas y, finalmente, se diseminan a órganos lejanos, principalmente hígado, pulmón y hueso.

El cáncer de colon y recto puede crecer lentamente y estar presente hasta 5 años antes de que aparezcan los síntomas. La aparición de las manifestaciones clínicas tiene que ver con la localización del tumor. En el lado derecho del colon suelen presentarse cuando el tumor adquiere gran tamaño. En el lado izquierdo y el recto suelen manifestarse antes. Los síntomas iniciales suelen ser cansancio y pérdida de sangre en heces. En etapas más avanzadas puede haber dolor abdominal de tipo cólico, sobre todo cuando existe obstrucción en el lado izquierdo del colon. El paciente puede presentar diarrea alternada con estreñimiento. Cuando el tumor se ha diseminado a la vejiga o a la pared de la vagina, suele haber dolor en la región baja del abdomen y en el área de los genitales.

El diagnóstico se confirma mediante la realización de una colonoscopía o una recto-sigmoidoscopía, que consiste en introducir por el ano un tubo con una cámara para visualizar la mucosa del intestino grueso, y tomar una biopsia (hay que recordar que la biopsia es la extirpación de un fragmento de tejido tumoral para que sea analizada por el patólogo). La tomografía computarizada se emplea para buscar diseminación del cáncer a otros órganos.

Hoy en día se cuenta con estudios genéticos del tumor que permiten conocer su capacidad para diseminarse a otros órganos. Estos estudios son de gran utilidad para establecer el pronóstico y el esquema del tratamiento.

Por lo regular, el tratamiento que se elige para este padecimiento es la extirpación quirúrgica del tumor, que puede ser curativa cuando el cáncer se detecta en etapas iniciales. En casos más avanzados, se requiere de quimio y radioterapia. En la actualidad también se emplea la terapia biológica con anticuerpos monoclonales diseñados para modular los procesos biológicos involucrados en el crecimiento y el comportamiento de los tumores.

Para detectar oportunamente el cáncer del colon o los pólipos, se recomienda que a partir de los 50 años de edad todas las personas se sometan anualmente a un examen de laboratorio para descubrir sangre oculta en heces, y se realicen una colonoscopía cada 10 años.

# ✚ Apendicitis

El apéndice es un tubo sin salida que se desarrolla a partir de una porción del intestino grueso conocida como ciego (ver fig. 16).

El largo del apéndice varía de 1 a 30 centímetros, con un promedio de 6 a 9 centímetros de largo en un adulto. Durante mucho tiempo se pensó que el apéndice no tenía función alguna; hoy en día se sabe que desempeña un papel preponderante en las defensas de los individuos, ya que, al ser rico en tejido linfático, participa activamente en la secreción de inmunoglobulinas, que son proteínas que ayudan a combatir las enfermedades. El

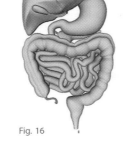

Fig. 16

tejido linfático en el apéndice aparece desde las dos semanas de vida del bebé, su producción se incrementa en la adolescencia y comienza su descenso en la edad adulta, hasta desaparecer en prácticamente todas las personas mayores de 60 años.

La apendicitis es la inflamación del apéndice y suele ser más común entre la segunda y la cuarta décadas de la vida. Se debe a una obstrucción de la luz del apéndice que, al no drenar el líquido que secreta, se distiende hasta ocasionar dolor. Al existir esta distensión tan marcada, los vasos sanguíneos no alcanzan a abastecer de sangre el

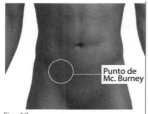

Punto de Mc. Burney

Fig. 17

apéndice, comienzan a desarrollarse bacterias, incluso puede darse la muerte del tejido, con la consecuente perforación del órgano.

Además del dolor, que suele iniciar en la parte baja del abdomen, para localizarse en aproximadamente 4 a 6 horas en el cuadrante inferior derecho del abdomen, en un sitio conocido como punto de Mc. Burney (ver fig. 17), el paciente presenta náuseas y vómito. Sin embargo, en personas cuyo apéndice está localizado detrás del ciego, el dolor se manifiesta en la parte baja de la espalda. La inflamación del apéndice también ocasiona fiebre.

Cuando el enfermo no recibe tratamiento oportuno, el apéndice se puede perforar y ocasionar peritonitis, es decir, inflamación del peritoneo, que es la gran membrana dentro de la cual se encuentran algunos órganos del abdomen. Si bien en el momento que se perfora el apéndice el paciente puede sentir un leve alivio del intenso dolor, la peritonitis es una condición grave que empeora el estado de la persona con gran rapidez.

En caso de tener un dolor abdominal intenso, con resistencia muscular, es decir, que los músculos del abdomen se encuentran duros, es necesario consultar al médico de inmediato.

El diagnóstico de apendicitis se confirma mediante la valoración clínica del paciente, palpando su abdomen, por medio de un análisis de sangre que revela un número elevado de glóbulos blancos y una tomografía computarizada.

El tratamiento consiste en la extirpación del apéndice mediante cirugía.

# ✚ Enfermedad **hemorroidal**

La enfermedad hemorroidal es la dilatación de las venas de los plexos hemorroidales, es decir, la red de vasos sanguíneos de la mucosa del recto o del ano.

Si las afectadas son las del plexo superior se llaman hemorroides internas, las cuales se sitúan por arriba del conducto anal y se encuentran cubiertas por mucosa. Las del plexo venoso inferior se encuentran por debajo de la unión anorrectal, están cubiertas por piel, y se denominan externas (ver fig. 18). El paciente puede tener enfermedad hemorroidal tanto interna como externa, condición que recibe el nombre de enfermedad hemorroidal mixta. El sistema de drenaje de esta zona carece de válvulas, y por ello la posición de pie en el ser

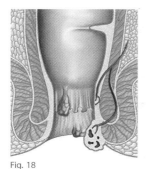

Fig. 18

humano aumenta la presión en el interior de las venas hemorroidales y predispone a la enfermedad hemorroidal, que afecta entre 10 y 25 por ciento de la población adulta, principalmente aquella entre los 45 y 65 años.

La enfermedad hemorroidal interna se clasifica en cuatro grados. Las hemorroides de grado I sangran durante la defecación, las de grado II salen al momento de evacuar pero regresan solas a su lugar, las de grado III salen por el ano en cualquier momento, pero especialmente durante la defecación y deben ser regresadas a su lugar con la mano, y la enfermedad hemorroidal de grado IV ocurre cuando salen permanentemente por el ano.

Entre los factores de riesgo para el desarrollo de la enfermedad hemorroidal figuran malos hábitos alimenticios con poco consumo de fibra, falta de ejercicio y condiciones que aumenten la presión dentro del abdomen, como el embarazo. El estreñimiento contribuye sustancialmente al desarrollo de hemorroides dilatadas, ya que la persona aumenta la presión intraabdominal al hacer un esfuerzo considerable al pujar. La manifestación más común de las hemorroides internas es el sangrado de color rojo brillante durante o después de ir al baño. Éste puede ser desde una mancha hasta un chorro de sangre. Las hemorroides externas

pueden ocasionar molestias en el ano como comezón o dolor.

El tratamiento depende de la gravedad del padecimiento, incluye, por un lado, cambios en los hábitos con una alimentación con abundantes frutas, verduras y cereales integrales, hasta consumir de 25 a 30 gramos de fibra al día, además de la ingesta de agua en cantidad suficiente. Hacer ejercicio, como caminar, es parte fundamental del tratamiento. Estas medidas pueden ser suficientes para las hemorroides internas de grado I y algunas de grado II. En estas etapas también puede utilizarse la inyección de agentes esclerosantes, que son sustancias que producen una especie de cicatrización y evitan que la hemorroide salga; o bien, en ocasiones se puede ingerir un laxante. Sin embargo, una complicación muy poco frecuente, pero mortal, es la sepsis pélvica, una infección generalizada al interior de la pelvis. La fotocoagulación infrarroja también puede emplearse en las hemorroides de grados I y II. Su función es producir fibrosis, una especie de cicatrización para evitar el prolapso de la hemorroide.

En las hemorroides internas de grados II y III se puede emplear la ligadura elástica, que es la aplicación de bandas de goma para ligar las hemorroides y que caigan por sí solas. Cuando se desprenden en 4 a 7 días se corre el riesgo de hemorragia que llega a ser grave en 1 por ciento de los casos.

Para las hemorroides de IV grado y algunas de III se recomienda la cirugía, que consiste en la extirpación de las hemorroides, que puede realizarse con anestesia local, regional o general. El dolor postoperatorio es el principal inconveniente de la cirugía.

Las hemorroides externas requieren de una buena higiene de la región anal, baños de asiento y en ocasiones aplicación de cre-

mas. Cuando existe trombosis (la presencia de coágulos) es posible operarlas.

Independientemente del tipo de enfermedad hemorriodal, su grado o el tratamiento seleccionado, es fundamental modificar los hábitos dietéticos y hacer ejercicio.

# ✚ Incontinencia **fecal**

La incontinencia fecal es la emisión involuntaria de heces por el ano. Esta fuga puede tener distinta magnitud, desde el manchado de la ropa interior hasta una evacuación completa del recto.

La incontinencia esporádica en forma de manchado afecta al 7.1 por ciento de la población general, mientras que 0.7 por ciento padece incontinencia franca. En muchos casos, la incontinencia fecal ocasiona serios problemas psicológicos, puesto que los pacientes sienten vergüenza de comentarlo, incluso a su médico.

Entre las causas de incontinencia fecal figuran la pérdida de la sensibilidad en el recto por demencia, trastornos del sistema nervioso o neuropatía diabética; pérdida del tono muscular del esfínter anal interno, también a causa de la diabetes; falla del esfínter anal externo por una lesión durante el parto, daño durante una cirugía o por una causa desconocida y, finalmente, por problemas en el recto debido a inflamación o úlceras.

Los primeros síntomas son pequeños escapes de gases que con el tiempo se agu-

dizan hasta llegar a la pérdida involuntaria de materia fecal.

Para confirmar la causa de la incontinencia existen estudios como la manometría anal, que permite valorar las presiones en el conducto anal tanto en reposo como durante la contracción voluntaria del esfínter anal externo; la manometría con la introducción de un balón que se infla en el recto para evaluar la sensibilidad en éste; un electromiograma para valorar la capacidad de contracción de los músculos involucrados en la continencia; y pruebas para obtener información acerca de los nervios encargados de mover los músculos.

También se cuenta con técnicas de imagen como la defecografía, en la cual se inyecta material de contraste en el recto, se sienta a la persona con el problema en la taza del baño y se toman imágenes radiográficas mientras retiene la defecación, posteriormente al pujar y cuando expulsa la materia fecal.

También se realiza una ecografía, que es un examen de ultrasonido dentro del ano para evaluar el esfínter anal (que es el músculo que rodea el ano y permite su contracción). La resonancia magnética también puede ser de utilidad.

El tratamiento consiste en eliminar la causa, tratar los problemas psicológicos e incrementar la fibra en la dieta. También se pueden emplear medicamentos que reducen el peso de las heces y la frecuencia con la que el paciente siente deseos de ir al baño. Para la diarrea también se emplean medicamentos.

Una técnica de gran utilidad para la incontinencia fecal es la biorretroalimentación, que consiste en programas de entrenamiento orientados a mejorar la coordinación y reforzar los músculos del piso pélvico (ver fig. 19).

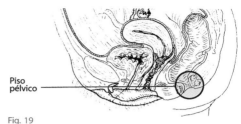

Piso pélvico

Fig. 19

Otra es la electroestimulación, que consiste en la aplicación de electricidad al conducto anal mediante electrodos durante 30 minutos diarios, para estimular la contracción muscular.

Cuando los pacientes no responden a las técnicas mencionadas, se opta por la cirugía, ya sea la llamada esfinteroplastía, cuando existe un daño posterior al parto o a una operación, o bien, la reparación de los músculos del piso pélvico en personas con incontinencia originada en los nervios.

# ✚ Estreñimiento

El estreñimiento o constipación es la presencia de evacuaciones menos de tres veces por semana, duras y que requieren de esfuerzo para salir.

✚ Esta condición se presenta en 28 por ciento de la población y afecta con mayor frecuencia a las mujeres y a las personas de edad avanzada.

Existen múltiples trastornos que ocasionan estreñimiento, como el hipotiroidismo, la diabetes mellitus, los niveles altos de calcio en la sangre, la enfermedad de Parkinson, la esclerosis múltiple y las lesiones de la médula espinal (ver capítulos correspondientes), la ingesta de ciertos medicamentos o trastornos psicológicos. Entre los factores más comunes que contribuyen al estreñimiento figuran los malos hábitos dietéticos como la poca ingesta de fibra y líquidos, así como la falta de ejercicio físico. Otra causa común de estreñimiento es la disfunción de los músculos del piso pélvico, que suele ocurrir cuando el individuo no obedece a las ganas de defecar y espera lo que considera el "momento oportuno" para hacerlo, con lo que se pierde el ritmo en la frecuencia de las evacuaciones.

Para hacer el diagnóstico de constipación se requiere de una historia clínica completa con exploración del paciente, además de ciertos estudios de gabinete como el examen de tránsito colónico, mediante el cual se da al paciente una cápsula con marcadores y se verifica en qué puntos se paran, así como el tiempo que tarda en salir. También se emplean la defecografía y la manometría rectal (ver inciso anterior).

El tratamiento de la constipación debe incluir ejercicio cotidiano y una dieta balancea-da con abundantes frutas, verduras y cereales integrales, así como la ingesta, en caso necesario, de productos de fibra comercializados u otros laxantes, medicamentos que aumentan la contractilidad de un segmento del tubo digestivo, enemas, supositorios, y la biorre-troalimentación (ver inciso anterior). Además, como parte del tratamiento es necesario el entrenamiento de la defecación, que consiste en 3 a 5 sesiones de 30 minutos en las que se enseña al paciente cómo ocurre el proceso de defecación y se le corrigen ideas equivocadas al respecto. En casos extremos se puede requerir cirugía, en la cual se extirpa el intestino grueso.

# ✚ Hepatitis **viral**

Hepatitis significa inflamación del hígado y puede ser ocasionada por diversas causas: virus, medicamentos y la llamada hepatitis autoinmune, en la cual el propio organismo autodestruye las células hepáticas.

Entre las más comunes figura la hepatitis viral, que puede ser ocasionada por cinco tipos de virus: A, B, C, D, y E. Los tipos B, C y D están comúnmente relacionados con el desarrollo de enfermedad crónica del hígado, cirrosis y cáncer hepático.

El virus de la hepatitis A se encuentra en la materia fecal y se transmite ingiriendo alimentos contaminados. El virus A se inactiva mediante el hervor o con el contacto con cloro y radiación ultravioleta (luz solar), de ahí que los alimentos bien cocidos o desinfectados con cloro evitan el contagio y la ropa secada al sol estará libre del virus de la hepatitis A.

En el caso de la hepatitis B existen varios subtipos que están relacionados tanto con la severidad de la infección como con la capacidad de contagio que se da por sangre (transfusiones o por el intercambio de agujas contaminadas, especialmente en personas que consumen drogas intravenosas), por contacto sexual, o de madre a hijo durante el embarazo y al momento del parto.

El virus de la hepatitis D requiere la presencia del de la hepatitis B para replicarse, y se transmite principalmente por sangre y en menor grado por contacto sexual.

El virus de la hepatitis C es muy común en personas que se sometieron a transfusiones antes de 1990, cuando todavía no existían exámenes para detectarlo. La mayoría de los contagios ocurre por transfusiones, intercambio de agujas contaminadas y, muy rara vez, por contacto sexual o de madre a hijo.

El virus de la hepatitis E, al igual que el de la A, está presente en las heces y se transmite por alimentos contaminados. Es común que aparezcan casos en personas que viven en localidades que sufrieron una inundación.

Los síntomas de la hepatitis viral se dividen en 3 fases: el llamado período prodrómico, que es el comienzo de la enfermedad; la etapa de ictericia, donde la piel y los ojos del paciente se tornan amarillos; y la fase de recuperación.

El período prodrómico varía en tiempo según el tipo de hepatitis en cuestión, y suele ser de aproximadamente 4 semanas en la hepatitis A, de 4 a 12 semanas en las hepatitis B y D, de 7 semanas en la C, y de 5 a 6 semanas en la E. En esta fase de la enfermedad, el paciente suele experimentar falta de apetito, náusea, vómito, cansancio, malestar general, dolor en articulaciones, músculos y cabeza, generalmente le molesta la luz, puede tener dolor de garganta y tos. En los tipos A y E suele haber fiebre de 38 a 39ºC. En esta etapa el paciente comienza a presentar un color oscuro en la orina y claro en la materia fecal.

Aproximadamente 5 días después de los cambios en la coloración de la orina y las heces, comienzan a disminuir los síntomas prodrómicos e inicia la etapa en la que el enfermo presenta una tonalidad amarillenta en la piel y los ojos, condición conocida como ictericia. Para este momento puede haber perdido de 2.5 a 5 kilos de peso. El hígado y el bazo suelen tener un tamaño mayor de lo habitual, lo cual genera cierta molestia en el cuadrante superior derecho del abdomen (ver fig. 20). En la hepatitis

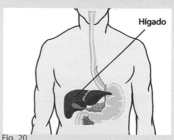
Hígado

Fig. 20

C, los individuos pueden no presentar síntomas o mostrar un cuadro clínico leve sin ictericia.

En la fase de recuperación, que puede durar de 2 a 12 semanas, el enfermo se siente mejor, desaparecen los síntomas mencionados anteriormente y puede permanecer un incremento en el tamaño del hígado. Los pacientes con hepatitis tipos A y E suelen tener una recuperación total en 1 o 2 meses; en los casos de hepatitis B y C, la recuperación es de 3 a 4 meses.

El diagnóstico de hepatitis se confirma mediante la realización de estudios de sangre que permiten determinar los anticuerpos contra cada uno de los virus causantes de la enfermedad. Además, existen estudios específicos para saber si una persona tiene o tuvo el padecimiento.

En la mayoría de los casos, la hepatitis A tiene un curso benigno y el paciente se recupera en su totalidad sin secuelas. Los tipos B y D tienen la capacidad de desencadenar un cuadro fulminante, aunque esto sucede en raras ocasiones. La tipo E también puede terminar en una hepatitis fulminante, principalmente en mujeres embarazadas. Cuando existe hepatitis fulminante, el enfermo suele caer en coma y la muerte sobreviene en 80 por ciento de los casos. Otra rara complicación de la hepatitis B es la posibilidad de que se vuelva crónica, condición que es sumamente común en los casos de hepatitis C; estos pacientes tienen de 85 a 90 por ciento de probabilidad de desarrollar hepatitis crónica, y de 20 a 50 por ciento de posibilidades de desarrollar cirrosis (ver capítulo siguiente). Los tipos B y C también incrementan el riesgo de presentar cáncer de hígado.

El manejo de los enfermos con hepatitis viral depende otra vez del tipo en cuestión: los tipos A y B no requieren de tratamiento, sólo se recomienda una dieta rica en calorías, de preferencia durante la mañana, porque por lo general en la tarde se presentan náuseas, y evitar medicamentos que sean metabolizados por el hígado.

Debido a que la hepatitis C tiene una alta capacidad de volverse crónica, estos individuos deben recibir medicamentos antivirales. En algunos casos de hepatitis B y D, pueden requerirse fármacos. En la hepatitis fulminante, el enfermo debe hospitalizarse y tratarse en una unidad de cuidados intensivos. Cuando es posible, el trasplante hepático aporta excelentes resultados en la hepatitis fulminante.

En lo referente a la prevención, existen vacunas disponibles para las hepatitis A y B. La vacuna para la hepatitis tipo A se recomienda a partir de los 2 años de edad, con 2 dosis, y para la hepatitis tipo B desde el nacimiento, con 3 dosis. Para los tipos A y B también es útil la administración de inmunoglobulinas, proteínas que mejoran las defensas, y se recomiendan para las personas no vacunadas que tuvieron riesgo de contagiarse con estas enfermedades.

Desafortunadamente, para las hepatitis C, D y E no existe vacuna, por lo cual es altamente recomendable prevenir el contagio evitando la contaminación por sangre y contacto sexual en las tipo C y D; así como cuidar la ingesta de alimentos y bebidas en el caso del virus de la hepatitis E.

# ✚ Cirrosis **hepática**

## La cirrosis representa la segunda causa de mortalidad en México entre los 15 y 64 años de edad.

✚ La cirrosis implica un deterioro profundo del hígado, en el cual las células hepáticas se destruyen y en su lugar se deposita colagena, lo que resulta en un tejido cicatrizal.

Existen diversas causas de cirrosis: ingesta excesiva de alcohol, ciertos tipos de hepatitis, obstrucción de las vías biliares, insuficiencia cardiaca, ciertos medicamentos, y las llamadas cirrosis hereditaria y metabólica. De todas éstas, por mucho, las más comunes son la alcohólica y la provocada por hepatitis.

Las personas que ingieren alcohol en grandes cantidades tienen un riesgo mayor de padecer la enfermedad alcohólica del hígado. En etapas iniciales, ésta consiste en el llamado hígado graso, que es en la acumulación de grasa alrededor de las células hepáticas. Dicha condición es reversible si el enfermo suspende la ingesta de alcohol. El siguiente grado en la enfermedad alcohólica del hígado es la hepatitis y, finalmente, la cirrosis.

Para desarrollar la enfermedad alcohólica del hígado es suficiente ingerir de 60 a 80 grados de alcohol al día en los hombres, y de 20 a 40 grados en las mujeres. Si tomamos en consideración que una cerveza o tres cuartas partes de una copa de vino contienen 12 grados de alcohol, una mujer puede desarrollar la enfermedad alcohólica del hígado con tomar tan sólo 2 copas de vino al día.

Cuando sobreviene la cirrosis, el hígado comienza a encogerse y pierde la capacidad de ejercer sus funciones de depuración de sustancias de la sangre, formación y metabolismo de la bilis, contribución a las defensas del organismo y metabolismo de los carbohidratos, al mantener en rango los niveles de azúcar en la sangre, entre muchas otras funciones vitales.

Las manifestaciones clínicas de la cirrosis suelen aparecer después de 10 años de ingesta alcohólica abundante. Los pacientes experimentan falta de apetito con pérdida de peso, cansancio, debilidad, ictericia –una coloración amarillenta de la piel y los ojos–, sangrado debido a várices esofágicas, ascitis y encefalopatía (ver más adelante). A causa de los trastornos hormonales derivados de la mala función del hígado, los hombres pueden tener una disminución en el pelo del cuerpo, crecimiento de las glándulas mamarias y atrofia de los testículos, mientras que las mujeres pueden presentar trastornos menstruales y signos de virilización.

El diagnóstico de cirrosis se confirma mediante una biopsia en el hígado para que el tejido hepático sea estudiado por el patólogo.

El tratamiento implica la suspensión absoluta de la ingesta de alcohol y el manejo de las complicaciones. Los individuos que ingieren alcohol son más sensibles a los efectos tóxicos del acetaminofén, por lo cual se recomienda extremar precauciones o evitar la prescripción de este medicamento en quienes consumen alcohol.

En cuanto a la cirrosis secundaria o biliar, los virus implicados son los tipos B y C.

La cirrosis biliar se debe a una obstrucción prolongada de los conductos que llevan la bilis que se produce en el hígado hasta el sitio donde se almacena: la vesícula biliar (ver fig. 21).

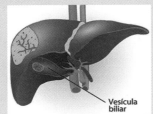

Fig. 21

Puede ser primaria u ocasionada por piedras en la vesícula (cálculos biliares), pancreatitis o a una estrechez provocada por una cirugía.

La mayoría de los casos de cirrosis biliar no se acompañan de molestias; cuando existen, generalmente en mujeres entre 35 y 60 años, los síntomas incluyen comezón generalizada o limitada a palmas de las manos y plantas de los pies, color amarillento de la piel, presencia de grasa en las heces, así como depósitos de grasa debajo de los ojos y en las articulaciones. Puede haber ablandamiento de los huesos debido a la deficiencia de vitamina D, así como osteoporosis.

El tratamiento de la cirrosis biliar primaria incluye medicamentos para mejorar los síntomas; sin embargo, para la cura del padecimiento es necesario un trasplante hepático. La cirrosis biliar secundaria requiere de la eliminación de la obstrucción de la vía biliar, ya sea con endoscopía o por medio de cirugía convencional.

La cirrosis cardiaca es ocasionada por insuficiencia cardiaca derecha debido a que el lado derecho del corazón pierde la capacidad de bombear sangre, lo cual ocasiona que ésta se acumule en diversas áreas del cuerpo, entre las cuales figura el hígado. El manejo incluye el tratamiento de la insuficiencia cardiaca y con ello mejora la función hepática.

Independientemente de la causa de la cirrosis, las complicaciones son las mismas. En primer lugar está la llamada hipertensión portal. El sistema portal incluye todas las venas que reciben sangre de la porción abdominal del tubo digestivo, el bazo, el páncreas y la vesícula biliar, para conducir esta sangre al hígado a través de la vena porta (ver fig. 22).

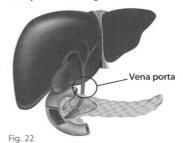

Vena porta

Fig. 22

Cuando la presión de la vena porta aumenta por arriba de lo normal –que es de 5 a 10 milímetros de mercurio (mmHg)–, se puede desarrollar una circulación colateral que permite la derivación de sangre portal hacia la circulación sistémica en un intento por aliviar la presión dentro del sistema porta. La cirrosis es la causa más común de hipertensión portal. Las manifestaciones clínicas de la hipertensión portal incluyen sangrados a causa de várices esofágicas, aumento en el tamaño del bazo –órgano que contribuye a combatir las infecciones–, ascitis, o sea la acumulación de líquido en el espacio que existe entre los tejidos que recubren el abdomen y los órganos abdominales, llamado cavidad peritoneal y encefalopatía hepática (ver más adelante). El diagnóstico de hipertensión portal se confirma mediante la realización de una endoscopia que permite visualizar las várices esofágicas, así como estudios de resonancia magnética y tomografía computarizada con medio de contraste para detectar la circulación colateral ocasionada por la hipertensión portal. El tratamiento incluye la administración de medicamentos o la descompresión, al realizar una derivación de la sangre portal hacia la circulación sistémica. Debido a que la hipertensión portal por cirrosis no es reversible, el trasplante de hígado resulta de utilidad.

Otra complicación muy frecuente de la cirrosis es el sangrado por várices esofágicas. El paciente puede vomitar sangre roja o referirla en la materia fecal con una coloración oscura, ya que es sangre digerida. Cuando existe pérdida de sangre en grandes cantidades, el individuo puede caer en estado de choque y esta condición representa una urgencia médica que requiere de una unidad de cuidados intensivos. El tratamiento de elección para las várices esofágicas es su ligadura por medio de un endoscopio.

El crecimiento del bazo, conocido como esplenomegalia, también es una complicación de la cirrosis hepática y conlleva una disminución de la producción de células sanguíneas. Cuando su crecimiento es excesivo,

se puede llegar a requerir la extirpación del bazo, lo cual incrementa la hipertensión portal y es necesario realizar una derivación de la porta a la circulación sistémica.

La ascitis, es decir, la acumulación de líquido en la cavidad peritoneal, es una condición que requiere la limitación de la ingesta de sal en la dieta (no debe exceder los 800 miligramos de sodio). Cuando la cantidad de líquido es excesiva, se puede necesitar extraerlo mediante una fina aguja.

Otras complicaciones de la cirrosis son la infección en la cavidad peritoneal por bacterias; el síndrome hepatorrenal que implica un mal funcionamiento de los riñones; trastornos de la coagulación con disminución de la producción de plaquetas, que normalmente contribuyen a la coagulación, disminución del oxígeno en la sangre y la encefalopatía hepática, en la cual el paciente presenta trastornos de la conciencia, cambios de comportamiento y personalidad, temblores, dificultad para hablar y escribir, deterioro del cuidado personal y, en casos extremos, coma y muerte. La encefalopatía hepática se debe fundamentalmente al efecto tóxico de ciertas sustancias que pasan directamente a la circulación sistémica, sin ser depuradas por el hígado. Una sustancia particularmente dañina es el amoniaco, cuya producción aumenta por el sangrado gastrointestinal o el exceso de proteínas en la dieta. Algunos pacientes con encefalopatía hepática presentan un aliento característico conocido como hedor hepático. El tratamiento incluye la exclusión de proteínas de la dieta, la administración de laxantes que impidan la absorción del amoniaco y la administración, en caso necesario, de antibióticos no absorbibles que combatan las bacterias productoras de amoniaco. La última opción es el trasplante hepático.

Entre las principales medidas de prevención de la cirrosis figuran evitar el abuso en el consumo de bebidas alcohólicas y vacunarse contra la hepatitis B.

# ✚ Cáncer de **hígado**

En México, el cáncer de hígado ocupa el decimoquinto lugar como causa de mortalidad general y el decimotercero en personas mayores de 65 años.

Es cuatro veces más común en hombres que en mujeres. El tumor maligno de hígado que se presenta con mayor recurrencia es el llamado carcinoma hepatocelular. Entre las causas más frecuentes de este tipo de cáncer figuran la cirrosis, la infección por virus de la hepatitis B y C, así como cualquier padecimiento que lleve a un trastorno hepático crónico, como enfermedad alcohólica del hígado, la hemocromatosis (ver capítulo correspondiente), la deficiencia de alfa 1 antitripsina, la ingesta a largo plazo de esteroides androgénicos y, posiblemente, la exposición a estrógenos en forma de anticonceptivos, entre otros factores.

Los síntomas iniciales del cáncer de hígado suelen pasar desapercibidos por la presencia de cirrosis. La manifestación clínica más común es dolor y en ocasiones la presencia de una masa en el cuadrante superior derecho del abdomen. La ascitis suele presentarse con sangre en 20 por ciento de los casos.

El diagnóstico se realiza mediante ultrasonido, tomografía computarizada, resonancia magnética y angiografía hepática. En cerca de 80 por ciento de los casos, existe un incremento en la alfafetoproteína, que se produce en condiciones normales en el feto y cuyo nivel disminuye poco después del nacimiento. Para confirmar el diagnóstico se realiza una biopsia tomada de un área afectada, que se localiza mediante ultrasonido o tomografía computarizada.

El cáncer de hígado se clasifica en 3 etapas, siguiendo cuatro criterios: 1) el tamaño del tumor, es decir, si abarca más de 50 por ciento del hígado; 2) la presencia de ascitis; 3) niveles de bilirrubina mayores a 3 miligramos por decilitro (mg/dl) –la bilirrubina proviene de la descomposición de la hemoglobina, que es la proteína que transporta el oxígeno en los glóbulos rojos de la sangre; 4) nivel de albúmina menor a tres gramos por decilitro (g/dl). La albúmina producida por el hígado es la principal proteína de la sangre y transporta, entre otras, la bilirrubina. En el estadío

I, ninguno de estos criterios es positivo. En el estadío II, 1 ó 2 criterios son positivos. Y en el estadío III, 3 ó 4 criterios son positivos. El pronóstico del paciente que no recibe tratamiento es de 8 meses de vida para el estadío I, 2 meses para el estadío II y menos de un 1 mes para el estadío III.

El tratamiento consiste en la extirpación quirúrgica del tumor cuando es posible; cuando no lo es, se sugiere el trasplante de hígado. Algunos estudios han reportado resultados similares a la cirugía con la llamada ablación por radiofrecuencia, en la cual, con la ayuda de un método de imagen como ultrasonido o tomografía computarizada, se coloca una aguja con un electrodo y se pasa una corriente de radiofrecuencia a través del electrodo para calentar el tumor que se encuentra cerca de la aguja y así eliminarlo.

Como medida preventiva del carcinoma hepatocelular hay que contar con la vacuna contra el virus de la hepatitis B y, en caso de contraer esta infección o la hepatitis C, recibir tratamiento con interferón. Además, es fundamental evitar el abuso en el consumo de bebidas alcohólicas.

Otros tumores malignos del hígado que ocurren con menos frecuencia son el carcinoma fibrolamelar, que suele presentarse en adultos jóvenes sin cirrosis; el hepatoblastoma que ocurre en niños; el angiosarcoma y el hemangioendotelioma epitelioide que no siempre es maligno, aunque puede diseminarse a huesos y pulmones.

La diseminación al hígado de tumores malignos procedentes de otros órganos es sumamente común y se le conoce como tumores metastásicos. El hígado es el segundo lugar, después de los nódulos linfáticos, al que se diseminan los distintos tipos de cáncer, con la excepción del cáncer de cerebro. Los que con mayor frecuencia dan metástasis hepáticas son los gastrointestinales, de pulmón, de mama y los melanomas. La mayoría de los tumores metastásicos de hígado responde mal a cualquier forma de tratamiento.

# ✚ Padecimientos de vesícula **y vías biliares**

La vesícula biliar es un órgano en forma de pera. Está ubicada en la superficie inferior del hígado (ver fig. 23).

Sirve de reservorio para la bilis que se produce en el hígado ayudando a la digestión de los alimentos con grasa. Durante y después de una comida, la vesícula se contrae para expulsar la bilis, la cual pasa al conducto cístico y luego al canal principal o colédoco para llegar al intestino delgado. Cuando la vesícula biliar se inflama, el padecimiento recibe el nombre de colecistitis.

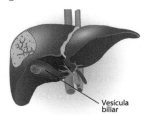

Vesícula biliar

Fig. 23

La causa más común de inflamación de la vesícula biliar es la presencia de cálculos, lo cual ocurre en 90 por ciento de los casos de colecistitis. El restante 10 por ciento corresponde a una inflamación aguda por algunas infecciones bacterianas o enfermedades como el lupus eritematoso sistémico, entre otras.

El 10 por ciento de la población tiene cálculos en la vesícula y las mujeres son más propensas que los hombres en una proporción de dos a uno. Entre los factores que predisponen a la formación de cálculos figuran la obesidad, la rápida pérdida de peso, el embarazo, los estrógenos y enfermedades como la diabetes resistente a la insulina o la enfermedad de Crohn (ver inciso correspondiente), así como lesiones de la médula espinal.

La mayoría de los cálculos en la vesícula son de colesterol, pero esto no tiene que ver con los niveles altos de colesterol en la sangre; otros son los llamados cálculos de pigmentos negros o marrones, que están compuestos de bilirrubina.

Dependiendo de la duración y la intensidad de los síntomas, la colecistitis se divide en aguda y crónica.

La colecistitis aguda es la inflamación de la pared de la vesícula biliar que ocasiona dolor abdominal, fiebre y en ocasiones náuseas y vómito. Por lo general, se debe a la obstrucción de la salida de la vesícula por un cálculo alojado en el conducto cístico (ver fig. 24).

El diagnóstico de colecistitis se confirma mediante la realización de un ultrasonido de la vesícula y las vías biliares.

El tratamiento consiste en remover la vesícula con los cálculos. Este procedimiento puede realizarse con cirugía laparoscópica, es decir, mediante la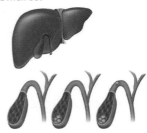
Fig. 24

realización de pequeños orificios en la pared abdominal y la introducción de un tubo con una cámara al final, así como el instrumental quirúrgico para realizar la operación. Los cálculos mayores a 3 milímetros dentro de la vesícula deben extirparse aunque no ocasionen síntomas, ya que pueden pasar a los conductos, obstruir las vías biliares y, eventualmente, ocasionar pancreatitis.

# ✚ Pancreatitis
La pancreatitis es la inflamación del páncreas (ver fig. 25); ésta se clasifica en aguda y crónica.

En la pancreatitis aguda, aproximadamente el 80 por ciento de los casos son leves con

una recuperación de la función normal del páncreas, y 20 por ciento resultan graves y

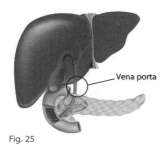

Vena porta

Fig. 25

se asocian a la muerte de células pancreáticas o la mala función del órgano.

Entre las causas más comunes de pancreatitis figuran la presencia de piedras en las vías biliares, el consumo de alcohol (que es responsable del 30 por ciento de los casos de pancreatitis aguda), la ingesta de algunos medicamentos, los niveles altos de un tipo de grasas de la sangre llamadas triglicéridos, ciertas infecciones por virus, bacterias u hongos y heridas penetrantes por arma de fuego o blanca que dañan el páncreas.

El síntoma característico de la pancreatitis aguda es dolor en la parte superior del abdomen, de inicio rápido, llegando a su máxima potencia en un lapso de 10 a 20 minutos, y que se extiende hasta la espalda. En 90 por ciento de los pacientes, el dolor se acompaña de vómito. Al cabo de 1a 3 días el paciente puede presentar fiebre de 38 a 39.5ºC. La frecuencia cardiaca aumenta y la tensión arterial suele descender debido a la intensa deshidratación.

Ante un cuadro de este tipo, es fundamental acudir a un centro de salud lo más pronto posible, a fin de confirmar el diagnóstico mediante estudios de laboratorio para medir las enzimas que produce el páncreas, como la amilasa, que se toma en sangre y orina, y la lipasa en sangre. Además se requiere de un ultrasonido para detectar piedras en las vías biliares, una tomografía computarizada y una resonancia magnética. El tratamiento dependerá de la gravedad del caso. En casos leves puede ser suficiente hidratar al paciente por vía intravenosa y retirar los alimentos por la boca hasta que cesen las náuseas y el vómito. El dolor abdominal también se trata con medicamentos por vía intravenosa. Cuando existe necrosis infectada, es decir, cuando las células muertas fueron infectadas por alguna bacteria, se requiere de la administración de antibióticos por la vena. La cirugía es necesaria cuando la pancreatitis es ocasionada por piedras en las vías biliares, o cuando es necesario remover las células muertas del páncreas o drenar el absceso que se hubiese formado, pero se recomienda retrasarla lo más posible para reducir la mortalidad. Para contribuir a prevenir la pancreatitis, hay que evitar comer en exceso, especialmente alimentos muy grasosos y no ingerir bebidas alcohólicas o hacerlo con moderación.

# ✚ Cáncer de **páncreas**

El cáncer de páncreas no figura entre los tumores malignos más comunes, pero sí entre los más letales, ocupando la quinta causa de muerte por cáncer en personas mayores de 65 años.

No existe una causa específica para el desarrollo de cáncer de páncreas, pero se ha demostrado que el consumo de cigarrillos aumenta de dos a tres veces la posibilidad de padecer esta enfermedad, al igual que la exposición a químicos industriales para refinar metales, la pancreatitis crónica, la diabetes y la obesidad aunada a una dieta rica en grasas.

Desde el punto de vista del tipo de células afectadas, existen tres categorías de cáncer de páncreas: adenocarcinoma, que es el más común y representa el 90 por ciento de los casos. Este tipo de cáncer se desarrolla en los conductos pancreáticos. Otros son los tumores endócrinos, que involucran la producción de hormonas y son menos del 5 por ciento. Y finalmente están los tumores quísticos, que también representan menos del 5 por ciento.

Dos tercios de los tumores de páncreas se localizan en la cabeza del órgano y ocasionan dolor abdominal difuso, pérdida de peso y una coloración amarillenta de la piel. El tercio restante se ubica en el cuerpo o la cola del páncreas (ver fig. 25), y provoca dolor en la parte alta del abdomen o la espalda, pérdida de peso y, quizá, manifestaciones en otros órganos debido a la diseminación del tumor.

Generalmente, el diagnóstico se realiza en etapas avanzadas de la enfermedad, cuando la posibilidad de cura es muy baja. Es necesaria una tomografía computarizada, y en casos en los cuales no es visible una masa tumoral puede emplearse la llamada colangiopancreatografía retrógrada endoscópica, que permite la visualización de los conductos biliares y pancreáticos. La ecosonografía endoscópica es un estudio de ultrasonido que también resulta de utilidad y que puede realizarse sólo sedando al paciente. Además, se cuenta con marcadores tumorales que se detectan en la sangre y están asociados al cáncer de páncreas, como el CA19-9.

Cuando es posible, el tratamiento es la extirpación quirúrgica del tumor, aunada a quimio y radioterapias.

Desafortunadamente, el pronóstico del cáncer de páncreas es malo: la sobrevida a 5 años con una adenocarcinoma de páncreas es de 1 a 2 por ciento.

# Padecimientos de la
## pared abdominal

# Padecimientos de la **pared abdominal**

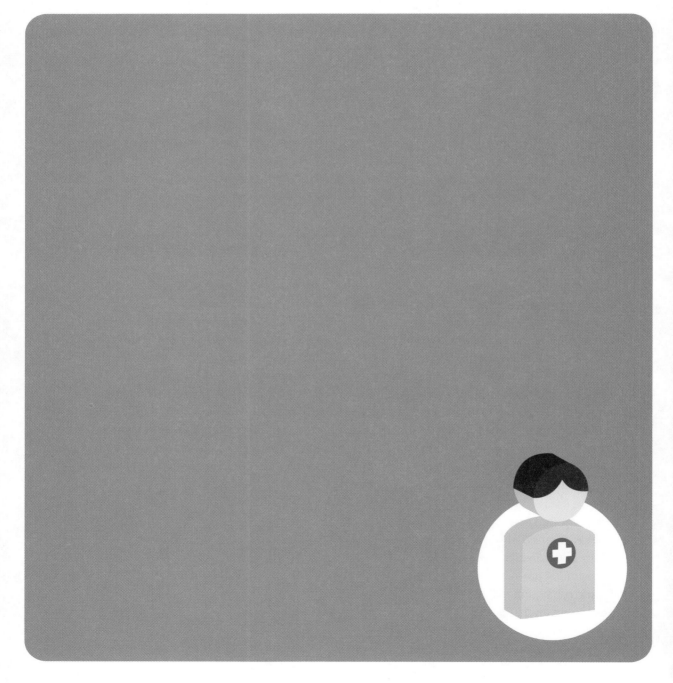

# ✚ Padecimientos de la **pared abdominal**

Una hernia es la salida de un órgano o la membrana que lo recubre a través de la pared de la cavidad que normalmente lo contiene, por debilitamiento de ésta.

Entre las hernias más comunes de la pared abdominal figuran las hernias inguinales y las ventrales.

Las hernias se clasifican en reducibles, cuando el órgano puede regresar a su cavidad original, o encarceladas, cuando esto no sucede. Además, cuando la porción del órgano que está encarcelada se "ahorca" y no recibe sangre se denomina "hernia estrangulada".

En general, se considera que las hernias son 5 veces más comunes en varones que en mujeres, afectando al 5 por ciento de la población masculina adulta.

Las hernias inguinales (ver fig. 1) se perciben como un abultamiento en la ingle, mientras que las crurales o femorales se ven como un abultamiento en la parte superior del muslo. Concretamente, las hernias crurales son más comunes en mujeres que en varones.

Las hernias umbilicales se deben a un cierre inadecuado del ombligo en los niños. Cuando el feto se desarrolla durante el embarazo, hay una pequeña apertura en los músculos abdominales por la cual

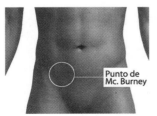

Punto de Mc. Burney

Fig. 1

pasa el cordón umbilical. Después del nacimiento esta apertura en los músculos se cierra. Cuando estos músculos no se juntan por completo y queda un pequeño espacio, puede salir o protruir un asa de intestino causando una hernia.

Las hernias ventrales (ver fig. 2) son aquellas en las cuales salen los órganos por una vieja incisión quirúrgica.

Las hernias pueden ocasionar dolor o sensación de deslizamiento.

El tratamiento es quirúrgico y consiste en cerrar el orificio por el cual salen los órganos. Esto puede realizarse suturando directamente el tejido o mediante la colocación de una malla, ya sea con cirugía abierta o mediante una laparoscopía, es decir, introduciendo el instrumental por diminutos orificios en la pared abdominal y un tubo con una cámara que permite visualizar la técnica en un monitor.

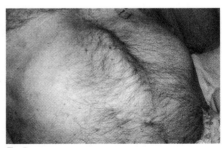

Fig. 2

# Padecimientos de oído, nariz y garganta

# Padecimientos de oído,
## nariz y garganta

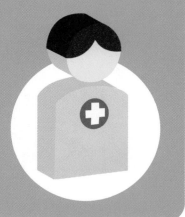

# ✚ Catarro **común**

El catarro común o gripe es una infección ocasionada por un virus.

Es de los padecimientos agudos más comunes en los humanos; afecta a cada individuo entre 3 y 5 veces al año. En los niños menores de 1 año la incidencia es mayor, ya que suelen tener catarro de 6 a 8 veces al año.

Entre los virus que con mayor frecuencia ocasionan un catarro común, figuran en primer lugar los rinovirus y en segundo los coronavirus.

En el caso del catarro ocasionado por rinovirus, las manifestaciones clínicas suelen iniciar de uno a dos días después del contagio y consisten en goteo por la nariz, estornudos y congestión nasal. Con frecuencia, el paciente presenta dolor de garganta que puede ser el primer síntoma. El padecimiento dura entre 4 y 9 días y suele resolverse sin secuelas, aunque en algunos casos puede complicarse con otitis media o sinusitis (ver incisos siguientes). Los pacientes con asma y enfermedades pulmonares crónicas pueden experimentar un empeoramiento de sus manifestaciones habituales (ver capítulo Enfermedades respiratorias). Si bien es posible confirmar el diagnóstico haciendo un cultivo de la secreción nasal o la detección del RNA del virus por PCR (reacción en cadena de polimerasa), estos estudios resultan innecesarios dado el curso benigno de la enfermedad. El tratamiento consiste en medicamentos antihistamínicos, descongestionantes nasales y fármacos antiinflamatorios no esteroideos. Se recomienda permanecer en casa un par de días a fin de evitar el contagio y las posibles complicaciones. En materia de prevención, es de utilidad la aplicación de un aerosol de interferón en las fosas nasales.

El catarro provocado por coronavirus suele manifestarse en un promedio de 3 días después del contagio con los mismos síntomas que la gripe por rinovirus. La enfermedad suele resolverse al cabo de 6 a 7 días y el tratamiento es el mismo que el del catarro por rinovirus.

# ✚ Rinitis **alérgica**

La rinitis alérgica es una inflamación de la mucosa de nariz, ojos y garganta a causa de un proceso alérgico.

La rinitis alérgica ocurre cuando un individuo tiene una sensibilidad extrema a determinados agentes que se encuentran en el ambiente llamados alérgenos.

Entre estos, los más comunes son los llamados ácaros que son insectos microscópicos que viven en el polvo casero y se alimentan de piel muerta 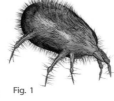 Fig. 1

(ver fig. 1). Otros alérgenos comunes son el moho y ciertos animales domésticos, especialmente aquellos que tienen pelo. También existe la rinitis alérgica estacional, en la cual el individuo es alérgico al polen, y se manifiesta principalmente durante la primavera.

 Las manifestaciones clínicas de la rinitis alérgica incluyen estornudos, escurrimiento nasal, congestión nasal, comezón en ojos, nariz y garganta, así como lagrimeo.

El diagnóstico se confirma mediante pruebas subcutáneas de alergia que determinan a qué es sensible el paciente, así como un estudio para cuantificar ciertos anticuerpos contra inmunoglobulinas E en la sangre.

El tratamiento consiste en evitar, en la medida de lo posible, el contacto con los agentes a los cuales el paciente es alérgico. Por ejemplo, en el caso de los ácaros hay que evitar que la habitación donde duerme el individuo tenga cortinas, tapetes o peluches. Se recomienda aspirar el colchón regularmente y usar protectores hipoalergénicos en almohadas y colchón. Además, se emplean medicamentos antihistamínicos, así como la inyección subcutánea de pequeñas cantidades de la sustancia a la cual es alérgico el paciente, aumentando paulatinamente la concentración. Esta terapia se conoce como de desensibilización, gracias a la cual el sistema inmunológico del individuo combate pequeñas cantidades de alérgeno, hasta lograr que la sustancia no le provoque efectos nocivos. En algunos casos, se recetan derivados de la cortisona en aerosol dentro de la nariz para reducir la inflamación.

# ✚ Sinusitis

La sinusitis es la inflamación aguda o crónica de los senos paranasales (cavidades dentro de los huesos del cráneo).

Existen 4 pares de senos paranasales: los frontales, ubicados arriba de los ojos; los etmoidales, dentro del hueso etmoides, que se encuentran a los lados de la nariz; los maxilares, en la maxila y los esfenoidales, en el hueso esfenoides (ver fig. 2).

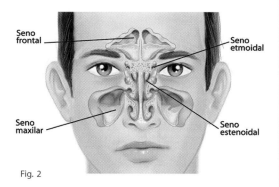

Seno frontal
Seno etmoidal
Seno maxilar
Seno estenoidal

Fig. 2

Los senos paranasales se comunican con la cavidad nasal y se encargan de calentar y humedecer el aire que inhalamos, además de contribuir con el sentido del olfato y la fonación.

La sinusitis puede clasificarse en aguda, con una duración menor de 4 semanas; subaguda, de 4 a 12 semanas; y crónica, mayor de 12 semanas.

De acuerdo con la Secretaría de Salud, en México 20 millones de personas padecen sinusitis. Se trata de una condición que incrementa su incidencia durante la temporada invernal.

Las manifestaciones clínicas de la sinusitis aguda usualmente se presentan después de un resfriado que dura más de 7 días. Los signos y síntomas son:

- Congestión y secreción nasal.
- Goteo retronasal (moco que desciende por la garganta).
- Dolor de cabeza y sensación de presión en la frente, la cara o las muelas.
- Tos.
- Fiebre (en la sinusitis aguda).
- Mal aliento.
- Disminución o pérdida del olfato.
- Fatiga.

Los síntomas de la sinusitis crónica son los mismos que los de la sinusitis aguda, pero tienden a ser menos intensos.

Si bien los resfriados son la causa más común de sinusitis aguda, las personas con rinitis alérgica también tienen mayor predisposición. Las alergias pueden desencadenar la inflamación de los senos paranasales. Esta inflamación impide que las cavidades sinusales se limpien aumentando la posibilidad de desarrollar sinusitis bacteriana.

Los problemas estructurales de la nariz, tales como los pasajes nasales estrechos, tumores, pólipos o un tabique nasal desviado (la pared entre los lados derecho e izquierdo de la nariz), pueden también predisponer al desarrollo de sinusitis. Muchos pacientes con sinusitis recurrente o crónica tienen más de un factor que los predispone a la infección.

Para confirmar el diagnóstico de sinusitis, el médico debe realizar una historia clínica completa y auxiliarse de estudios como rayos X (ver fig. 3), tomografía computarizada (ver fig. 4) y

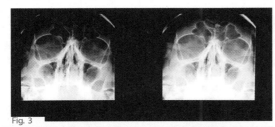
Fig. 3

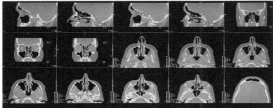
Fig. 4

secreción tomada al momento de realizar una endoscopía, que implica la introducción de un tubo delgado por la nariz con una cámara que permite visualizar el interior de los senos paranasales (ver fig. 5).

Aunque las complicaciones se presentan ocasionalmente, pueden manifestarse:

- Abscesos.
- Resistencia a los antibióticos, una situación en la cual las bacterias causantes de la sinusitis no responden a los medicamentos utilizados para el tratamiento de la infección.
- Celulitis orbitaria, cuando la infección se disemina al área alrededor del ojo.
- Meningitis, es decir, infección de las membranas que recubren el cerebro.
- Absceso cerebral.

Las infecciones sinusales generalmente requieren una combinación de medicamentos. Además de recetar un antibiótico cuando la sinusitis sea causada por bacterias, o un fungicida cuando se trate de hongos, el médico puede dar un descongestionante y un aerosol con efecto antiinflamatorio.

Cuando la sinusitis crónica no responde al tratamiento médico, se recomienda la cirugía que va enfocada a eliminar el hueso infectado con la finalidad de promover la ventilación y el drenaje de las cavidades sinusales.

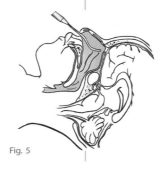
Fig. 5

# ✚ Amigdalitis

Las amígdalas son ganglios linfáticos que se encuentran en la parte posterior de la garganta (ver fig. 6).

Existen las amígdalas faríngeas, conocidas como adenoides, ubicadas detrás de la nariz; y las amígdalas palatinas, concretamente en la orofaringe. Su función es contribuir a la eliminación de bacterias y virus. La amigdalitis es la inflamación de las amígdalas y ocurre cuando hay una infección por dichos microorganismos que tratan de combatir.

La amigdalitis puede ser ocasionada por bacterias u otros microorganismos. Una bacteria que requiere de especial atención es el estreptococo beta hemolítico del grupo A, capaz de ocasionar fiebre reumática (ver "Fiebre reumática" en el capítulo de Reumatología).

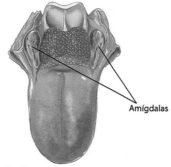

Amígdalas

Fig. 6

 Las manifestaciones clínicas incluyen dolor de garganta y fiebre, asimismo puede haber dolor de cabeza, malestar general y cambios en la voz. Las anginas se ven muy rojas e hinchadas al grado de tocarse entre sí. También es posible que estén inflamados los ganglios linfáticos del cuello y resulten dolorosos al tacto.

El diagnóstico se confirma mediante un cultivo de garganta.

El tratamiento va enfocado a eliminar con antibióticos la bacteria que ocasiona el padecimiento. Se recomienda el reposo en cama, la hidratación y medicamentos para bajar la fiebre y aliviar el malestar general, como el acetaminofén o el ibuprofeno.

La enfermedad suele ceder al cabo de una semana con el tratamiento apropiado. En caso de infecciones de repetición o en que las amígdalas obstruyan la vía aérea por el gran tamaño que adquieren, el médico puede considerar la posibilidad de extraerlas, procedimiento conocido como amigdalectomía.

Las complicaciones de la amigdalitis no tratada pueden ser otitis media, sinusitis y fiebre reumática o glomerulonefritis, en caso de tratarse del estreptococo beta hemolítico del grupo A.

# ✚ Cáncer de **garganta**

El cáncer de garganta es más común en hombres mayores de 50 años de edad y está relacionado con el tabaquismo y el consumo de alcohol (al igual que el cáncer de cavidad oral).

Del 75 al 90 por ciento de los casos está relacionado con el consumo de cigarrillo. Los fumadores tienen un riesgo 20 veces mayor de sufrir cáncer de garganta que los no fumadores. Incluso un consumo ligero de tabaco aumenta el riesgo de sufrir cáncer.

 En el tabaco existen más de 300 carcinógenos, destacando por su efecto nocivo las N-nitrosaminas que se ligan al ADN de las células y ocasionan mutaciones que activan genes formadores de células malignas o que inactivan genes que suprimen la formación de tumores.

El fumar puro o pipa se asocia a un mayor riesgo de desarrollo de cáncer de garganta, ya que estos tienen una mayor concentración de N-nitrosaminas que los cigarros. La asociación de tabaco y alcohol multiplica –no adiciona– el riesgo de sufrir este tipo de cáncer, al igual que el de cavidad oral; ya que si bien el alcohol no inicia la formación de tumores malignos, está demostrado que la facilita.

Otros factores de riesgo para el desarrollo de cáncer de garganta son la infección por virus del papiloma humano tipo 16 y el virus de Epstein-Barr.

El cáncer de garganta puede localizarse en la laringe o la faringe y se pueden apreciar lesiones precoces llamadas leucoplasia, que son manchas blancas, o eritroplasia, es decir, manchas rojas en la garganta. El cáncer también puede originarse en las cuerdas vocales.

Las manifestaciones clínicas pueden incluir dolor al tragar, pérdida de peso rápida, mal aliento, escupir sangre, y en algunos tumores que obstruyen la vía aérea, es posible que haya falta de aire. Cuando las cuerdas vocales están implicadas, el paciente presenta cambios de voz.

Para hacer el diagnóstico se requiere someter al paciente a una radiografía y a una tomografía de cabeza y cuello. La resonancia magnética también puede ser útil; sin embargo, la confirmación de la presencia de cáncer la da el resultado positivo de una biopsia. La biopsia es la extirpación de un fragmento del tumor para ser analizado por el patólogo.

El tratamiento consiste en quitar el tumor mediante cirugía y administrar radioterapia, quimioterapia y las llamadas terapias dirigidas con actividad antitumoral.

# ✚ Oído

El oído está formado por una porción externa, una media y una interna.

La porción externa, conformada por la oreja y el meato (que es el conducto que llega al oído medio), se encarga de recolectar y canalizar la energía sonora hacia el interior de la cabeza (ver fig. 7). La porción media del oído, conocida como oído medio, está compuesta por la cavidad timpánica, cuya función principal es la de convertir la energía sonora en

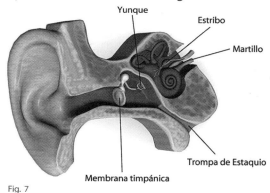

Fig. 7

energía mecánica, amplificándola y conduciéndola hacia el oído interno.

La energía sonora provoca la vibración de la membrana timpánica. Estas vibraciones son transmitidas a través de tres huesecillos: martillo, yunque y estribo hacia la ventana oval, que es la que divide al oído medio del interno. La cavidad del oído medio está recubierta de mucosa respiratoria y se abre en la porción más alta de la faringe, llamada nasofaringe, a través de un tubo llamado trompa de Eustaquio.

La porción interna del oído está formada por una serie de cámaras y pasajes interconectados, llamados laberinto óseo, en el cual circula un líquido llamado perilinfa. Dentro del laberinto óseo hay otros pasajes y cámaras formados por membranas que reciben el nombre de laberinto membranoso, dentro de los cuales circula un líquido llamado endolinfa (ver fig. 8). El laberinto óseo está formado por el vestíbulo, los canales semicirculares y la cóclea o caracol del oído. El laberinto

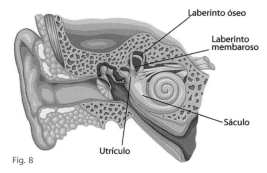

Fig. 8

membranoso consta del sáculo y el utrículo que son pequeñas bolsas de los conductos semicirculares y del conducto coclear. Estas estructuras son las responsables del equilibrio, ya que dentro del sáculo y el utrículo se encuentran las máculas, que consisten en una larga fila de células en forma de pelos que están dentro de una capa gelatinosa con sales de calcio, llamadas otolitos (pequeñas piedras de calcio). La endolinfa empuja estos otolitos, provocando que se doblen o inclinen los cilios y dando como resultado descarga de impulsos nerviosos. El efecto de estos

receptores vestibulares ejerce una influencia sobre el movimiento de los ojos y la posición del cuerpo del individuo, de ahí que esta estructura esté relacionada con el equilibrio.

# + Otitis **media**

La otitis media es la inflamación de la porción media del oído.

Tomando en consideración que cada oído tiene una trompa de Eustaquio, que va desde la porción media de este órgano hasta la parte de la garganta que está detrás de la nariz, este conducto drena líquido que normalmente se produce en el oído medio. Si la trompa de Eustaquio resulta bloqueada, se puede acumular líquido, ocasionando que los gérmenes como bacterias y virus se multipliquen, dando origen a inflamación. Esta condición se denomina otitis media aguda. Entre las causas más comunes de otitis media figuran las infecciones de vías aéreas superiores como la gripe y la faringitis. Las infecciones del oído medio son comunes en los niños, debido a que las trompas de Eustaquio son más cortas, más estrechas y más horizontales que en los adultos.

El síntoma principal de la otitis media es el dolor que resulta muy intenso, y cuando

disminuye, generalmente es porque se rompe el tímpano, que es la membrana que separa el oído externo del oído medio y vibra cuando es golpeada por las ondas sonoras, dando inicio al proceso que convierte las ondas sonoras en impulsos nerviosos que viajan hasta el cerebro.

El diagnóstico lo confirma el otorrinolaringólogo mediante la visualización del oído con un otoscopio.

El tratamiento consiste en la administración de medicamentos antibióticos para combatir la infección, así como fármacos para disminuir la inflamación del oído. La otitis media recurrente es una causa de disminución de la audición, de ahí la importancia de prevenirla, tratando oportunamente las infecciones de vías respiratorias superiores y evitando sus complicaciones.

# ✚ Hipoacusia

La Organización Mundial de la Salud (OMS) revela que 5 de cada mil recién nacidos presenta algún grado de deficiencia auditiva; sin embargo, este trastorno se vuelve más común conforme avanza la edad del individuo.

Dependiendo del sitio de origen de la lesión, la hipoacusia se clasifica en: hipoacusia conductiva, cuando existe algún problema en el oído externo o el oído medio, ocasionando que los tres huesecillos no conduzcan el sonido hasta la cóclea o que el tímpano no vibre en respuesta al sonido y en hipoacusia neurosensorial, en la cual existe un daño a nivel de oído interno, comúnmente en las terminales nerviosas que transmiten el sonido.

La hipoacusia conductiva es reversible, mientras que la neurosensorial no lo es.

Entre las causas de hipoacusia figuran las infecciones recurrentes de oído medio; una disminución de la audición que aparece con la edad, conocida como presbiacusia; el llamado trauma acústico, en la cual existe un daño en el oído interno por haber estado expuesto a ruido intenso; barotrauma, por diferencia de presión, ingesta de ciertos medicamentos; infecciones como, por ejemplo, sarampión o paperas; trastornos genéticos y golpes en la cabeza.

El diagnóstico se confirma mediante una audiometría para valorar la capacidad auditiva del individuo y, dependiendo de las características de la curva que revele el estudio, se puede establecer el tipo de hipoacusia.

El tratamiento depende de la causa que origina la disminución de la audición. La hipoacusia conductiva se soluciona mediante cirugía. En el caso de las hipoacusias neurosensoriales, se requiere de un auxiliar auditivo, o bien, un implante coclear (ver fig. 9), que es una computadora capaz de transformar la vibración del sonido en impulsos eléctricos que son enviados al nervio auditivo y pueden ser interpretados como impulsos nerviosos procedentes del oído interno. La cirugía para colocar el implante consiste en la colocación de los electrodos dentro de la cóclea (ver fig.) y justo debajo de la piel poner una antena conectada a un dispositivo electrónico que va a recibir la información que el aparato externo le envía.

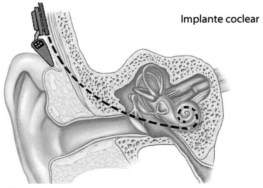

Implante coclear

Fig. 9

La terapia de lenguaje es fundamental para el paciente. Mientras más temprano se detecte la disminución de la audición, mejo-res serán los resultados de las opciones terapéuticas.

#  Vértigo

El vértigo es la sensación irreal de movimiento en el cuerpo o el entorno.

Algunas personas refieren que sienten que están girando o que todo da vueltas a su alrededor. El vértigo es ocasionado por un trastorno en el sistema vestibular (ver inciso de cómo funciona el oído).

La orientación en el espacio de un individuo, así como la postura que guarda, dependen de 3 sistemas: el vestibular, el visual y el que proviene de la piel, las articulaciones y los músculos, llamado sistema somatosensorial. Generalmente, estos 3 sistemas se sobreponen de tal forma que son capaces de compensar, parcial o totalmente, la deficiencia de cada uno. El vértigo puede deberse a un estímulo normal o patológico de cualquiera de estos 3 sistemas.

El vértigo fisiológico ocurre en personas normales cuando el cerebro se enfrenta a un desajuste entre los 3 sistemas estabilizadores, en caso de que el sistema vestibular sea sometido a movimientos a los cuales no está adaptado (como cuando se está en un barco que se mueve con las olas), cuando el individuo ha tenido la cabeza en posiciones no habituales por tiempo prolongado (por ejemplo, al pintar el techo) o después de un giro.

El vértigo patológico es el que resulta de una lesión en los sistemas visual, somatosensorial o vestibular. Suele acompañarse de náusea, una sacudida, movimientos oculares e inestabilidad postural y al caminar. La causa más común de vértigo patológico consiste en los trastornos del laberinto, que pueden deberse a infecciones, falta de aporte sanguíneo porque se tapa una arteria, consumo de ciertos medicamentos o alcohol, o la llamada enfermedad de Ménière, un padecimiento que se presenta en 1 a 7 de cada mil personas y consiste en una distensión del sistema por el cual circula la endolinfa (ver inciso de oído) que ocasiona vértigo, pérdida auditiva y zumbido de oídos. La enfermedad de Ménière se trata con una dieta baja en sal, medicamentos diuréticos, es decir, que incrementan la producción de orina y derivados de la cortisona por un período corto. En casos resistentes se opta por cirugía, que implica descomprimir el saco donde se encuentra la endolinfa o bien quitar el laberinto o el nervio vestibular. Otras causas de vértigo patológico son lesiones del nervio por tumores como neuroma acústico o meningioma (ver capítulo del Sistema nervioso, inciso "Tumores del sistema nervioso"), migraña y epilepsia. Finalmente, una causa de vértigo es la de origen psíquico que acompaña los ataques de pánico y la fobia a los espacios abiertos (ver capítulo Psiquiatría).

Para confirmar el diagnóstico de vértigo y conocer el origen de éste, es necesario someter al paciente a un examen neurológico, una resonancia magnética y a los llamados estudios de la función vestibular como la electronistagmografía, que consiste en verter agua fría y caliente en el oído en determinada posición y evaluar el movimiento de los ojos llamado nistagmo.

El tratamiento del vértigo implica 1 ó 2 días de reposo en cama, medicamentos antihistamínicos y tranquilizantes. Además, se recomienda realizar ciertos ejercicios para sacar los desechos de los canales semicirculares posteriores (ver fig. 10).

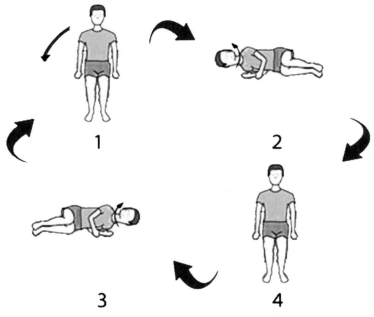

1   2   3   4

Fig. 10

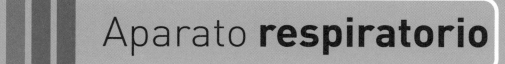

# Aparato **respiratorio**

# Aparato **respiratorio**

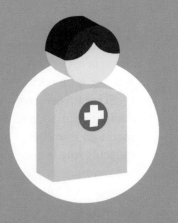

# ✚ Asma

El asma es una enfermedad inflamatoria crónica de las vías respiratorias caracterizada por un incremento de la respuesta de la tráquea y los bronquios a numerosos estímulos.

El asma afecta a 4 por ciento de la población, y en la mayoría de los casos se desarrolla antes de los 10 años de edad.

 Entre las causas del asma figuran factores propios del individuo y ambientales. Existe una predisposición genética a padecer la enfermedad, y es más común entre personas con antecedentes propios o familiares de alergias, como rinitis alérgica o urticaria, entre otras.

En los asmáticos, los factores capaces de desencadenar un ataque pueden ser alérgicos, como el polvo, el polen, las plumas de ciertos pájaros, los ácaros (diminutos insectos que viven en el polvo casero), el moho, etcétera. Un ataque de asma puede ser ocasionado por ciertos medicamentos como el ácido acetilsalicílico (la aspirina), u otros medicamentos antiinflamatorios no esteroideos. La contaminación ambiental es otro factor, así como las infecciones virales de las vías respiratorias, el ejercicio y el estrés, entre otros.

El hecho característico que ocurre en un paciente asmático es una reducción del diámetro de la vía aérea por una contracción del músculo que la conforma, congestión de vasos sanguíneos, hinchazón de la pared de los bronquios y formación de secreciones espesas. Comúnmente existe una disminución de la cantidad de oxígeno en la sangre durante los ataques.

Los síntomas del asma son: falta de aire, tos y silbido al respirar, conocido en medicina como sibilancias. Al inicio, el paciente suele tener una tos seca, la respiración se vuelve ruidosa y la exhalación, es decir, sacar el aire, toma más tiempo. A raíz de esto el enfermo suele tener un incremento de la frecuencia cardiaca y la dificultad para respirar se hace manifiesta mediante los llamados tiros intercostales que son retracciones de los músculos que se encuentran entre las costillas. El final del ataque de asma suele acompañarse de una tos con flemas espesas que toman la forma de las vías respiratorias más pequeñas.

El diagnóstico de asma lo realiza el médico con base en los datos clínicos del paciente y se apoya en una espirometría, que consiste en exhalar en un aparato llamado espirómetro que mide la cantidad de aire que sale de los pulmones durante determinado tiempo.

El tratamiento consiste en la eliminación, en la medida de lo posible, de los agentes que producen alergia, así como el empleo de medicamentos tanto para dilatar los bronquios, como para reducir su inflamación. La meta es evitar que se produzcan ataques y que el paciente tenga la mejor función pulmonar posible con la menor cantidad de medicamentos.

La muerte por asma es, afortunadamente, muy poco común y si bien no es una enfer-medad curable, con el tratamiento apropiado puede lograrse un excelente control del padecimiento, con una muy buena calidad de vida para el paciente, además de que muchos asmáticos mejoran con la edad.

# ✚ Neumonías

La neumonía es una enfermedad infecciosa aguda del aparato respiratorio bajo, que ocupa el segundo lugar como causa de mortalidad en niños menores de 5 años y el octavo en la población general.

La neumonía puede ser lobar o bronconeumonía. La neumonía lobar abarca los alveolos en un lóbulo pulmonar. Cabe mencionar que los alveolos son la unidad del aparato respiratorio donde tiene lugar el intercambio entre el oxígeno que inhalamos y el dióxido de carbono que liberan nuestras células. La bronconeumonía ocurre cuando están infectados los bronquiolos, es decir, los bronquios terminales más pequeños y los alveolos en varios puntos de ambos pulmones (ver fig. 1).

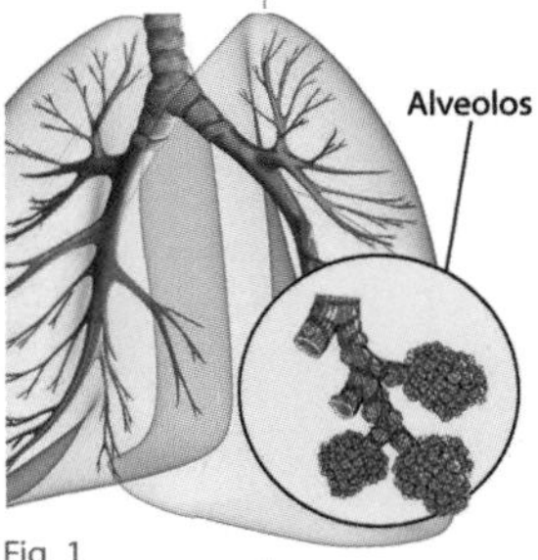

Aunque la neumonía puede ser la complicación de un catarro mal cuidado, es posible que se desarrolle como primera manifestación por una infección viral o bacteriana de las vías respiratorias. En los niños menores de 2 años, una causa común de neumonía es el

Alveolos

Fig. 1

virus sincicial respiratorio. Entre las bacterias que con mayor frecuencia se asocian a la neumonía figuran el Estreptococo pneumoniae, conocido como neumococo, que es la más común, Hemóphilus influenzae tipo B, Mycoplasma pneumoniae, el Estafilococo dorado y la Legionella. Otras bacterias causantes de neumonía, principalmente en personas con las defensas bajas, son la Klebsiella pneumoniae, Pseudomonas aeruginosa, Proteus y Escerichia coli.

Una neumonía se caracteriza por la presencia de fiebre, escalofríos, tos, flemas, dolor torácico, en ocasiones falta de aire e incremento de la frecuencia respiratoria.

El diagnóstico se confirma con base en los síntomas y una radiografía de tórax. En ocasiones se solicita el aislamiento de la bacteria en el líquido pleural.

El tratamiento depende del microorganismo que ocasiona la infección. Las neumonías bacterianas deben ser tratadas con antibióticos. A veces es necesario hospitalizar al paciente y administrarle broncodilatadores, medicamentos para bajar la fiebre y controlar el dolor. Los bebés hospitalizados con neumonía por virus sincicial respiratorio pueden requerir de la administración de oxígeno y de un respirador.

Si el paciente no recibe tratamiento oportuno, pueden sobrevenir complicaciones. Entre las más graves figura la insuficiencia respiratoria, es decir, que el paciente no puede respirar por sí solo y requiere de un ventilador. Otra complicación viene cuando la infección pasa a la sangre y produce un cuadro de septicemia. También es posible que la infección afecte la pleura (ver fig. 2), es decir, la doble membrana que recubre los pulmones y entre la cual existe líquido, que puede infectarse, condición conocida como empiema, es decir, la presencia de pus entre las membranas pleurales, condición que requiere de un drenaje por sonda o cirugía. Algunas

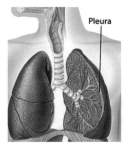
Pleura
Fig. 2

bacterias como el neumococo son capaces de ocasionar meningitis, artritis y endocarditis (ver capítulos: Sistema nervioso, Reumatología y Corazón, respectivamente). En casos extremos puede sobrevenir la muerte. La mortalidad fluctúa entre el 1 por ciento de los pacientes que no requieren hospitalización, de 12 a 20 por ciento en los pacientes hospitalizados y de 30 a 50 por ciento en los pacientes que requieren hospitalización en terapia intensiva.

En materia de prevención resulta altamente eficaz la vacuna contra el neumococo; sin embargo, ésta no protege contra otros gérmenes causantes de neumonía. De ahí la importancia de evitar, en la medida de lo posible, contraer infecciones respiratorias, en especial en la temporada invernal, procurando ingerir cantidades suficientes de frutas cítricas, no exponerse a cambios bruscos de temperatura, lavarse las manos frecuentemente y no tocarse la cara con ellas y, en caso de tener gripe, procurar guardar reposo en casa.

# ✚ Fibrosis **quística**

La fibrosis quística es una de las enfermedades pulmonares crónicas más comunes en niños y adolescentes.

Se presenta en 1 de cada 2500 nacidos vivos de origen caucásico. La fibrosis quística se considera un trastorno hereditario autonómico recesivo, es decir, que ambos padres deben ser portadores de la enfermedad para transmitirla a su hijo. Es un padecimiento que involucra un solo gen, ubicado en el cromosoma 7 (ver fig. 3).

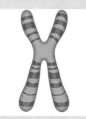

Fig. 3

Este gen es el responsable de regular la cantidad de agua, sodio y cloro que entra y sale de las células, afectando las glándulas que producen secreciones exócrinas, es decir, secreciones que salen del cuerpo. De ahí que un niño con fibrosis quística presente trastornos en las vías respiratorias, ya que el moco que se produce es muy espeso y favorece las infecciones recurrentes, como sinusitis y neumonía con tos abundante y flemas gruesas que tapan las vías aéreas y terminan por dañar la función respiratoria. A nivel digestivo, al no producirse secreciones pancreáticas adecuadas, no existen enzimas capaces de degradar las grasas por lo que el niño presenta diarrea, con heces malolientes y deficiencia

de vitaminas K y E. Además, el pequeño suele no tener apetito. En algunos casos, los niños nacen con una parálisis intestinal que se acompaña de vómito y falta de evacuaciones. Otra característica de la enfermedad es la presencia de sudor muy salado debido a la incapacidad de estos pacientes de absorber el cloruro de sodio del sudor.

La fibrosis quística suele presentarse en la niñez y, gracias al diagnóstico oportuno, el paciente puede llegar a la edad adulta; no obstante, puede presentarse infertilidad, pues en el caso de los hombres, hay ausencia de espermatozoides en el esperma, y en las mujeres porque el moco cervical, es decir, el del cuello de la matriz, es muy espeso y bloquea el paso de los espermatozoides.

El diagnóstico se confirma mediante la medición de la cantidad de sal en el sudor. Niveles altos, aunados a los síntomas característicos, permiten hacer el diagnóstico de la enfermedad.

El tratamiento debe iniciarse tempranamente y está enfocado a procurar la eliminación de las secrecio-

nes respiratorias, promover la nutrición y evitar una obstrucción intestinal. De ahí que el paciente debe hacer ejercicios respiratorios, recibir percusiones en el tórax y someterse a esquemas de antibióticos dependiendo de los microorganismos que ocasionen sus infecciones de vías respiratorias. La administración de ADN humano recombinante contribuye a fluidificar las flemas y alarga los períodos entre los cuales empeora la enfermedad.

Es necesario que el enfermo tome de por vida cápsulas que contengan las enzimas pancreáticas que su organismo no produce, y en la edad adulta suele existir una disminución en la producción de insulina por parte del páncreas, lo cual favorece el incremento de los niveles de azúcar en la sangre, de ahí que en algunos adultos sea necesaria la administración de insulina.

La terapia génica promete ser muy alentadora para los pacientes con fibrosis quística.

De no tratarse a tiempo, los pacientes con fibrosis quística mueren prematuramente, por lo general por complicaciones respiratorias.

# ✚ Embolia **pulmonar**

Una embolia pulmonar es la obstrucción de una arteria pulmonar, es decir uno de los vasos que lleva la sangre rica en bióxido de carbono proveniente de todo el organismo, del corazón a los pulmones para oxigenarse (ver capítulo de Corazón y grandes vasos).

Esta obstrucción suele deberse a un coágulo que se forma en las extremidades inferiores y que viaja a través de las venas hasta la arteria pulmonar (ver fig. 4). La embolia pulmonar es una urgencia médica que tiene una mortalidad del 15 por ciento.

Entre las causas de embolia pulmonar figuran condiciones genéticas que conllevan una mayor capacidad de coagulación de la sangre, además de factores externos que favorecen dicha hipercoagulabilidad

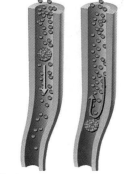

Fig. 4

como los viajes largos en avión, permanecer hospitalizado sin pararse de la cama, la obesidad, la edad avanzada, el tabaquismo, la hipertensión arterial, la diabetes mellitus, el consumo de anticonceptivos orales, el embarazo y la aplicación de artefactos externos en el organismo como catéteres o marcapasos. Estas condiciones propician la formación de coágulos en las extremidades

que pueden desprenderse y obstruir una de las arterias pulmonares. En casos menos comunes, la embolia puede no ser ocasionada por un coágulo, sino por grasa después de un golpe o una cirugía estética, que implica la aspiración de cúmulos de grasa de alguna parte del organismo; por aire; por líquido amniótico en mujeres embarazadas o por sustancias que contaminan las agujas de los individuos que se inyectan drogas intravenosas.

Independientemente de la causa, cuando se obstruye una arteria pulmonar, la sangre se acumula en el ventrículo derecho del corazón y desplaza el tabique interventricular hacia el ventrículo izquierdo, reduciendo el espacio de éste y, por lo tanto, la cantidad de sangre oxigenada que se expulsa al organismo (ver fig. 5).

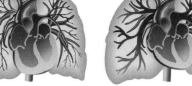

Hipertensión pulmonar          Corazón sano

Fig. 5

El paciente con una embolia pulmonar suele presentar sensación de falta de aire, respiración rápida y, en algunos casos, la sensación de que se está ahogando, desmayo y coloración azulada de la piel por falta de oxigenación adecuada del organismo. Algunos pacientes con infarto pulmonar, es decir, muerte de tejido del pulmón, pueden presentar dolor y flemas con sangre.

El diagnóstico de embolia pulmonar se confirma mediante la realización de estudios de imagen como la tomografía de tórax, la resonancia magnética, así como un examen de sangre sofisticado llamado prueba de ELISA de dímero D plasmático, que demuestra la destrucción continua de coágulos en la sangre del paciente, pero que no es suficiente para impedir que se desarrolle una embolia. Sin embargo, este estudio sólo puede realizarse en pacientes que no están hospitalizados, están sanos y no se han sometido a una cirugía reciente, debido a que estas condiciones pueden modificar los resultados de la prueba. Cuando el enfermo se va a someter a una intervención, se requiere hacer una angiografía pulmonar que permite visualizar los vasos sanguíneos inyectándoles una sustancia que resalta en la imagen radiográfica (ver fig. 6). El diagnóstico de coágulos

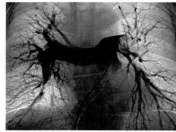
Fig. 6

en las venas de extremidades se confirma mediante ultrasonido y, en caso de que el paciente deba ser sometido a una cirugía, se le realiza una flebografía con contraste que, al igual que la angiografía, implica la inyección de un medio de contraste a las venas profundas del paciente (ver fig. 7).

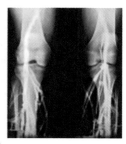
Fig. 7

El tratamiento varía según la gravedad del cuadro y va desde la administración de medicamentos que inhiben la coagulación de la sangre, hasta cirugía para extirpar los coágulos. Cuando existe un riesgo muy elevado de hemorragia y el paciente no tolera los medicamentos anticoagulantes, se puede implantar un filtro en el interior de la vena cava inferior, que es el vaso que regresa la sangre sin oxígeno de los miembros inferiores al corazón. Este filtro impide que los coágulos entren al corazón y de ahí a la arteria pulmonar y la obstruyan. En casos extremos, se requiere la llamada embolectomía quirúrgica de urgencia con circulación extracorpórea, que implica la extracción del coágulo que tapa la arteria pulmonar enviando la sangre del paciente a una máquina que asume las funciones del corazón y los pulmones, bombeando y oxigenando la sangre del individuo mientas dura la cirugía (ver fig. 8). La extracción de los coágulos también puede realizarse, en ciertos pacientes, a través de un catéter que

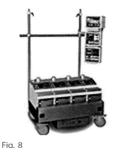

Fig. 8

se introduce por los vasos sanguíneos.

La prevención de la embolia pulmonar es fundamental, principalmente en pacientes hospitalizados que deben permanecer en cama por períodos prolongados. En estos casos se recomienda la terapia con medicamentos que inhiben la coagulación, el uso de medias elásticas que compriman las piernas para favorecer la circulación y métodos mecánicos con dispositivos neumáticos de compresión. En pacientes sanos que van a emprender un viaje largo en avión, se recomienda levantarse a caminar el mayor número de veces posible, pararse sobre las puntas de los pies y procurar elevar las piernas la mayor parte del trayecto.

# ✚ Enfermedad pulmonar **obstructiva crónica (EPOC)**

La enfermedad pulmonar obstructiva crónica (EPOC) representa en México la quinta causa de muerte en población general y la cuarta en los adultos mayores.

Este padecimiento se refiere a una limitación del paso del aire que no es totalmente reversible. La EPOC incluye enfisema, que se refiere a una destrucción y agrandamiento de los alveolos, que constituyen la porción del aparato respiratorio donde ocurre el intercambio entre el oxígeno que inhalamos y el bióxido de carbono que liberan nuestras células; bronquitis crónica, es decir, una inflamación del recubrimiento de los bronquios que se acompaña de gran cantidad de secreción, es decir, producción de flemas y tos; así como un estrechamiento de los bronquiolos, que son las ramas más pequeñas de los bronquios (ver fig. 9).

Entre los factores de riesgo para el desarrollo de EPOC, figura en primer lugar y por mucho el tabaquismo. Otros factores incluyen una hiperreactividad de las vías aéreas, similar a lo que ocurre en el asma (ver inciso correspondiente) y exposición al humo de leña, principalmente.

Pero, ¿por qué algunos fumadores no desarrollan EPOC? Otro factor de riesgo para este padecimiento es la deficiencia de alfa 1-antitripsina,

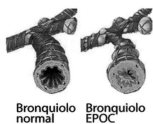

**Bronquiolo normal**   **Bronquiolo EPOC**

Fig. 9

una enzima que ejerce un efecto protector sobre las células pulmonares y, al no existir en cantidad suficiente, permite el daño pulmonar ocasionado por el tabaco.

Característicamente, los pacientes con EPOC tienen una disminución en el flujo de espiración forzada, es decir, cuando exhalan en forma rápida e intensa, quedando cierta cantidad de aire "atrapado" en los pulmones, ocasionando que estén hiperinflados. En consecuencia, se destruye el sitio donde ocurre el intercambio de $O_2$ por $CO_2$. La principal manifestación de la EPOC es la falta de aire. Inicialmente, el paciente puede tener la sensación de falta de aire al subir escaleras o caminar, pero esto va empeorando hasta que virtualmente cualquier movimiento le resulta extenuante y, finalmente, también tiene este síntoma en reposo absoluto. Además, el en-

fermo presenta tos con flemas. Con el paso del tiempo y el avance de la EPOC, el paciente puede desarrollar insuficiencia cardiaca derecha (ver inciso correspondiente).

El diagnóstico se confirma mediante una espirometría, estudio mediante el cual el paciente sopla en una boquilla conectada a un aparato que mide la cantidad de aire exhalado en un segundo (ver fig. 10). Los pacientes con EPOC tienen una disminución en esta fracción de aire exhalado. Además, una tomografía permite visualizar la destrucción a nivel de los alveolos pulmonares.

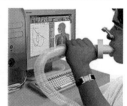
Fig. 10

# ✚ Cáncer **de pulmón**

El cáncer del pulmón es un cáncer que ocurre en el tejido pulmonar y el factor de riesgo principal para su desarrollo es el tabaquismo.

El cáncer que comienza en los pulmones se divide en 2 tipos principales: el de células no pequeñas y el de células pequeñas. El cáncer de pulmón de células no pequeñas es el tipo más común de cáncer de pulmón y generalmente crece y se extiende muy lentamente. El de células pequeñas es menos común, crece más rápidamente y tiene más posibilidades de extenderse a otros órganos.

Los síntomas suelen aparecer en etapas avanzadas del padecimiento e incluyen tos,

flemas con sangre, puede haber infecciones y dolor, cuando el tumor se ha extendido a la pleura, es decir, la doble membrana que recubre los pulmones. Cuando las células cancerosas se han diseminado a otras partes del cuerpo, como por ejemplo hueso, suele haber dolor óseo; en caso de que lleguen al cerebro pueden aparecer diferentes síntomas como vómito, dificultad para hablar o parálisis de cierta región del cuerpo (ver capítulo de Tumores del sistema nervioso). Otros sitios a los que suele diseminarse al cáncer de pulmón son hígado y glándulas suprarrenales.

El diagnóstico puede sugerirse mediante el análisis de las células presentes en las flemas o un cepillado celular a través de los bronquios pero se confirma mediante la realización de una biopsia que determina el tipo de cáncer en cuestión. Además, se requieren estudios de rayos X, tomografía computarizada, resonancia magnética y tomografía por emisión de positrones (PET, por sus siglas en inglés) (ver fig. 11), que es una técnica de imagen fisiológica que se basa en las alteraciones metabólicas de las células tumorales, ya que estas células tienen una mayor captación de azúcar que las células sanas, lo cual se refleja en la PET, permitiendo demostrar las metástasis, es decir, la diseminación del tumor a distancia.

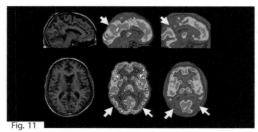
Fig. 11

El tratamiento depende de la etapa en la que se haga el diagnóstico. Tumores pequeños pueden resecarse quirúrgicamente. Sin embargo, cuando existe diseminación a ganglios linfáticos o a otros órganos son necesarias la radio y la quimioterapia. Además hoy en día se dispone de las terapias biológicas que atacan específicamente el llamado factor de crecimiento epidérmico, un receptor que desempeña un papel preponderante en el desarrollo del cáncer y pueden mejorar la calidad de vida de los pacientes con cáncer de pulmón.

# ✚ Apnea **del sueño**

La apnea del sueño es un cese de la respiración por un lapso mayor a diez segundos, que se presenta mientras el paciente duerme y afecta al 6 por ciento de la población general.

La apnea del sueño ocurre a causa de una obstrucción del paso del aire por las vías respiratorias altas que puede deberse a un problema del sistema nervioso central por el cual los músculos de la respiración se colapsan durante el sueño, a defectos anatómicos o a la obesidad. Una característica de la apnea del sueño es el ronquido, que puede ser altamente sonoro, alcanzando hasta 112 decibeles.

Cada vez que el paciente deja de respirar, lo cual puede ocurrir hasta 600 veces durante una noche, sus tejidos no reciben suficiente oxígeno, llegando a tener concentraciones de oxígeno por debajo de 40 por ciento, lo cual puede originar problemas cardiacos. Pero los síntomas más comunes en el paciente con apnea del sueño son el cansancio y la somnolencia excesiva durante el día, ya que no llega a tener un descanso nocturno reparador.

El diagnóstico se confirma mediante la realización de una polisomnografía en una clínica del sueño (ver fig. 12). Este estudio con-

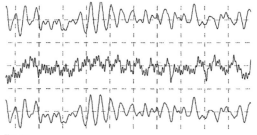

Fig. 12

siste en el registro, mediante electrodos, de las distintas etapas del sueño del paciente, su frecuencia cardiaca y respiratoria, sus niveles de oxígeno en sangre, la actividad eléctrica del cerebro y de los músculos, los movimientos oculares y la posición del cuerpo del individuo. Mediante la polisomnografía es posible medir la duración y la profundidad de las apneas del paciente.

El tratamiento va enfocado a corregir la obstrucción, y en el caso de los pacientes obesos se les sugiere bajar de peso. Existe un aparato conocido como CPAP, por sus siglas en inglés, que se refiere a la administración de aire con una presión positiva continua en las vías aéreas para mantener abierta la parte superior de la garganta y permitir el paso de aire. Con el CPAP, el paciente vuelve a tener un sueño profundo y un descanso reparador.

Otra opción terapéutica para permitir un mejor paso de aire es la cirugía. La técnica se llama uvulopalatoplastía y consiste en retirar el exceso de tejido de la parte posterior de la garganta. La uvulopalatoplastía puede realizarse con láser.

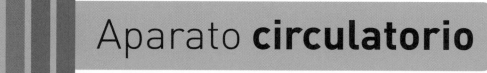
Aparato **circulatorio**

# Aparato **circulatorio**

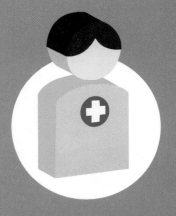

# ✚ Hipertensión

La tensión arterial es la resistencia que ejerce la sangre sobre la pared de los vasos que transportan el oxígeno a los órganos y tejidos del cuerpo, y se expresa en milímetros de mercurio (mmHg).

La tensión arterial se mide en dos cifras: la alta o sistólica, que representa la tensión arterial en el momento de la sístole, es decir, cuando el corazón se contrae para expulsar la sangre al organismo; y la diastólica, que mide la presión durante la diástole, es decir, durante la relajación del corazón. La tensión arterial es regulada por complejos mecanismos en los cuales existe una estrecha interrelación entre los sistemas nervioso, endócrino y renal.

 Las cifras ideales en cuanto a tensión arterial se refiere son 120/80 mmHg. Cuando la presión asciende a 140/90 mmHg o más se habla de hipertensión.

La hipertensión arterial es uno de los principales problemas de salud pública en México, ya que representa un factor de riesgo mayor tanto para el desarrollo de un infarto cardiaco, como para un accidente vascular cerebral (ver capítulo Sistema nervioso), además de favorecer la aterosclerosis. Cerca de la mitad de la población adulta padece algún grado de hipertensión arterial y su incidencia aumenta con la edad.

Si bien la hipertensión arterial puede ser secundaria a padecimientos de los riñones o las glándulas adrenales, así como a malformaciones congénitas como la coartación de la aorta (ver capítulo Pediatría), entre 90 y 95 por ciento de los casos se trata de la llamada hipertensión arterial esencial, que se ve favorecida por numerosos factores como la ingesta de sal, de bebidas alcohólicas, el sedentarismo y la obesidad, entre otros.

A la hipertensión arterial se le conoce como el asesino silencioso, pues lentamente va deteriorando la salud del individuo sin manifestaciones clínicas. Cuando no se diagnostica, la hipertensión va evolucionando y pueden presentarse los síntomas característicos de pesantez y dolor de cabeza en la nuca, conocida en medicina como región occipital. El dolor suele ser más intenso por la mañana y mejorar durante el transcurso del día. Otras manifestaciones relacionadas con la hipertensión arterial son mareos, zumbido de oídos, palpitaciones, cansancio fácil e impotencia. Algunos pacientes pueden presentar sangrado por la nariz, sangre en la orina y visión borrosa debida a los cambios que se suscitan en la parte posterior del ojo que se comunica con el cerebro, llamada retina.

La presión excesiva al interior de los vasos sanguíneos daña la capa que recubre su interior y favorece el desarrollo de los llamados ateromas (ver capítulo Aterosclerosis), incrementando el riesgo de que se forme un coágulo capaz de tapar una arteria y ocasionar un infarto. De ahí que los pacientes hipertensos mueran en forma prematura, en general debido a un infarto cardiaco, a un accidente vascular cerebral (ver capítulo Neurología) o a causa de la insuficiencia renal que desarrollan.

El corazón de los pacientes con hipertensión arterial debe trabajar con mayor fuerza, por lo que su tamaño crece y requiere más oxígeno para funcionar. Cuando el corazón pierde la capacidad de adaptarse a estos cambios, se torna insuficiente (ver capítulo Insuficiencia cardiaca) y si no recibe el oxígeno que necesita, puede sobrevenir un infarto.

A nivel del sistema nervioso, los individuos con hipertensión arterial pueden tener ruptura de los vasos sanguíneos que llevan la sangre al cerebro, condición conocida como hemorragia cerebral. Esta ruptura ocurre tanto por la elevada presión de la sangre en sí, como por la aparición de aneurismas,

es decir, dilataciones de las arterias que también tienden a romperse. La retina, que es la porción del ojo que envía la señal de lo que vemos al cerebro a través del nervio óptico, se ve afectada ocasionando pérdida de la visión.

Debido al daño causado por el aumento de la presión arterial, se daña la capacidad de filtración de los riñones, desembocando en insuficiencia renal (ver capítulo Insuficiencia renal).

Por dichas complicaciones letales, es fundamental detectar oportunamente la hipertensión arterial consultando al médico periódicamente. Cuando se sospecha padecer hipertensión, debe medirse la presión del paciente en dos visitas separadas, posteriores a la detección inicial. Existen personas que presentan cifras elevadas de tensión arterial únicamente cuando consultan al médico: de 10 a 20 por ciento de los pacientes considerados hipertensos en el consultorio, tienen la presión arterial normal fuera de éste. Esta condición se conoce como hipertensión de bata blanca.

Una vez que se diagnostica la hipertensión arterial, el paciente debe recibir tratamiento lo antes posible. El manejo del individuo hipertenso debe incluir medidas para disminuir el estrés al que está sometido, una dieta balanceada, baja en sal y en grasas de origen animal, reducción en la ingesta de bebidas alcohólicas, bajar de peso en caso necesario y hacer ejercicio aeróbico como caminar, trotar o nadar, procurando evitar el levantamiento de pesas ya que favorece el incremento de la tensión arterial. El ejercicio aeróbico, además de contribuir a conservar la línea, permite mejorar la condición física lo cual ayuda a bajar la presión arterial.

La hipertensión arterial esencial no tiene cura, pero puede controlarse adecuadamente con medicamentos que se dividen en varios grupos: los diuréticos, que bajan la presión haciendo que el paciente orine para perder sal y exceso de líquido; los inhibidores de la enzima convertidora de angiotensina y los antagonistas de los receptores de angiotensina, que impiden la acción de una sustancia que estrecha los vasos sanguíneos, y al haber una relajación de los mismos disminuye la tensión arterial; los bloqueadores de los canales del calcio, que modifican la entrada del calcio a las células, lo cual conlleva una dilatación de los vasos sanguíneos; y los beta bloqueadores, que impiden el efecto del sistema nervioso simpático en el corazón, responsable del aumento de la frecuencia cardiaca. Estos medicamentos deben administrarse con precaución en pacientes diabéticos que toman medicamentos para bajar el azúcar en la sangre, ya que los beta bloqueadores inhiben la respuesta del nervio simpático a la disminución de glucosa en sangre.

La mejor forma de prevenir la hipertensión arterial es conservando la línea, alimentándose sanamente y haciendo ejercicio aeróbico rutinariamente.

# ✚ Aterosclerosis

El colesterol es una sustancia cerosa constituida de grasa que viaja en la sangre. El colesterol es esencial para la formación de hormonas sexuales y para proteger los tejidos.

Casi la mitad del colesterol se produce en el hígado. El resto proviene de los alimentos que ingerimos, principalmente de origen animal.

Las lipoproteínas son proteínas de diferente densidad que se encargan de transportar la grasa en la sangre. Existen las llamadas lipoproteínas de alta densidad, popularmente conocidas como colesterol bueno, y las de baja densidad, llamadas colesterol malo, porque se acumulan en la capa que recubre el interior de las arterias, constituyendo parte de lo que se conoce como placa de ateroma o ateromatosa (ver fig. 1).

Investigadores de la Universidad de Harvard realizaron un amplio estudio para demostrar que mientras más bajas sean las lipoproteínas de baja densidad, menor será el riesgo del individuo de desarrollar un infarto.

Los niveles de colesterol total en la sangre deben permanecer por debajo de 200 mg/dl, ya que una persona que tiene una cantidad superior corre el riesgo de que se formen placas de grasa, es decir, ateromas en el interior de las arterias que estrechan la luz de éstas. Esta condición recibe el nombre de aterosclerosis. Estas placas de ateroma propician la formación de coágulos capaces de tapar una arteria y ocasionar un infarto (*ver inciso correspondiente*). Las lipoproteínas de alta densidad en la sangre deben tener

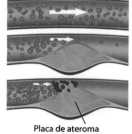

Placa de ateroma

Fig. 1

niveles por arriba de los 40 mg/dl y las de baja densidad por debajo de 160 mg/dl.

➕ Los triglicéridos también forman parte de la grasa que circula en la sangre y sus niveles elevados favorecen el desarrollo de diabetes mellitus (ver capítulo Enfermedades metabólicas). Los triglicéridos deben permanecer por debajo de los 150 mg/dl.

Desafortunadamente, uno de cada cuatro mexicanos tiene niveles de colesterol por arriba de lo deseado, lo cual lo pone en riesgo de desarrollar aterosclerosis.

En las personas con diabetes, la aterosclerosis suele ocurrir porque al existir un alto índice de azúcar en la sangre, el azúcar daña el interior de las arterias. Pero si además la persona sufre de hipertensión y esta sangre con azúcar circula por las arterias con una presión muy alta, el daño al interior de estos vasos sanguíneos será aún mayor. Al existir una lesión en el recubrimiento interno de una arteria, llamado endotelio, llegan glóbulos blancos a intentar corregir el daño y, al pasar por ahí, las lipoproteínas de baja densidad se pegan a la lesión (ver fig. 2). Y si además el individuo fuma, las sustancias que contiene el tabaco y viajan en la sangre también se pegan a ese cúmulo de sustancias que se

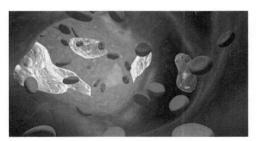

Fig. 2

encuentra en el interior de la arteria, con el riesgo de que se tape ocasionando un infarto. La sangre que fluye en las arterias al tropezarse con la placa ateromatosa forma coágulos capaces de tapar una arteria y provocar un infarto. Además, la propia placa de ateroma también puede desprenderse de su sitio de origen y tapar otra arteria provocando un infarto.

Los sitios más comunes donde se forman las placas de ateroma son las arterias que llevan sangre al corazón (coronarias), las que aportan sangre al cerebro (carótidas), las que irrigan los riñones y la principal arteria del cuerpo, la aorta (ver fig. 3).

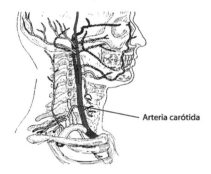

Arteria carótida

Fig. 3

El diagnóstico se confirma mediante estudios de imagen que permiten visualizar la arteria con ateroma como las arteriografías, la arteriografía por resonancia magnética, la tomografía computarizada y la ecografía. Además de estudios de laboratorio para medir los niveles de grasas en la sangre.

El tratamiento consiste en disminuir la ingesta de grasas de origen animal y alimentos fritos e incrementar las grasas vegetales que contienen "colesterol bueno" como el aguacate, las nueces, el aceite de olivo (crudo) y consumir pescados ricos en ácidos grasos omega 3 como el arenque y el salmón.

Es fundamental hacer ejercicio aeróbico mínimo 30 minutos 4 veces a la semana y de preferencia 1 hora diaria.

Cuando los niveles de colesterol no disminuyen con estas medidas, es necesario administrar medicamentos que lo bajen, como las llamadas estatinas.

Puede ser necesario someter al paciente a una intervención quirúrgica para quitar la placa de ateroma, mediante un procedimiento llamado angioplastía.

# ✚ Aneurisma **aórtico**

La aorta es la principal arteria del cuerpo. Sale del corazón y de ella deriva el resto de los vasos encargados de abastecer de sangre a todo el organismo (ver fig.).

Ahora bien, un aneurisma de la aorta es una dilatación anormal de esta arteria debida a una degeneración de su pared (ver fig. 4).

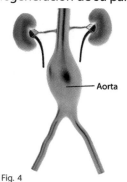

Aorta

Fig. 4

El aneurisma de la aorta no suele dar síntomas, de ahí que la persona puede tenerlo sin darse cuenta. La primera manifestación puede ser la ruptura del aneurisma con un índice de mortalidad que llega a 80 por ciento de los casos. Entre los factores que predisponen a un aneurisma figuran la herencia, la edad avanzada, el tabaquismo, la hipertensión, los niveles altos de colesterol, la enfermedad pulmonar obstructiva crónica y la diabetes. El diagnóstico se confirma mediante la exploración física, en la que se busca una masa pulsátil en el abdomen, un ultrasonido de aorta abdominal y una angiotomografía de aorta abdominal. Este último estudio permite visualizar el diámetro de la aorta y, en su caso, el tamaño del aneurisma.

En condiciones normales, el diámetro de la aorta mide 2.5 centímetros. Los aneurismas pueden variar de 3 hasta 10 centímetros de diámetro. Aneurismas de 5 centímetros de diámetro y menores se mantienen en observación cambiando los hábitos del paciente, es decir, logrando que tenga una alimentación baja en grasa animal y que haga ejercicio. Cuando superan 5.5 centímetros, el tratamiento es quirúrgico y consiste en quitar la porción dilatada de la arteria y remplazarla por un tubo de dacrón. En casos no muy avanzados puede emplearse la llamada terapia endovascular, que consiste en introducir prótesis dentro de la arteria sin abrir el abdomen del paciente.

# ✚ El **corazón**

El corazón es el órgano responsable de bombear la sangre a todo el cuerpo.

Este órgano se encuentra entre los pulmones y consta de un fuerte músculo llamado miocardio que se ubica entre dos capas más delgadas: el epicardio por fuera y el endocardio por dentro, recubriendo el interior del corazón. Funcional y anatómicamente, el corazón se divide en 2 lados, derecho e izquierdo, cada uno con 2 cámaras: una aurícula en la parte superior y un ventrículo en la parte inferior de cada lado (ver fig. 5).

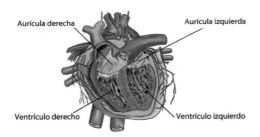

Aurícula derecha — Aurícula izquierda

Ventrículo derecho — Ventrículo izquierdo

Fig. 5

La sangre que regresa al corazón después de haber llevado oxígeno a todos los órganos y tejidos del cuerpo, lo hace por la aurícula derecha a través de dos gruesas venas llamadas vena cava inferior y vena cava superior. La inferior trae la sangre de la porción del cuerpo que se encuentra por debajo del corazón (piernas, etcétera), y la superior transporta la sangre que proviene de los órganos situados por arriba del mismo (cabeza, cuello, etcétera). Al llegar la sangre a la aurícula de-

recha, ésta se contrae y la envía al ventrículo derecho, el cual la expulsa hacia la arteria pulmonar que la lleva a los pulmones para recargarse de oxígeno. La sangre oxigenada sale de los pulmones a través de las venas pulmonares que desembocan en la aurícula izquierda del corazón. De ahí la sangre baja al ventrículo izquierdo para ser expulsada con gran fuerza a todo el organismo a través de la aorta y sus ramificaciones para abastecer de oxígeno a todos y cada uno de los órganos y tejidos del cuerpo (ver fig. 6). Este proceso, llamado frecuencia cardiaca, se repite de 60 a 80 veces por minuto durante toda la vida. Cuando una persona hace ejercicio, tiene fiebre o enfrenta cualquier situación en que sus tejidos

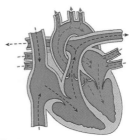

Fig. 6

requieren más oxígeno, el corazón tiene que bombear la sangre a mayor velocidad dando como resultado un incremento de la frecuencia cardiaca.

Para ejercer esta función de bomba, el corazón requiere de su propio abastecimiento de oxígeno y éste le es suministrado por las arterias coronarias, llamadas así porque están dispuestas en forma de corona alrededor del

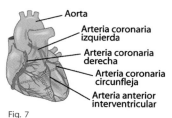

Aorta
Arteria coronaria izquierda
Arteria coronaria derecha
Arteria coronaria circunfleja
Arteria anterior interventricular

Fig. 7

corazón (ver fig. 7). Cuando no llega suficiente sangre al corazón porque las arterias coronarias se contraen o porque presentan determinado grado de aterosclerosis, el corazón no recibe el oxígeno que necesita, condición que recibe el nombre de isquemia cardiaca.

# ✚ Angina de **pecho**

La falta de aporte de oxígeno al corazón puede no dar manifestaciones, en cuyo caso recibe el nombre de isquemia silenciosa; o bien, ocasionar dolor en el pecho, condición llamada angina de pecho.

La angina de pecho es un dolor de tipo opresivo en el pecho, que puede irradiarse al cuello del lado izquierdo, a la mandíbula, al hombro y al brazo izquierdos. Generalmente, la angina se presenta cuando la persona hace ejercicio, se somete a estrés emocional, come en exceso o se expone a cualquier factor que provoque que la demanda de oxígeno del corazón sobrepase su aporte. Por lo general, la angina de pecho suele revertirse en un lapso de 2 a 5 minutos con reposo o nitroglicerina sublingual. La nitroglicerina es un medicamento que dilata los vasos sanguíneos y se absorbe rápidamente cuando se coloca debajo de la lengua del paciente. A mayor edad del individuo, mayor el riesgo de padecer angina.

Existen 3 tipos de angina de pecho: estable, inestable y variante.

La angina estable es aquella que sigue un mismo patrón a lo largo de semanas o meses y se alivia con reposo o nitroglicerina sublingual. Su principal causa es la aterosclerosis; los pacientes deben esforzarse por reducir sus niveles de lipoproteínas de baja densidad o colesterol malo (ver Aterosclerosis).

La angina inestable es aquella que aumenta en frecuencia, se vuelve más intensa y suele presentarse con actividad mínima o incluso en reposo. La angina inestable conlleva un mayor riesgo de que el paciente desarrolle un infarto cardiaco (ver inciso siguiente). La angina inestable suele deberse al espasmo de alguna arteria coronaria (espasmo coronario) y se le considera una emergencia médica cuando se presenta alguno de los siguientes síntomas: dolor de pecho que empeora y dura más de 20 minutos; dolor de pecho que se acompaña de debilidad, náusea o sensación de desmayo; o bien, dolor que no cede con nitroglicerina sublingual.

Finalmente, está la angina variante, que suele deberse a un espasmo coronario, se acompaña de cambios en el electrocardiograma, que es el estudio que mide la actividad eléctrica del corazón, y el paciente se recupera de las molestias con

Fig. 8

nitroglicerina sublingual (ver fig. 8).

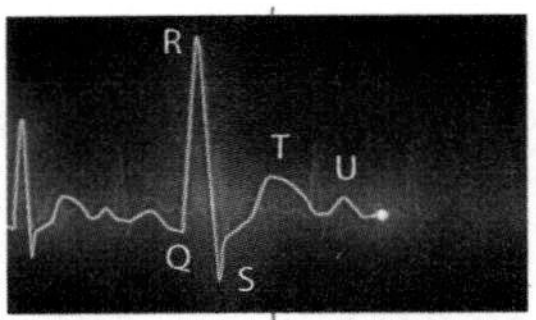

Además de la nitroglicerina, otros medicamentos usados en el tratamiento de la angina de pecho son los beta bloqueadores y los bloqueadores de los canales del calcio, principalmente.

# ✚ Infarto agudo **del miocardio**

Cuando alguna de las arterias coronarias se ocluye a causa de la aterosclerosis y los depósitos de calcio o de un coágulo, se bloquea el abastecimiento de sangre al corazón dando lugar a un infarto agudo del miocardio, que implica la muerte del músculo cardiaco.

Este padecimiento representa la segunda causa de mortalidad en México.

Entre los factores de riesgo para el desarrollo de un infarto agudo del miocardio figuran la hipertensión arterial, los niveles altos de colesterol en sangre, la ateroesclerosis, la diabetes mellitus, el tabaquismo, la personalidad tipo A, es decir, aquellas personas que se preocupan en exceso, y el antecedente familiar.

Las manifestaciones clínicas características de un infarto cardiaco incluyen dolor opresivo en el pecho que se irradia al cuello del lado izquierdo, a la mandíbula y al brazo izquierdo así como sudoración. Sin embargo, una persona con un infarto puede no presentar síntomas o tener un malestar similar a una indigestión.

Ante cualquiera de estos síntomas es necesario acudir de inmediato a una unidad hospitalaria.

Aproximadamente la mitad de los pacientes que sufren un infarto mueren antes de llegar al hospital. El tiempo que transcurre hasta que el enfermo llega al hospital es clave para salvar su vida, y debe ser menor a seis horas.

El tratamiento del paciente en el hospital consiste en la administración de medicamentos llamados fibrinolíticos para disolver los coágulos que tapan la arteria o llevarlo a la sala de cateterismo para realizarle una angioplastía coronaria, que consiste en la introducción de un tubo con un balón desinflado en las arterias coronarias y, una vez dentro, se infla el balón para abrir la arteria y dejar en su lugar un objeto llamado *stent* (ver fig. 9), que es una especie de espiral que hace que la arteria permanezca abierta con la sangre fluyendo y el corazón reciba su adecuado abastecimiento de oxígeno.

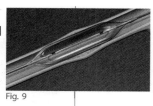
Fig. 9

Entre las complicaciones más comunes del infarto agudo del miocardio figura la insuficiencia cardiaca congestiva y las arritmias.

# ✚ Arritmias **cardiacas**

El corazón se contrae gracias a un sofisticado sistema eléctrico que se activa para que ocurra cada latido.

 Los impulsos eléctricos viajan a lo largo del corazón a través de células musculares especializadas que inician en el llamado nodo sinoauricular, que representa el marcapasos natural del corazón. De ahí, el impulso viaja por todo el órgano logrando la contracción rítmica de cada una de sus cámaras. (Ver fig. 10).

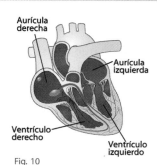
Fig. 10

Cuando el nodo sinoauricular dispara un impulso eléctrico, la aurícula derecha se contrae y activa otro marcapasos ubicado entre la aurícula derecha y el ventrículo derecho que recibe el nombre de nodo aurículoventricular. Este envía la señal a través de un conjunto de fibras especializadas conocidas como fibras de Purkinje que se dividen en dos ramas, derecha e izquierda, las cuales penetran en los ventrículos para activarlos.

El impulso eléctrico que inicia en el nodo sinoauricular termina en las fibras de Purkinje en menos de un segundo.

Sin embargo, algunas veces el ritmo normal del corazón pierde sincronía dando lugar a una arritmia. En general, existen tres tipos de arritmias: las focales, las de reentrada y el bloqueo cardiaco. Las arritmias focales ocurren cuando un grupo de células que no tienen que ver con la contracción normal del corazón comienza a enviar impulsos eléctricos, lo cual distorsiona el ritmo cardiaco normal. Las arritmias de reentrada son el equivalente a un corto circuito, en donde el impulso eléctrico se queda "atorado" en un área; y el bloqueo cardiaco ocurre cuando el impulso eléctrico encuentra un obstáculo en algún punto de su camino, lo cual hace más lenta o incluso detiene la señal.

Las arritmias pueden originarse en las cámaras superiores, es decir, las aurículas o las inferiores o ventrículos, y deberse a diferentes causas: medicamentos, nerviosismo, exceso de cafeína o tabaco y a trastornos propios del corazón de diversa índole.

Las arritmias pueden no ocasionar síntomas o acompañarse de palpitaciones, mareos, desmayos, palidez, dificultad para respirar y sudoración, entre otros síntomas.

La arritmia más grave es la llamada fibrilación ventricular, en la cual se llega a contracciones rápidas y descontroladas de los ventrículos que suelen provocar la muerte del individuo.

El diagnóstico se confirma mediante un electrocardiograma, un monitoreo Holter (ver fig. 11) que registra la actividad del corazón las 24 horas del día durante las diferentes activi-

dades del paciente, un ecocardiograma (ver fig. 11) y un estudio electrofisiológico del corazón.

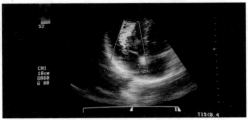
Fig. 11

El tratamiento puede incluir en casos extremos una desfibrilación, es decir, un choque eléctrico para regresar al corazón a sus latidos habituales. Algunos pacientes pueden requerir la implantación de un marcapasos o medicamentos antiarrítmicos. Ciertos tipos de arritmia pueden tratarse con radiofrecuencia.

# ✚ Insuficiencia cardiaca **congestiva**

La insuficiencia cardiaca congestiva es un trastorno de la función cardiaca, en el cual los ventrículos no son capaces de hacer llegar la cantidad necesaria de sangre a los tejidos, ya sea en reposo o durante la actividad habitual del individuo.

En la mayoría de los casos, la insuficiencia cardiaca ocurre después de un infarto del miocardio, por problemas en las válvulas del corazón o en el sistema de conducción eléctrica de éste, así como en casos de trastornos del pericardio.

Las manifestaciones clínicas de la insuficiencia cardiaca congestiva incluyen falta de aire, hinchazón, aumento de la presión veno-

sa, incremento del tamaño del hígado y, con frecuencia, salida del líquido pleural, es decir, aquél que circula entre las membranas que recubren los pulmones. Los pacientes también pueden presentar trastornos del ritmo cardiaco.

El diagnóstico se confirma mediante la realización de una radiografía de tórax (ver fig. 12), un electrocardiograma, una prueba de esfuerzo, un ecocardiograma, una tomografía

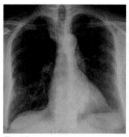

Fig. 12

computarizada, así como una resonancia magnética del corazón, entre otros estudios.

El tratamiento está enfocado a restablecer la función del corazón mediante medicamentos. Es necesario some-

ter al paciente a reposo; en ocasiones se requiere de la administración de oxígeno, restringir la sal de la dieta y medicamentos para dilatar los vasos sanguíneos, así como para aumentar la producción de orina.

Los casos que no pueden controlarse con medicamentos pueden llegar a ser candidatos para un trasplante de corazón.

# ✚ Pericarditis

La pericarditis es la inflamación de la membrana que recubre al corazón, llamada pericardio (ver fig. 13).

Esta estructura cuenta con dos capas: una delgada que se encuentra pegada al corazón, llamada visceral, y otra externa más gruesa, conocida como parietal. Entre ambas capas existe un espacio que contiene una pequeña cantidad de líquido que las lubrica constantemente y permite que el corazón se mueva con facilidad durante las contracciones. Entre las principales funciones del pericardio figura el mantener el corazón en una posición fija en el tórax y limitar el volumen cardiaco.

Si bien existen diversos factores capaces de favorecer el desarrollo de pericarditis, en la mayoría de los casos se desconoce la causa, en cuyo caso la enfermedad recibe el nombre de pericarditis idiopática. Con menor frecuencia, la pericarditis puede ser secundaria a infec-

Pericardio

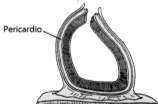

Fig. 13

ciones bacterianas que provienen de otros órganos como los pulmones (neumonías), las membranas que recubren al cerebro (meningitis) o incluso la cavidad oral (abscesos periodontales); infecciones virales, entre las cuales la más común es el Síndrome de Inmunodeficiencia Adquirida (SIDA), o tuberculosis, que se debe a un bacilo que ataca principalmente a pacientes con SIDA. La pericarditis también puede presentarse en pacientes con trastornos crónicos de los riñones que requieren diálisis; después de un infarto masivo del corazón; en enfermos que recibieron radioterapia por tumores malignos en el pecho; en aquellos con un cáncer que se diseminó al pericardio o que se inició ahí; en pacientes con enfermedades autoinmunes como lupus eritematoso sistémico, artritis reumatoide o esclerodermia (ver capítulo Reumatología); en personas con disminución de la función de la glándula tiroides, así como en niños con malformaciones congénitas del corazón que implican el pericardio.

El síntoma más común de la pericarditis es el dolor intenso en el tórax, aunque algunos pacientes pueden tener sensación de falta de aire y fiebre. El dolor en la pericarditis puede extenderse al brazo izquierdo y suele empeorar cuando el paciente está acostado, mejorando cuando se sienta. El médico confirma el diagnóstico auscultando al paciente que suele presentar un ruido característico llamado soplo, que se debe al roce entre las capas del pericardio. Además se realiza un electrocardiograma y un estudio de ultrasonido para descartar la presencia de un derrame pericárdico (ver inciso correspondiente).

La pericarditis idiopática puede curarse sola o con medicamentos antiinflamatorios durante 2 semanas. Un pequeño porcentaje (5 por ciento) de los pacientes presenta complicaciones como derrame, es decir, la acumulación excesiva de líquido entre ambas capas del pericardio, que si no se drena se corre el riesgo de un taponamiento cardiaco, en otras palabras, la cantidad exagerada de líquido ocasiona rigidez del pericardio limitando la contracción normal del corazón. Esta condición es una urgencia médica y requiere del drenaje del líquido que se encuentra entre ambas capas del pericardio, mediante la introducción de una sonda, procedimiento que recibe el nombre de pericardiocentesis.

Cuando la inflamación del pericardio es continua, como puede ocurrir en los casos de pericarditis secundarios a infecciones, radiación o cirugía, el corazón no puede bombear la sangre al resto del organismo debido a que la rigidez del pericardio se lo impide. Este padecimiento se llama pericarditis constrictiva y se acompaña de síntomas de insuficiencia cardiaca, principalmente del lado derecho del corazón (ver capítulo Corazón y grandes vasos), que incluyen hinchazón de miembros inferiores, congestión del hígado que produce una coloración amarillenta de la piel del paciente, acumulación de líquido en el abdomen (ascitis), tos y sensación de falta de aire. El tratamiento de la pericarditis constrictiva es la extirpación quirúrgica de la totalidad del pericardio, conocida como pericardiectomía.

# ✚ Trastornos valvulares **del corazón**
Entre las distintas cámaras del corazón existen válvulas que impiden que la sangre regrese a la cámara de la cual viene.

La válvula tricúspide impide que la sangre del ventrículo derecho regrese a la aurícula derecha. La válvula bicúspide o mitral no permite que la sangre regrese del ventrículo izquierdo a la aurícula izquierda. Pero también existen válvulas que no permiten que la sangre que es enviada a las arterias regrese al corazón. La válvula semilunar pulmonar impide que la sangre que sale del ventrículo derecho hacia la arteria pulmonar para enviar la sangre sin oxígeno a los pulmones, regrese al ventrículo derecho (ver fig. 14), y la válvula semilunar aórtica no

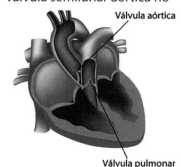

Válvula aórtica

Válvula pulmonar

Fig. 14

permite que la sangre que el ventrículo izquierdo expulsa hacia la aorta, regrese a éste.

Las válvulas pueden volverse insuficientes o cerrarse, condición conocida en medicina como estenosis.

Las válvulas que se dañan con mayor frecuencia son la mitral y la aórtica.

## Estenosis mitral

La estenosis mitral es el endurecimiento de la válvula, ya sea a causa de fiebre reumática (ver capítulo Padecimientos reumatológicos) o por depósitos de calcio. Esto es más común en mujeres. Cuando a pesar del cierre de la válvula hay paso de sangre, puede no haber síntomas o ser muy leves. Cuando el flujo de sangre se ve frenado, es decir, cuando la sangre no puede pasar libremente de la aurícula izquierda al ventrículo izquierdo, tiende a regresar hacia la vena pulmonar y, en consecuencia, a los pulmones, ocasionando tos y falta de aire. Los pulmones resultan afectados y puede haber formación de coágulos en la aurícula izquierda. Es posible que el paciente tenga un tono de piel azulado. El diagnóstico se establece mediante la realización de un ecocardiograma, es decir, un examen de ultrasonido del corazón que evalúa la función de la válvula. Al auscultar al paciente con el estetoscopio, el cardiólogo escucha los ruidos característicos de este padecimiento.

En ocasiones es necesario introducir un catéter al corazón inyectando medio de contraste para evaluar radiológicamente la lesión. El tratamiento consiste en cirugía para abrir la válvula o quitarla y reemplazarla.

## Regurgitación mitral

La regurgitación mitral se refiere a una insuficiencia de la válvula mitral que permite el retorno de cierta cantidad de sangre del ventrículo izquierdo a la aurícula izquierda cuando el ventrículo se contrae. Entre las causas que la provocan figura la fiebre reumática, pero puede ser secundaria a una disminución en el aporte de oxígeno. Los síntomas incluyen cansancio y falta de aire tanto al hacer ejercicio como estando acostado. El diagnóstico lo establece un ecocardiograma y el tratamiento consiste en la administración de medicamentos diuréticos, disminución de la ingesta de sal y fármacos para fortalecer los latidos cardiacos. En pacientes cuyas actividades diarias se ven severamente limitadas, se recomienda la cirugía.

## Prolapso mitral

El prolapso de la válvula mitral implica un cierre inadecuado de ésta, que puede acompañarse de regurgitación (ver inciso anterior). Este padecimiento suele ser hereditario o acompañar a otros como el llamado síndrome de Marfán, un trastorno genético del tejido conectivo, con características físicas bien conocidas como gran estatura, piernas y brazos largos, así como trastornos de los ojos y las válvulas cardiacas, entre otros. El prolapso de válvula mitral puede no ocasionar síntomas o acompañarse de trastornos del ritmo cardiaco y el tratamiento va enfocado a corregirlos.

## Estenosis aórtica

La estenosis aórtica es el cierre de la válvula semilunar aórtica y afecta principalmente a los hombres. Puede estar presente desde el nacimiento o ser ocasionada por enfermedad reumática. En casos graves, los síntomas son falta de aire, angina de pecho y desmayos. Cuando existe estenosis aórtica el ventrículo izquierdo debe realizar un gran esfuerzo para bombear la sangre hacia la aorta, lo cual incrementa los requerimientos de oxígeno para el corazón. El diagnóstico se realiza mediante un ecocardiograma y un cateterismo, así como la auscultación por parte del cardiólogo. El tratamiento inicial se lleva a cabo con medicamentos diuréticos, nitroglicerina y otros para fortalecer el latido cardiaco. En casos severos se requiere de un reemplazo quirúrgico de la válvula.

## Regurgitación aórtica

En la mayoría de los casos, el origen de la regurgitación aórtica es la enfermedad reumática, aunque también hay algunos padecimientos como el síndrome de Marfan, entre otros. En éstos casos, la sangre que el ventrículo izquierdo expulsa hacia la aorta regresa al ventrículo. Los pacientes presentan un pulso muy marcado (se aprecia el pulso a simple vista). El diagnóstico se establece con los mismos estudios que el resto de los trastornos valvulares y el tratamiento definitivo consiste en cirugía.

## Estenosis tricuspídea

La estenosis de la válvula tricúspide se acompaña de crecimiento del tamaño del hígado, hinchazón de pies y tobillos, así como acumulación de líquido en el interior del abdomen, condición conocida como ascitis. El tratamiento suele ser quirúrgico.

## Regurgitación tricuspídea

Los pacientes presentan congestión de las venas con distensión de éstas. Hay aumento del tamaño del hígado, ascitis, derrame del líquido que se encuentra entre las capas que recubren los pulmones (pleura) e hinchazón de pies y tobillos. El tratamiento va enfocado a eliminar la causa y sólo en casos severos se recurre a la cirugía.

## Estenosis de la válvula pulmonar

La estenosis de la válvula semilunar pulmonar suele estar presente desde el nacimiento y se trata quirúrgicamente en la edad preescolar.

# ✚ Tromboflebitis

## Las venas de las extremidades pueden clasificarse en profundas y superficiales.

En los miembros inferiores, el sistema venoso superficial consiste en las venas safenas interna y accesoria, así como sus tributarias. Las venas profundas de las piernas acompañan a las arterias principales (ver fig. 15). Los sistemas venosos profundo y superficial de las piernas están conectados mediante las llamadas venas perforantes (ver fig. 15). Las venas cuentan con válvulas en su interior que impiden el regreso de la sangre por la gravedad, favoreciendo así la llegada de la sangre sin oxígeno al corazón para que la envíe a los pulmones a recargarse de oxígeno.

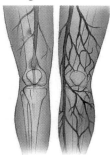

Fig. 15

Los trombos o coágulos se forman en las venas superficiales o profundas cuando la persona no se mueve como, por ejemplo, después de una cirugía, cuando existe un daño en el vaso sanguíneo, o si hay alguna condición que ocasione una mayor tendencia a la coagulación sanguínea, ya sea alguna enfermedad relacionada con la cascada de la

coagulación o la ingesta de anticonceptivos o terapia hormonal de remplazo después de la menopausia, entre otras causas. El embarazo también predispone al desarrollo de trombosis, especialmente durante el tercer trimestre y el primer mes de lactancia.

Las consecuencias más graves de la tromboflebitis son una embolia pulmonar (ver capítulo Aparato respiratorio) y el síndrome de insuficiencia venosa crónica. La trombosis venosa profunda de las venas iliaca, femoral o poplítea (ver fig. 16) se acompaña de hinchazón de la pierna afectada, calor y enrojeci-

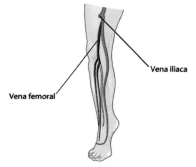

Vena iliaca

Vena femoral

Fig. 16

miento. El paciente puede sentir dolor a lo largo de la vena implicada y puede sentirse una cuerda a la palpación. Puede haber distensión de las venas superficiales y notarse la presencia de venas colaterales. En algunos casos, la pierna puede tornarse de color violáceo y otra pálido. La trombosis venosa de la pantorrilla puede acompañarse de dolor en el talón con calor en la zona e hinchazón. El dolor suele agudizarse cuando el paciente flexiona el pie hacia arriba, condición llamada dorsiflexión (ver fig. 17).

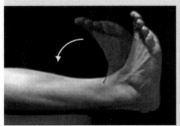

Fig. 17

La trombosis profunda de las extremidades superiores es mucho menos común, aunque puede presentarse en pacientes que cuentan con un catéter venoso central. Los síntomas son similares a los de las extremidades inferiores.

Si bien se puede realizar un examen de sangre que muestra ciertas anomalías, éstas no son características del padecimiento. El estudio de imagen que permite establecer el diagnóstico es un ultrasonido mediante el cual puede observarse directamente el coágulo o una disminución de la velocidad del flujo sanguíneo. La resonancia magnética también es útil al igual que

una venografía, que implica la inyección de un medio de contraste a la vena (ver fig. 18).

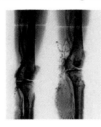

Fig. 18

El tratamiento de la trombosis venosa profunda consiste en reposo con la pierna elevada por arriba del nivel del corazón y la administración de medicamentos anticoagulantes así como otros que destruyen los coágulos ya existentes, llamados fármacos trombolíticos. El tratamiento quirúrgico está reservado para pacientes que empeoran aun con los anticoagulantes y en quienes tienen principios de gangrena. Se introduce un catéter con un balón para extraer los coágulos. En algunos casos es necesario colocar un *stent*, que es un cilindro de malla metálica que permite mantener abierta la luz del vaso.

La trombosis de las venas superficiales, es decir, las safenas y sus tributarias, no conlleva el riesgo de embolia

pulmonar. Es común que la trombosis de venas superficiales se presente en venas varicosas y ocasione dolor, localizado en el sitio donde se aloja el coágulo con enrojecimiento, calor e hinchazón.

El tratamiento de la trombosis venosa superficial incluye reposo en cama con elevación de la pierna y aplicación de compresas calientes. La administración de analgésicos antiinflamatorios no esteroideos puede aliviar el dolor, pero enmascarar el cuadro de trombosis. Si el trombo se localiza en la intersección entre la vena safena y la femoral (ver fig. 19), se debe considerar administrar anticoagulantes para prevenir la extensión del coágulo al sistema venoso profundo.

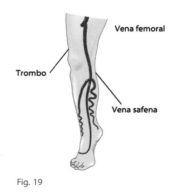

Vena femoral

Trombo

Vena safena

Fig. 19

# ✚ Várices

Las venas varicosas o várices son venas superficiales que se vuelven tortuosas y dilatadas debido a una insuficiencia en las válvulas que impiden el regreso de la sangre debido a la gravedad (ver fig. 20).

 Las várices son una condición común que afecta a más de diez por ciento de la población. Los factores de riesgo incluyen obesidad, sexo femenino, vida sedentaria e historia familiar de várices. Las várices pueden ser primarias o secundarias a una insuficiencia venosa profunda (ver inciso anterior).

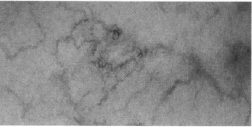

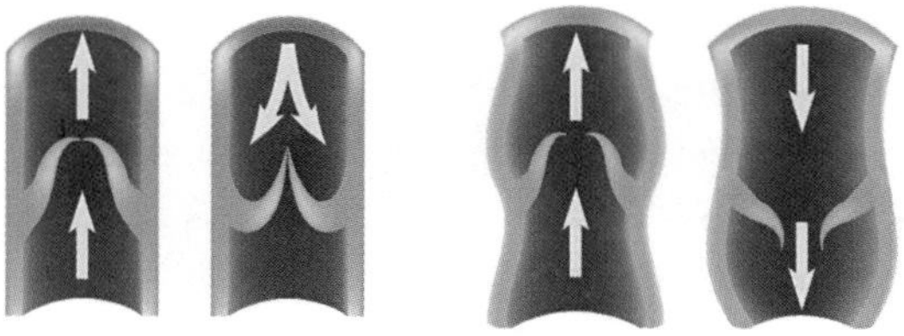

Fig. 21

  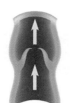 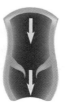

Vena normal          Vena varicosa

Fig. 20

Además del problema estético que representan, las várices pueden ocasionar dolor, sensación de pesadez en las piernas y cansancio fácil en la pierna afectada. Estos síntomas empeoran al estar de pie o sentado por períodos prolongados y mejoran al elevar la pierna por arriba del nivel del corazón. Cuando se trata de una condición leve se pueden apreciar arañas vasculares (ver fig. 21), llamadas telangiectasias e hilos vasculares finos. Conforme empeora el padecimiento, las venas se tornan dilatadas y tortuosas. En casos más avanzados, puede haber una coloración obscura de la piel y ulceración de la misma.

El tratamiento de los casos leves consiste en el uso de medias elásticas. Los casos que no responden al empleo de medias elásticas requieren de la llamada escleroterapia, que consiste en la inyección de sustancias que destruyen la capa que recubre el interior de los vasos sanguíneos. La escleroterapia es útil en venas varicosas de menos de tres milímetros de diámetro o en telangiectasias. En pacientes con insuficiencia de la vena safena interna es necesario extirparla o destruirla con técnicas con base en rayo láser o radiofrecuencia, aunque todavía no se cuenta con estudios concluyentes con estas últimas técnicas.

Para prevenir las venas varicosas es recomendable hacer ejercicio como caminar o trotar, así como pararse de puntas.

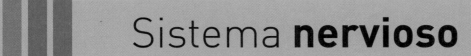

Sistema **nervioso**

# Sistema **nervioso**

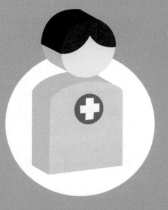

# ✚ Dolor de **cabeza (cefalea)**

El dolor de cabeza se conoce en medicina como cefalea y afecta en forma intensa a 1 de cada 3 personas a lo largo de su vida.

Existen numerosas causas de cefalea; ésta se puede dividir en primaria y secundaria. La secundaria se refiere al dolor de cabeza ocasionado por una causa determinada que puede ser un tumor, golpe, trastorno a nivel de los vasos sanguíneos o una infección, entre otras. Entre los dolores de cabeza primarios más comunes figuran la cefalea tensional y la migraña.

 La cefalea tensional puede deberse a la contractura de los músculos del cuello o la mandíbula, al estrés y a la falta de sueño. Este tipo de cefalea suele ocasionar dolor en toda la cabeza, puede ser pulsátil y suele durar uno o más días.

La migraña (palabra que proviene del griego HEMIKRANIOS que significa "mitad de la cabeza") suele caracterizarse por dolor de un solo lado de la cabeza. La migraña puede aparecer en la adolescencia o alrededor de los 40 años de edad; el 90 por ciento de los pacientes tiene antecedentes familiares de dicho padecimiento. La migraña puede acompañarse de intolerancia a la luz o al ruido, asimismo el paciente suele experimentar náusea o vómito. Cuando la migraña es muy intensa, es posible que el dolor se generalice a toda la cabeza. El dolor de un ataque de migraña con frecuencia aumenta durante un período de entre 30 minutos a 1 hora, hasta alcanzar un máximo y los ataques pueden durar de varias horas a días. La migraña puede o no ser precedida de un aura, es decir, ciertas alteraciones visuales o sensaciones que avisan al paciente que se aproxima el ataque de dolor.

Existen desencadenantes comunes del ataque de migraña, como el vino tinto, el chocolate, ciertos quesos o embutidos, así como la falta de sueño.

El diagnóstico de cefalea implica una historia clínica detallada del paciente, así como la realización de estudios de imagen como una radiografía, una tomografía y una resonancia magnética, la cual representa uno de los estudios más sensibles para descartar la presencia de un problema estructural en los pacientes con dolor de cabeza.

El tratamiento del dolor de cabeza está enfocado a eliminar sus causas. En las cefaleas secundarias, en ocasiones, es necesario someter al paciente a cirugía para corregir una malformación o extirpar un tumor. En el caso de las cefaleas primarias se busca encontrar qué las desencadena para evitar dicho factor, posteriormente se inicia un tratamiento con medicamentos analgésicos como el ibuprofeno, el paracetamol y el ácido acetilsalicílico.

Si estos no resultan efectivos, se escala a otros analgésicos más poderosos como el ketorolaco. Para migraña, se recomiendan los derivados de la ergotamina y la cafeína.

Existen otros tipos de cefalea primaria menos comunes, como aquella que se desencadena por ejercicio, por actividad sexual o al existir aumento de la presión dentro del tórax por toser, reír, estornudar o inclinar el cuerpo.

Estos dolores de cabeza suelen ser benignos y tratables con medicamentos que controlan el dolor u otros que disminuyen la presión arterial.

Es fundamental consultar al médico cuando el dolor de cabeza no cede con los analgésicos de uso común, ya que el abuso de sustancias para aliviar el dolor hace que éste sea más difícil de tratar.

# ✚ Epilepsia

La palabra epilepsia proviene del griego y significa "apoderarse", indicando que la persona que tiene una crisis convulsiva está "poseída" o fuera de control.

La epilepsia se conoce desde la antigüedad, y afecta entre 2.7 y 41.3 personas por cada 1000 personas. Se ha calculado que entre 1.5 y el 5 por ciento de la población tendrá una crisis convulsiva en algún momento de su vida.

 La epilepsia se debe a un desequilibrio entre la excitación y la inhibición de las células cerebrales, en combinación con una alteración en la comunicación de éstas.

Hoy en día, la clasificación más aceptada de la epilepsia es la que proporciona la Liga Internacional Contra la Epilepsia que divide las crisis en parciales, generalizadas y no clasificadas.

Las crisis parciales implican una activación de un sistema de células nerviosas limitado a parte de un hemisferio cerebral. Cabe re-

cordar que el cerebro está dividido en dos hemisferios, derecho e izquierdo, y en los lóbulos frontales, parietales, temporales y occipitales (ver fig. 1). Las crisis parciales pueden

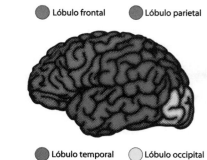

Lóbulo frontal   Lóbulo parietal

Lóbulo temporal   Lóbulo occipital

Fig. 1

ser simples y acompañarse de manifestaciones que dependerán de la región del cerebro activada, o complejas, que se caracterizan por una alteración de la conciencia.

Un ejemplo de crisis parcial simple es la llamada "aura" que se emplea para describir la sensación que precede a una crisis.

Las crisis parciales complejas pueden presentarse como automatismos, que son un movimiento involuntario repetitivo; crisis del lóbulo temporal, que pueden incluir alucinaciones auditivas, como el escuchar sonidos o palabras; olfativas, es decir, la percepción de olores desagradables; molestias estomacales como náuseas o sensación de "vacío"; distorsiones de la memoria con sensación de ya haber vivido una experiencia nueva, el llamado *déjà vu*, o sensación de no familiaridad con episodios previamente vividos, el llamado *jamais vu*. Otras posibles manifestaciones de las crisis del lóbulo temporal son alteraciones del sentido del tiempo, sensaciones de irrealidad, de extremo placer o, por el contrario, de terror. Las crisis del lóbulo frontal pueden acompañarse de una interrupción del habla, de la deglución, es decir, de tragar, movimientos de la cara, brazos o piernas, giros de la cabeza o los ojos así como emisión de sonidos. Las crisis del lóbulo parietal pueden ocasionar hormigueos, sensación de haber perdido alguna parte del cuerpo, depresión, náuseas y mareos. Las crisis del lóbulo occipital se asocian a síntomas visuales como la percepción de luces, falta de visión en la mitad del campo visual y alucinaciones visuales.

Existen los llamados síndromes epilépticos parciales, menos comunes, que se acompañan de crisis similares a las descritas anteriormente.

Las crisis generalizadas más comunes son las llamadas tónico-clónicas, que antes se conocían como "grand mal". Estas suelen dividirse en 5 fases: la primera se llama premonición y se caracteriza por una sensación de que la crisis va a llegar y puede durar de horas a días. La segunda fase es la llamada pretónico-clónica inmediata y en ésta puede haber algunas contracciones musculares o desviación de la cabeza y los ojos. La tercera fase es la llamada tónica, que suele comenzar con una contracción muscular súbita con desviación de los ojos hacia arriba y dilatación de las pupilas (ver capítulo Oftalmología); rápidamente se produce una contracción de los miembros y la afectación de los músculos de la respiración ocasionando una salida de aire forzada con un quejido, que se conoce como "grito epiléptico"; también se contraen los músculos de la mandíbula con el riesgo de que el paciente se muerda la lengua; la piel puede adquirir un tono azulado por falta de una adecuada oxigenación. La cuarta fase es la llamada clónica, en la cual comienza a disminuir la frecuencia de las sacudidas hasta que desaparecen por completo y los músculos se relajan totalmente, momento en el que puede hacer defecación involuntaria o pérdida de orina. En el período final, el individuo generalmente no responde pero vuelve a respirar y suele quedarse dormido. Las crisis tónico-clónicas suelen acompañarse de lesiones al interior de la boca, sobre todo cuando quienes presencian las crisis buscan poner objetos entre los dientes del paciente, cosa que hay que evitar a toda costa. También son comunes los golpes con objetos cercanos, por lo cual hay que despejar el área en la que se encuentra el enfermo durante las convulsiones.

Entre las crisis generalizadas también figuran las ausencias, en las cuales el paciente de repente interrumpe el habla o la actividad que realizaba como masticar o caminar. Las crisis de ausencia suelen durar de 5 a 10 segundos y la recuperación es tan súbita como el inicio. Otros pacientes pueden tener manifestaciones como movimientos de los párpados o la boca, así como movimientos repetitivos. La inteligencia de los pacientes con ausencias que no presentan estos movimientos suele ser normal.

Las crisis generalizadas también incluyen las mioclónicas, que ocasionan una sacudida en un músculo o grupo muscular; las tónicas, que se acompañan de una contracción muscular que puede durar de 10 segundos a 1 minuto; y las atónicas, que ocasionan una pérdida súbita del tono muscular, con la consecuente caída del paciente.

Los síndromes epilépticos generalizados incluyen una condición sumamente común, que afecta de 2 a 5 por ciento de los niños normales y recibe el nombre de crisis febril, presentándose con mayor frecuencia entre los 3 meses y 5 años de edad, cuando el pequeño experimenta un fuerte incremento de la temperatura corporal, es decir, fiebre. El pronóstico es excelente y la mayoría de los niños no evoluciona a epilepsia, menos de 5 por ciento de los pequeños con crisis febriles evoluciona a epilepsia.

Otros síndromes epilépticos generalizados benignos o graves son menos comunes.

Una condición que representa una urgencia médica es el llamado estado epiléptico. Esta condición se define como una crisis que persiste o se repite con frecuencia, impidiendo una recuperación del estado de conciencia entre los ataques. Si bien todos los tipos de crisis pueden desembocar en estado epiléptico, la que se asocia con mayor frecuencia es la tónico-clónica o convulsiva. Es fundamental tratar al paciente de inmediato con la finalidad de mantener las funciones vitales estables y finalizar las crisis, ya que la mortalidad varía entre 3 y 20 por ciento, y el estado epiléptico prolongado puede tener efectos adversos en el desarrollo intelectual de los niños, así como en la memoria y la función cognitiva de los adultos.

La epilepsia puede presentarse en casi todas las enfermedades y lesiones del cerebro, principalmente los traumatismos (los golpes en la cabeza) y las infecciones como la cisticercosis cerebral, que es la primera causa de epilepsia en México (ver capítulo Enfermedades infecciosas por parásitos).

El diagnóstico de epilepsia se confirma mediante un electroencefalograma (ver fig. 2), que mide la actividad eléctrica del cerebro, la monitorización intracraneal, que requiere de la inserción de electrodos dentro del cráneo y

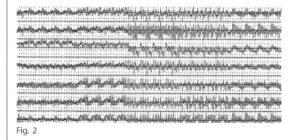
Fig. 2

estudios de imagen como la resonancia magnética, de preferencia, o la tomografía computarizada cuando se sospecha una lesión estructural del cerebro.

Una vez que se determina el tipo de epilepsia, el tratamiento consiste en la administración de medicamentos antiepilépticos. Alrededor de 20 a 40 por ciento de los pacientes con epilepsia no responde a los fármacos anticonvulsivos y, en algunos casos, está indicada la cirugía que implica la extirpación del área del cerebro que desencadena las crisis. Es fundamental sopesar las ventajas de la cirugía sobre sus riesgos potenciales.

Hoy en día se cuenta con la llamada estimulación del nervio vago que permite modular la actividad eléctrica del cerebro, mediante la inserción de un dispositivo en el cuello y un generador de señales en el tórax, con la finalidad de programar los impulsos que llegan al cerebro. El paciente o un acompañante pueden activar el dispositivo con un imán manual para interrumpir las crisis o reducir su intensidad.

# ✚ Tumores **cerebrales**

Los tumores cerebrales pueden provenir del parénquima cerebral, es decir, del tejido del propio cerebro llamados gliomas, así como de las membranas que lo recubren llamadas meninges y otras estructuras colindantes como la glándula pituitaria (ver fig. 3) o el recubrimiento de los nervios, que recibe el nombre de schwannoma.

Además, son comunes los tumores cerebrales que vienen de cáncer en otras partes del cuerpo y viajan a través de la sangre para alojarse en el cerebro; en estos casos el médico se refiere a la metástasis cerebral de un tumor maligno. Los tumores que se originan en el cerebro y que no son metastásicos, pueden ser benignos o malignos.

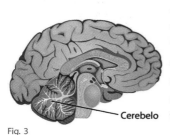

Fig. 3

Cerebelo

Entre los gliomas más comunes figura el llamado astrocitoma, que deriva de las células de tejido conectivo conocidas como astrocitos. Estas células están en el cerebro y la médula espinal. Los astrocitomas varían en cuanto a agresividad y su localización más común en niños es el cerebelo (ver fig. 3). Entre los síntomas que ocasionan figura dolor de cabeza, aumento de la presión intracraneal y vómitos. También pueden provocar problemas de coordinación y visión doble. En los adultos, los astrocitomas suelen localizarse en los hemisferios cerebrales (ver fig. 4) y,

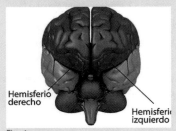

Fig. 4

con frecuencia, ocasionan un aumento de la presión intracraneal, convulsiones o cambios en el comportamiento.

Los gliomas del tronco encefálico se ubican precisamente en el llamado tronco encefálico (ver fig. 5). Estas

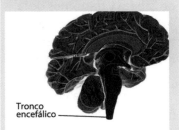

Tronco encefálico —

Fig. 5

neoplasias son comunes en la infancia y ocasionan incremento de la presión intracraneal, visión doble, dificultad para mover un lado de la cara o el cuerpo, así como dificultad para caminar y coordinar movimientos.

Los ependimomas suelen desarrollarse en la médula espinal o el recubrimiento de los ventrículos, es decir, los espacios en los cuales se produce y por donde circula el líquido cefalorraquídeo (ver fig. 6); los ependimomas suelen presentarse en niños menores de 10 años de edad. Estos tumores con frecuencia obstruyen el

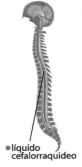

● líquido cefalorraquídeo

Fig. 6

paso del líquido cefalorraquídeo causando aumento de la presión dentro del cráneo.

Los gliomas del nervio óptico se ubican en el nervio que comunica el globo ocular con el cerebro ocasionando pérdida de la visión y trastornos hormonales (ver fig. 7).

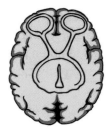

Fig. 7

Finalmente, entre los gliomas existen los llamados oligodendromas, que surgen del

tejido de sostén del encéfalo y son más comunes entre los 40 y 50 años de edad. Suelen ubicarse en los hemisferios cerebrales (ver fig. 8) y ocasio-

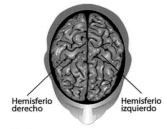

Hemisferio derecho     Hemisferio izquierdo

Fig. 8

nan convulsiones, dolores de cabeza, debilidad, cambios de comportamiento y somnolencia. Aunque el pronóstico de estos tumores es mejor que de los demás gliomas, pueden tornarse malignos con el paso del tiempo.

Los tumores que surgen de las membranas que recubren el cerebro, es decir, las meninges (ver fig. 9), de las cua-

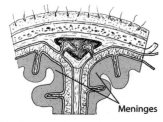

Meninges

Fig. 9

les existen tres: la más externa, la dura madre, la del medio, llamada aracnoides y la más interna, la pía madre. Los meningiomas son tumores benignos en su mayoría que aparecen con mayor frecuencia entre los 40 y los 50 años de edad. Los meningiomas suelen tener un crecimiento lento y los síntomas se presentan cuando alcanzan un tamaño mayor a un centímetro. En estos casos, los pacientes presentan convulsiones o manifestaciones clínicas dependiendo del sitio del cerebro que compriman.

Los schwannomas o neurinomas acústicos, que surgen del recubrimiento de los nervios que salen del cerebro, suelen aparecer en el nervio auditivo, responsable del sentido de la audición a cada lado del cuerpo. Los pacientes presentan pérdida auditiva, así como trastornos del equilibrio. El tratamiento de elección suele ser radiación y cirugía.

Los tumores de la hipófisis (ver fig. 10) surgen de esta

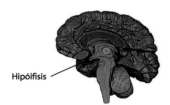

Hipófisis

Fig. 10

glándula, son benignos y ocasionan síntomas dependiendo de las hormonas que se producen en el sitio donde surge la neoplasia. De ahí que los pacientes pueden tener acromegalia o gigantismo (ver Trastornos endócrinos).

Los tumores de la epífisis o glándula pineal (ver

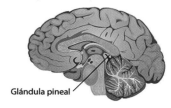

Glándula pineal

Fig. 11

fig. 11) tienen un grado de malignidad variable. La glándula pineal es una diminuta glándula que produce la hormona melatonina, la cual se libera en la oscuridad y se considera responsable de los ciclos de sueño/vigilia. Los más agresivos suelen afectar a pacientes menores de 23 años de edad. En la glándula pineal también pueden formarse quistes que son benignos.

Los tumores neuroectodérmicos provienen de remanentes de tejido embrionario a partir del cual se desarrolla el sistema nervioso. Pueden

presentarse en cualquier parte del encéfalo, pero un sitio

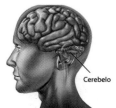

Cerebelo

Fig. 12

común es cerca del cerebelo (ver fig. 12). Estos tumores suelen ser malignos y ocasionan hipertensión intracraneal, además de las manifestaciones clínicas propias de su ubicación.

El cráneofaringioma es una masa benigna suele desarrollarse en la base del cerebro y se acompaña de dolor de cabeza y trastornos de la visión, así como problemas hormonales debido a su cercanía con la glándula hipófisis.

Los tumores metastásicos del cerebro son la neoplasia maligna del cerebro más frecuente en los adultos. Suelen proceder de los cánceres de pulmón, mama, colon y piel, en el caso del melanoma.

Los tumores cerebrales se diagnostican mediante una historia clínica completa del paciente, así como la realización de estudios de imagen como la tomografía computarizada, la resonancia magnética, una arteriografía y una mielografía, principalmente.

El tratamiento dependerá del tipo de tumor, de su grado de malignidad y de las condiciones generales del paciente. En el caso de los tumores benignos, cuando pueden ser extirpados se opta por la cirugía. Si el sitio de localización del tumor es de difícil acceso para el neurocirujano, en algunos casos se puede emplear la administración de rayos gamma, mediante el llamado bisturí de rayos gamma (ver fig. 13) que emplea radiocirugía estereotáctica.

Esta técnica consiste en colocar al paciente un casco que emitirá los rayos gamma que convergen donde se localiza el tumor en cuestión. Cuando el paciente tiene un tumor maligno el médico tratante evaluará si se extirpa, se le somete al bisturí de rayos gamma y si se requiere de quimio o radioterapia.

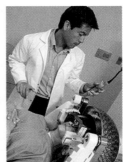
Fig. 13

# ✚ Padecimientos de la **médula espinal**

La médula espinal es la continuación del sistema nervioso central. Inicia en el foramen magno del cráneo y termina a nivel de la segunda vértebra lumbar (ver fig. 14).

Médula espinal

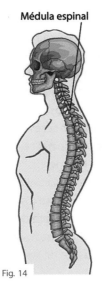
Fig. 14

Está formada por una masa central de materia gris, dispuesta en forma de "H", rodeada de materia blanca que forma tractos ascendentes y descendentes. La materia gris está constituida por astas posteriores, que consisten en células nerviosas responsables de la sensibilidad, astas anteriores con neuronas responsables del movimiento y astas laterales, de neuronas que se encargan de los órganos

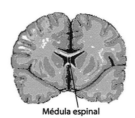
Médula espinal
Fig. 15

internos (ver fig. 15). De la médula espinal salen nervios que envían señales motoras al cuerpo, es decir, para ejercer movimientos, y a la médula espinal llegan nervios que portan sensaciones de dolor, temperatura, posición, tacto, etcétera.

La médula espinal puede ser afectada por tumores, infecciones y enfermedades inflamatorias, autoinmunes o degenerativas, además de lesiones ocasionadas por traumatismos.

Las lesiones de la médula espinal suelen acompañarse de fractura de las vértebras que pueden provocan un daño menor o una sección completa de la médula.

En estos casos, no se van a poder transmitir las señales nerviosas desde y hasta el cerebro y el paciente presentará parálisis del cuerpo que recibe las señales de los nervios por debajo de la lesión.

Las lesiones de la médula espinal a nivel de las vértebras del cuello, llamadas cervicales (ver fig. 16), suelen

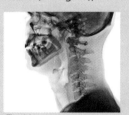

Fig. 16

acompañarse de una recuperación más completa con mayor frecuencia que las que se encuentran a nivel de torácico o lumbar (ver fig. 17).

Las lesiones de la médula espinal se clasifican de acuerdo con las partes del cuerpo afectadas y el grado de sensibilidad y movimiento que tiene el paciente. Si bien existen lesiones leves que sólo ocasionan hormigueos y parálisis tran-

sitorias, puede haber daño grave con parálisis irreversible inmediata como ocurre cuando hay un corte de la médula espinal o una lesión en los vasos sanguíneos que aportan oxígeno.

Las lesiones incompletas de la médula espinal se clasifican en síndromes:

- El síndrome cervicomedular abarca lesiones que se extienden desde el bulbo raquídeo hasta la médula cervical medial (ver fig. 17), y en los casos más extremos llega a ser mortal.

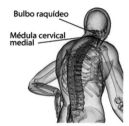
Bulbo raquídeo
Médula cervical medial

Fig. 17

- El síndrome medular central agudo se caracteriza por mayor debilidad en brazos que en piernas, pérdida de la sensibilidad y ausencia de reflejos. Esta condición suele estar presente en las personas con espondilosis cervical, una condición que implica un desgaste de los cartílagos y los huesos de la columna vertebral a nivel del cuello, que suele presentarse en personas mayores de 60 años de edad.
- El llamado síndrome medular anterior se caracteriza por una parálisis completa por debajo del nivel de la lesión y disminución de la sensibilidad a nivel de ésta. Este síndrome suele ser ocasionado por un traumatismo o porque se tapó la arteria que lleva sangre a la región.
- El síndrome medular posterior suele ocasionar una paraplejia, que es una parálisis de la mitad inferior del cuerpo con pérdida de la propiocepción, es decir, la capacidad para reconocer en qué posición se encuentra el cuerpo, y pérdida de la sensación de la vibración, conservando la capacidad para percibir dolor, temperatura y tacto.
- El síndrome de Brown-Séquard se refiere a una pérdida del control del movimiento del mismo lado de la lesión de la médula por debajo del nivel de la lesión y pérdida de la sensación de dolor y temperatura del lado opuesto a la lesión. El paciente puede o no controlar su capacidad de orinar y defecar.

- El síndrome del cono medular suele ocasionar parálisis flácida de las extremidades inferiores con pérdida del control de los esfínteres anal y vesical.
- El síndrome de la cola de caballo ocurre cuando hay un trastorno en el extremo inferior de la médula espinal, llamada cola de caballo (ver fig. 18). Los pacientes suelen tener extremidades inferiores débiles o flácidas, aunque conservan parte de la sensibilidad. Es común la llamada anestesia en silla de montar, en la cual hay pérdida de sensibilidad alrededor del ano, los genitales, las nalgas y la parte posterior y superior de los muslos, es decir, las partes del cuerpo en contacto con la silla de montar cuando se está arriba de un caballo. Esta condición suele ser ocasionada por una hernia de disco (ver capítulo Músculo-esquelético).

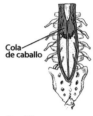

Cola de caballo

Fig. 18

Padecimientos comunes en los deportistas son los llamados síndromes transitorios de la médula espinal, en los cuales hay una pérdida de la función neurológica transitoria con una recuperación rápida sin secuelas.

El diagnóstico de una lesión de la médula espinal se confirma mediante radiografías, tomografía computarizada, resonancia magnética y en ocasiones mielografía, que implica ver las imágenes radiográficas después de la inyección de un medio de contraste en el llamado espacio subaracnoideo, que se encuentra entre las meninges aracnoides y pía madre (ver fig. 19).

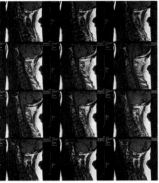

Fig. 19

El tratamiento de una lesión aguda de la médula espinal debe iniciar desde el sitio del accidente asegurando que el paciente respire y que su corazón lata correctamente.

Es necesaria la colocación de un collarín para inmovilizar la columna cervical y transportar al accidentado en una tabla rígida. Al llegar al hospital, se requiere de la reducción de la lesión, que ha demostrado un gran beneficio cuando se realiza en las primeras dos horas y adecuada cuando la restitución de la alineación de la columna se realiza dentro de las primeras 8 horas de que ocurrió la lesión. Es común que se requiera de la colocación de un aparato de tracción. Si bien algunos pacientes podrán ser estabilizados con un chaleco u otro aparato ortopédico, otros requerirán de cirugía, de preferencia durante las primeras 48 horas de haber ocurrido la lesión. Ciertos medicamentos se han sugerido como derivados de la cortisona, a pesar de que la Asociación Americana de Neurocirujanos y otras organizaciones no lo recomiendan.

Las secuelas de la lesión de médula espinal dependen del sitio donde ocurrió ésta, así como su gravedad; entre las secuelas están la parálisis, la pérdida del control para orinar o defecar, disfunción sexual y la formación de coágulos sanguíneos por falta de movilidad.

Hay que destacar que, a pesar de que la función sexual puede estar parcialmente conservada en las personas con lesión completa o incompleta de la médula espinal, con frecuencia el apetito sexual está disminuido por preocupaciones sobre la imagen corporal, el temor a un escaso rendimiento sexual o el miedo de tener incontinencia urinaria o fecal durante la actividad sexual. La realidad es que los hombres con una lesión de médula espinal completa por arriba de la vértebra torácica 11 (T11) (ver fig. 20) pierden la capacidad de tener erecciones con estimulación psicológica, pero conservan las erecciones al estimular el área genital. Aquellos con lesión por debajo

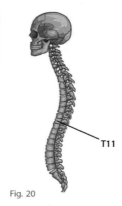

Fig. 20

del nivel de la segunda vértebra lumbar (L2) y con lesiones de la cola de caballo, suelen conservar la capacidad de tener erecciones con estimulación psicológica, pero pierden las erecciones reflejas.

En las mujeres ocurre lo mismo, las lesiones por arriba de T11 inhiben la excitación psicológica, pero conservan la refleja y por debajo de L2 impiden la excitación refleja pero no afectan la psicógena.

# ✚ Encefalitis

La encefalitis es la inflamación del tejido cerebral que se encuentra dentro del cráneo, es decir, el encéfalo.

✚ La encefalitis suele ser ocasionada por una infección ya sea viral, bacteriana, micótica, es decir, por hongos, o parasitaria. Entre las más comunes figuran las virales.

La encefalitis por herpes simple es la forma más común de encefalitis mortal en los Estados Unidos, país que representa el 10 por ciento de los casos de este padecimiento. Otros virus que son causas comunes de encefalitis son los llamados arbovirus, que se transmiten a humanos a través de artrópodos, de ahí su nombre (arthropod-bornevirus). Los artrópodos que fungen como vec-

tores de los arbovirus son los mosquitos y las garrapatas. Entre los arbovirus figuran el virus de la encefalitis equina del Este, que afecta en nuestro país a los estados del Golfo de México. Este virus es de los más agresivos con una mortalidad que llega a 50 por ciento de los casos, mientras que el 80 por ciento de los sobrevivientes quedará con secuelas. Otros arbovirus causantes de encefalitis son el de la encefalitis equina del Oeste, que afecta a los estados del Oeste de la Unión Americana, el virus de Saint Louis, que está presente en Texas y Florida, principalmente al final del verano (cuidado con los que vacacionan en esta región en caso de ser picados por mosquitos o garrapatas), el virus de California, el de la fiebre de Colorado, que está presente fundamentalmente de marzo a septiembre, el del Oeste del Nilo y el de la encefalitis equina de Venezuela, entre otros.

La encefalitis también puede ser ocasionada por el virus de la rabia, con una mortalidad de 100 por ciento (ver capítulo Enfermedades infecciosas); el Hendra, que afecta a caballos y humanos; el del sarampión, que causa encefalitis en uno de cada mil enfermos; de la rubeola, que provoca inflamación del encéfalo en uno de cada 6000 casos; al igual que el de las paperas (ver capítulo Enfermedades infecciosas). El virus del dengue también es capaz de generar encefalitis, al igual que el de la inmunodeficiencia humana, el de la gripe, los adenovirus, el parvovirus, los arenavirus (portados por roedores) y el virus de la hepatitis (ver capítulo Enfermedades infecciosas).

Los hongos son capaces de ocasionar encefalitis en personas con las defensas bajas, y entre los parásitos que provocan encefalitis está el de la malaria y otros que ocasionan meningoencefalitis, como el toxoplasma, las amibas y la tenia solium, responsable de la cisticercosis (ver capítulo Enfermedades infecciosas). Entre las bacterias que pueden ocasionar encefalitis figuran la responsable de la sífilis (ver inciso Enfermedades de transmisión sexual), la de la enfermedad de Lyme y la de la tuberculosis (ver capítulo Enfermedades infecciosas).

Los microorganismos responsables de la encefalitis entran al organismo por la vía de acceso típica de cada uno (por ejemplo, en el caso del virus de la gripe por inhalación, en los arbovirus por piquetes de artrópodos y en el caso el caso de la sífilis por relaciones sexuales o sangre contaminada). Después de afectar los órganos blancos, en algunas personas, especialmente con las defensas bajas, los microorganismos pueden pasar a la sangre, la cual los transporta al cerebro provocando inflamación de éste.

Los síntomas de encefalitis se pueden presentar en forma abrupta o insidiosa y suelen incluir fiebre, dolor de cabeza, alteraciones de la conducta, somnolencia, irritabilidad, cambios de conducta, sensibilidad a la luz, pérdida de la memoria, alucinaciones, incapacidad para mover la cara, parálisis de miembros o de la mitad del cuerpo, convulsiones y coma.

Para confirmar el diagnóstico se toma una muestra de líquido cefalorraquídeo, cuyo cultivo no siempre permite ver la presencia del agente causal, pero en caso de virus suele detectarse su ADN por una prueba de reacción en cadena de polimerasa (PCR, por sus siglas en inglés). Además, se solicita una resonancia magnética y una tomografía computarizada del cerebro, así como un electroencefalograma para valorar la actividad eléctrica cerebral.

El tratamiento depende del microorganismo causal de la encefalitis; en algunos virus, como el del herpes simple, resultan de utilidad los antivirales, que inhiben la replicación del virus, en otros sólo se pueden proporcionar medidas de sostén. Las infecciones bacterianas requieren de la administración de antibióticos, en las parasitarias se administran fármacos antiparasitarios y para los hongos, antimicóticos. En todos los casos, los pacientes requieren de una hidratación y nutrición adecuadas y, en ocasiones, medicamentos anticonvulsivos para tratar las crisis epilépticas en caso de que estén presentes.

El pronóstico depende del microorganismo que ocasiona la enfermedad, las defensas del paciente y, en general, de la gravedad del caso. Las infecciones leves suelen remitir en un par de semanas, mientras que otras duran meses y pueden dejar secuelas en ocasiones permanentes o causar la muerte del paciente.

Entre las secuelas de la encefalitis se encuentran trastornos del habla, de las funciones cognitivas, de la capacidad motora y, en general, de cualquier función del organismo, dependiendo de la porción del sistema nervioso que resultó afectada.

# ✚ Meningitis

## La meningitis es la inflamación de las membranas que recubren el cerebro y la médula espinal, llamadas meninges.

 Existen tres: la dura madre, que es la más externa y resistente, que está en contacto con el hueso del cráneo; la aracnoides es la del medio; y la pía madre, que es la más delgada y queda en contacto directo con el sistema nervioso, tanto en el cerebro como en la médula espinal.

Entre las meninges circula una sustancia llamada líquido cefalorraquídeo.

En la mayoría de los casos, la meningitis es ocasionada por virus o bacterias. Los virus más comúnmente asociados son el virus del herpes, el de la varicela zoster, el citomegalovirus y con mucho menor frecuencia, pero alto nivel de gravedad, el de la rabia. Las bacterias que con mayor recurrencia ocasionan meningitis son el Haemóphilus influenzae, diferentes tipos de estreptococos, principalmente el es-treptococo pneumoniae y la nisseria meningitis, también conocida como meningococo.

La vía de entrada del germen al cuerpo suele ser por el aparato respiratorio, inhalando el virus o la bacteria, o por la sangre.

Los síntomas que presenta una persona con meningitis abarcan una amplia gama de manifestaciones que varían en intensidad y van desde dolor de cabeza, rigidez de cuello, vómito, confusión, alucinaciones, convulsiones y trastornos mentales, hasta alteraciones de la función motora, es decir, de los movimientos, dependiendo del área afectada.

El diagnóstico se confirma mediante la realización de una punción lumbar para extraer líquido cefalorraquídeo, en el cual se demuestra la presencia del microbio que ocasiona la infección.

El diagnóstico temprano y el tratamiento oportuno marcan la diferencia en el pronóstico del paciente. En caso de no recibir el medicamento apropiado, la meningitis puede ocasionar la muerte o dejar severas secuelas neurológicas.

En el caso de meningitis bacteriana, el tratamiento consiste en la administración de antibióticos a los cuales el germen resulte sensible. Cuando se trata de meningitis viral se pueden dar antivirales, aunque no todos los virus responden a los mismos, por lo cual suele ser necesario que el paciente sea tratado en una unidad de cuidados intensivos.

Para prevenir la meningitis, es fundamental que los niños cuenten con su esquema de vacunación completo, ya que ellos son más susceptibles a padecer esta enfermedad que los adultos.

# ✚ Enfermedad de **Alzheimer**

La enfermedad de Alzheimer fue descrita en 1907 por el psiquiatra y neuropatólogo Alois Alzheimer al reportar el cuadro de una mujer de 51 años de edad con delirios paranoides, deterioro de la memoria y dificultad para expresarse.

Entre los factores de riesgo para desarrollar la enfermedad de Alzheimer figuran la edad avanzada (la prevalencia de la enfermedad aumenta exponencialmente entre los 65 y los 85 años de edad, duplicándose cada 5 años); el sexo femenino; un nivel educativo bajo; trastornos de las arterias que llevan sangre al corazón; un traumatismo craneal; hipertensión arterial; niveles altos de un aminoácido llamado homocisteína; y gran cantidad de grasa en la dieta. Además, hoy en día se conocen mutaciones genéticas relacionadas con una mayor predisposición a desarrollar la enfermedad.

El síntoma característico de la enfermedad de Alzheimer es la pérdida de la memoria reciente, es decir, a corto plazo, que puede evaluarse por medio del llamado recuerdo diferido: recordar información en intervalos de pocos minutos de duración. Otros síntomas tempranos del Alzheimer son dificultad para expresarse con disminución de la capacidad para hablar con fluidez, retiro social y cambios de personalidad. En etapas más avanzadas de la enfermedad, el paciente puede presentar alucinaciones con delirios de persecución, ansiedad, alteraciones del sueño y depresión. Los pacientes pueden experimentar incontinencia urinaria, conducta sexual inadecuada, agresividad incluso intentos de autolesión. En la fase terminal de la enfermedad, el paciente suele permanecer en cama, mudo, con dificultad para deglutir y con pérdida de peso.

El diagnóstico se confirma mediante la realización de una resonancia magnética que permite apreciar la atrofia de la corteza cerebral (ver fig. 21) y una tomografía por emisión

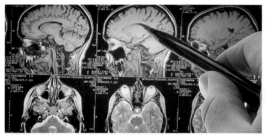

Fig. 21

de positrones con fluorodesoxiglucosa que demuestra la disminución de la actividad cerebral.

En la enfermedad de Alzheimer existe una pérdida paulatina de las células del sistema nervioso y, si bien no tiene cura, en la actualidad existen medicamentos que permiten detener el deterioro cognitivo y mejorar sustancialmente la calidad de vida del paciente y de su familia. Entre estas sustancias figuran drogas que regulan el neurotransmisor llama-

do acetilcolina, cuya función está disminuida en los pacientes con Alzheimer, y medicamentos que retrasan la disfunción y la muerte de las neuronas. En caso necesario, se puede recurrir a medicamentos antidepresivos o ansiolíticos.

Un punto clave en el manejo del paciente con Alzheimer es la formación del cuidador del enfermo; tanto éste como la familia entera deben tener información detallada acerca del padecimiento. Es común que la familia requiera de apoyo psicológico para asimilar que su ser querido ya no es capaz de reconocer a los integrantes. Además, es necesario generar un ambiente tranquilo en el hogar, simplificar el entorno del enfermo pegando etiquetas en los distintos objetos de la casa con la finalidad de recordar la función de éstos y establecer una iluminación adecuada para reducir la confusión del paciente, especialmente durante la noche. El cariño, la comprensión y la paciencia de los familiares son fundamentales para lograr que el enfermo se sienta menos ajeno a la situación que lo rodea.

# ✚ Enfermedad de **Parkinson**

La enfermedad de Parkinson es un trastorno del movimiento que ocurre con mayor frecuencia en personas mayores de 50 años de edad y aumenta en mayores de 60.

Este padecimiento existe en aproximadamente 360 por cada cien mil habitantes.

El desarrollo de la enfermedad de Parkinson se asocia a factores genéticos y ambientales. La enfermedad de Parkinson se produce cuando las células nerviosas o neuronas mueren o se dañan en un área del cerebro conocida como "sustancia negra". Estas neuronas son las encargadas de producir una sustancia química llamada dopamina, que en condiciones normales envía señales como la coordinación de los movimientos.

Típicamente, el inicio y la progresión del padecimiento son graduales. La presentación más frecuente es con temblor en reposo de una mano, disminución del balanceo del brazo del mismo lado y dolor en el hombro. Existe disminución de la expresión de la cara, de la velocidad de los movimientos, condición que recibe el nombre de bradicinesia, y rigidez. Con la evolución de la enfermedad, el paciente presenta dificultad para caminar y mantener el equilibrio, paros súbitos en los movimientos, alteraciones del habla y la nutrición. Los enfermos pueden tener urgencia urinaria, incontinencia, impotencia y sudoración excesiva. En el área cognitiva y de la conducta, los síntomas suelen incluir alteración de la atención y la concentración, dis-

minución de la memoria, así como ansiedad y trastornos del estado del ánimo. También suelen sobrevenir alteraciones del sueño y cansancio.

La enfermedad de Parkinson aún no tiene cura, pero el tratamiento está enfocado a mantener las funciones y la calidad de vida, así como evitar las complicaciones inducidas por los medicamentos. La lentitud de movimientos, el temblor y la rigidez suelen responder adecuadamente a fármacos que regulan los niveles de dopamina en el cerebro. En la actualidad se dispone de tratamientos quirúrgicos para mejorar los síntomas del paciente. Uno de los más innovadores es la estimulación cerebral profunda, mediante el uso de electrodos implantados quirúrgicamente en el cerebro y que se conectan bajo la piel a un generador de pulsos colocado en el tórax bajo la clavícula. El generador de pulsos y los electrodos estimulan el cerebro en forma indolora, mejorando los síntomas de la enfermedad. Otra técnica altamente prometedora es la estimulación magnética transcraneal que se realiza de manera externa y contribuye a aumentar la producción de dopamina.

# ✚Accidente vascular**cerebral isquémico**

El accidente vascular cerebral isquémico es la oclusión o ruptura de alguna arteria encargada de llevar sangre oxigenada al cerebro.

✚ En México, el accidente vascular cerebral ocupa la cuarta causa de mortalidad general y la tercera en personas mayores de 65 años.

Entre los principales factores de riesgo para el desarrollo de un accidente vascular cerebral isquémico figuran la hipertensión arterial, la aterosclerosis (ver capítulo Cardiovascular), la obesidad, la diabetes mellitus, el tabaquismo y el consumo excesivo de alcohol. La incidencia de un accidente vascular cerebral se duplica a partir de los 55 años de edad y se triplica en los fumadores. Además, las personas que roncan habitualmente también tienen un mayor riesgo de presentar un accidente vascular cerebral.

En condiciones normales, en reposo, el cerebro de un adulto recibe de 50 a 55 mililitros de sangre por 100 gramos de tejido por minuto. Cuando el flujo sanguíneo disminuye por debajo de 18 ml/100 gramos por minuto, se presenta una falla eléctrica recuperable, pero si el aporte de sangre llega a estar por debajo de 8 ml/100 gramos por minuto, puede tener lugar la muerte celular.

Las manifestaciones clínicas de un paciente con accidente vascular cerebral varían dependiendo del sitio del cerebro afectado y pueden incluir dolor de cabeza, trastornos de la visión o la audición, vértigo, distintos tipos de parálisis en cara o extremidades, temblores, pérdida de sensibilidad, trastornos del habla o el pensamiento y pérdida de la conciencia o la memoria, entre otros.

De 10 a 15 por ciento de los pacientes que presentan un accidente vascular cerebral experimentaron previamente una condición llamada accidente isquémico transitorio, en el cual tuvieron algún síntoma similar al accidente vascular cerebral, pero desapareció en un lapso de 5 minutos a 24 horas.

Cuando existe la sospecha de un accidente vascular cerebral, debe llevarse al paciente al hospital a la brevedad posible, ya que cuando se interviene al enfermo durante las primeras tres horas es posible recuperar la función de las neuronas que no han muerto pero que sufren por una disminución en el abastecimiento de oxígeno.

El paciente debe ser atendido en una unidad de cuidados intensivos cardiovasculares donde se busca que tenga una ventilación (respiración) adecuada, el restablecimiento de la circulación sanguínea del cerebro y la administración de medicamentos para disolver los coágulos.

Para ubicar el sitio del daño en la arteria es posible que el médico solicite una angiografía con resonancia magnética o tomografía computarizada. Este estudio implica la inyección de medio de contraste en las arterias cerebrales para ubicar el coágulo o la ruptura.

Para restablecer el flujo sanguíneo al cerebro es posible realizar una intervención quirúrgica con la finalidad de extraer la placa de ateroma o el coágulo, condición llamada endarterectomía, que suele hacerse en la arteria carótida, recibiendo el nombre de endarterectomía carotídea.

En caso de un accidente vascular cerebral por ruptura de un aneurisma, es decir, una dilatación de la arteria que lleva sangre al cerebro, en algunos hospitales de alta especialidad se considera la posibilidad de la terapia endovascular, que implica la introducción de una espiral a la arteria que se rompió.

Es necesario que el paciente reciba tratamiento en las primeras 3 horas contadas a partir del momento de que inició el padecimiento, a fin de obtener los mejores resultados y reducir las posibles secuelas.

# ✚ Padecimientos **neuromusculares**

Los padecimientos neuromusculares son un grupo de trastornos en los cuales existe una lesión a cualquier nivel del sistema nervioso que afecte los músculos del cuerpo, ocasionando su debilidad cuando están involucrados los nervios motores, y dolor en caso de que resulte afectado un nervio encargado de transmitir sensibilidad.

Característicamente, son dañados los reflejos, además de la debilidad y el dolor.

Entre los padecimientos neuromusculares más comunes figuran las llamadas neuropatías periféricas, como aquella ocasionada por la diabetes, el alcoholismo o la enfermedad renal terminal. En estos casos existe un daño en algún nervio que sale de la médula espinal (ver fig. 22). Puede ocurrir una lesión tanto en los nervios motores, causando debilidad, como en los sensitivos, ocasionando hormigueos.

Otros trastornos neuromusculares frecuentes son las miopatías, que se dividen en

inflamatorias y no inflamatorias. Entre éstas figuran la polimiositis, que consiste en una inflamación de los músculos que ocasiona debilidad y dolor, y la dermatomiositis, que se

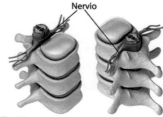
Fig. 22

acompaña de un enrojecimiento de la piel y se asocia con cierta frecuencia a cáncer.

Otra causa de problemas neuromusculares son ciertos trastornos autoinmunes, en los cuales el organismo no reconoce como propias algunas células del organismo y las destruye; tal es el caso de la miastenia gravis, una enfermedad que ocasiona gran debilidad. Los pacientes pueden presentar cansancio al realizar esfuerzos, o bien, visión doble, dificultad para deglutir y debilidad muscular general. El diagnóstico se confirma mediante la prueba del edrofonio, en la cual se administra esta sustancia en una vena y la fuerza muscular del paciente se incrementa. El tratamiento consiste en la administración de medicamentos que mejoran la fuerza muscular al inhibir una enzima llamada colinesterasa.

Uno de los trastornos neuromusculares de peor pronóstico y para el cual no se cuenta con herramientas terapéuticas efectivas es la esclerosis lateral amiotrófica, en la cual se presenta la muerte de las células del sistema nervioso, las neuronas, y el paciente pierde la capacidad de mover los músculos, incluyendo los de la deglución.

En general, el diagnóstico de estos padecimientos implica estudios de tomografía computarizada, resonancia magnética y electromiografía, que es un estudio que permite valorar la calidad del impulso nervioso, así como la respuesta muscular al mismo por medio del estímulo de brazos y piernas con pulsos eléctricos. El tratamiento va dirigido a eliminar, en la medida de lo posible, la causa de la enfermedad y someter al paciente a fisioterapia.

Otro grupo de padecimientos neuromusculares son las distrofias. Las distrofias musculares son un grupo de trastornos genéticos que afectan habitualmente a niños y adultos jóvenes. Los músculos crecen en forma inadecuada generando músculos muy pequeños o demasiado grandes pero que no funcionan apropiadamente. Los pacientes tienen severos trastornos del movimiento y una debilidad muscular que empeora con el tiempo; en algunos padecimientos puede haber retraso mental, mientras que en otros disminución de la fuerza de contracción del corazón. El diagnóstico se confirma por medio de la electromiografía. No existe cura para las distrofias musculares, sin embargo, se puede frenar la evolución del trastorno y, en ocasiones, lograr mejoría en el paciente con fisioterapia, que puede resultar de gran utilidad.

Un padecimiento neuromuscular que se presenta en uno de cada cien mil casos es el síndrome de Guillain Barré, que puede presentarse después de una infección de vías respiratorias o gastro-intestinal, así como posterior a la aplicación de una vacuna. En estos pacientes ocurre una inflamación de los nervios que ataca la sustancia que los recubre, llamada mielina, por acción del sistema inmune propio del individuo. El paciente con síndrome de Guillain Barré suele empeorar rápidamente, llegando incluso a la parálisis muscular. El tratamiento consiste en la plasmaféresis para filtrar la sangre del paciente quitando los anticuerpos que dañan los nervios. A pesar de la intervención terapéutica, hasta 30 por ciento de los pacientes puede permanecer con cierto grado de debilidad muscular 3 años después del inicio de la enfermedad.

# ✚ Esclerosis **múltiple**

La esclerosis múltiple es una enfermedad crónico-dege-nerativa del sistema nervioso central, es decir, del cerebro y la médula espinal.

La unidad funcional fundamental del sistema nervioso es la célula nerviosa o neurona. Las células nerviosas se caracterizan por su capacidad para generar y conducir formas de energía electroquímica llamadas impulsos nerviosos. Estos impulsos viajan de una neurona a otra a través de los axones, que están cubiertos por una sustancia compuesta por proteínas y grasas, conocida como mielina, que facilita la conducción de los impulsos nerviosos (ver fig. 23). Si la mielina se daña o

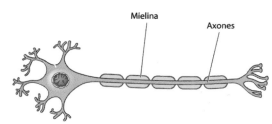

Mielina

Axones

Fig. 23

destruye, la capacidad de los nervios para conducir las señales desde y hacia el cerebro se interrumpe, y eso es precisamente lo que ocurre en la esclerosis múltiple: se destruye la mielina, dejando cicatrices que reciben el nombre de "zonas de esclerosis".

La esclerosis múltiple es una enfermedad autoinmune, en la cual el organismo no reconoce como propia la mielina y la destruye.

Esta condición ocurre en personas que tienen una predisposición genética para dicho padecimiento, o bien, puede desencadenarse por alguna infección viral.

La esclerosis múltiple suele ocurrir en los adultos jóvenes con un promedio de inicio de 30 años de edad. Es más común en mujeres de raza blanca, originarias del Norte de Europa.

Los síntomas de la esclerosis múltiple dependen del área afectada del sistema nervioso e incluyen trastornos cognitivos, como alteración de la memoria reciente, atención y velocidad de procesamiento de la información; trastornos afectivos como la depresión, pérdida de la visión, comúnmente de la parte central del campo visual; problemas de movimiento de los ojos; trastornos de la sensibilidad de la cara con dolores o tics; mareos; disminución de la audición; manifestaciones sensoriales como hormigueos, entumecimiento, frialdad o sudoración de piernas o tronco; puede haber parálisis o debilidad que característicamente inicia en las piernas y luego sube al tronco y a los brazos; marcha desequilibrada; alteraciones urinarias como ganas frecuentes de orinar o pérdida involuntaria de orina; estreñimiento y problemas sexuales, como disfunción eréctil. El cansancio es muy común en los pacientes con escle-rosis múltiple.

Característicamente, las manifestaciones de la esclerosis múltiple duran de días a semanas, y luego el paciente mejora hasta el siguiente episodio de síntomas, que puede sobrevenir en semanas o meses. Ciertos estudios revelan que una infección viral propicia las recaídas. También es posible que el paciente presente una forma progresiva de la enfermedad, mo-dalidad que suele tener un pronóstico más sombrío que cuando existe recuperación entre los episodios sintomáticos.

Si bien las recaídas son menos frecuentes en mujeres después del embarazo, no se con-sidera que la gestación modifique el curso de la enfermedad. Sin embargo, hay que desta-car que la mujer embarazada con esclerosis múltiple debe evitar la exposición del feto a medicamentos tóxicos.

El diagnóstico de esclerosis múltiple se confirma mediante la realización de estudios de imagen como resonancia magnética, estu-dio del líquido cefalorraquídeo, es decir, aquél que circula entre las meninges (que son las membranas que recubren al cerebro y a la médula espinal), y los potenciales evocados, que son exámenes que evalúan la actividad eléctrica del cerebro cuando se dan estímulos visuales, auditivos o táctiles al paciente.

El tratamiento de la esclerosis múltiple va enfocado a aliviar los síntomas como la contracción muscular, el temblor, la disfun-ción de la vejiga urinaria, la depresión, los problemas cognitivos y la disfunción sexual. Además, se busca acortar la duración de las recaídas, reducir la velocidad de progresión de la enfermedad y apoyar al paciente y a su familia tanto emocional como económi-camente.

Los ataques agudos de esclerosis múltiple suelen tratarse con derivados de la cortisona, pero se requiere de los llamados inmuno moduladores, cuyo propósito es modificar la respuesta inmune del paciente, que es la responsable de la destrucción de la mielina. Entre estos medicamentos están los interfe-rones y el acetato de glatiramer.

A pesar de que la esclerosis múltiple no tiene cura, con los medicamentos disponibles en la actualidad es posible mejorar sustan-cialmente la calidad de vida del paciente, reduciendo al máximo la discapacidad provo-cada por la enfermedad.

# ✚ Traumatismo **craneoencefálico**

El traumatismo craneoencefálico figura entre las primeras causas de muerte en personas jóvenes.

Los motivos más comunes son accidentes de tránsito, violencia y caídas. El traumatismo craneoencefálico es provocado por fuerzas externas a la cabeza de contacto o de inercia.

Las fuerzas de contacto ocasionan fracturas de cráneo y hematomas, es decir, cúmulos de sangre y golpes. Las fuerzas de inercia producen una aceleración de la cabeza con o sin contacto, ocasionando daño cerebral en un punto o generalizado.

El traumatismo en la cabeza causa lesiones primarias como fracturas de cráneo, golpes y hemorragias, originadas directamente por el impacto. Al cabo de horas o días de que ocurrió la lesión, pueden aparecer lesiones secundarias que tendrán un efecto predominante sobre el estado neurológico con el que quedará el paciente.

Las heridas por arma de fuego en la cabeza suelen provocar una destrucción masiva del tejido cerebral con severa inflamación. El potencial de una bala para ocasionar una herida depende de su velocidad en el momento del impacto y de su masa, siendo la velocidad el factor determinante para el grado de lesión. Una vez que la bala entra en el cráneo, genera una serie de ondas de presión en el cerebro que contribuyen al daño tisular. Además del ángulo entre la trayectoria de la bala y su eje longitudinal, se crean movimientos circulares que incrementan la gravedad de la lesión. Con frecuencia, las balas se rompen después de impactar con el cráneo y fracturan una parte de éste en múltiples fragmentos que se transforman en diminutos proyectiles capaces, a su vez, de lesionar el tejido cerebral.

Una tomografía computarizada del cerebro permite conocer el recorrido del proyectil dentro del cráneo y evaluar el daño cerebral que ocasionó. Además, con este estudio se pueden identificar los cúmulos de sangre que se formaron a raíz del impacto para ser desalojados.

Después de un traumatismo craneoencefálico se desencadena una cascada de fenómenos químicos que producen una intensa inflamación y acumulación de líquido entre las células cerebrales, condición llamada edema cerebral el cual llega a su nivel máximo en las 72 horas posteriores al trauma. Tal cúmulo de líquido contribuye al incremento de la presión dentro del cráneo, es decir, a la hipertensión intracraneal, que a su vez favorece la posibilidad de una herniación del tejido cerebral. De ahí la trascendencia de mantener al paciente sedado, con la finalidad de reducir la demanda metabólica del cerebro y, de esta manera, ejercer un efecto protector en él.

Las secuelas de un traumatismo craneoencefálico dependerán del área del cerebro que haya resultado dañada, tanto en forma primaria, al momento del ingreso de la bala, como de manera secundaria, a causa del edema cerebral, los hematomas y la hipertensión intracraneal. Si resulta dañado el lóbulo frontal, se verán afectadas las funciones intelectuales, como el razonamiento y el pensamiento abstracto, la actitud sexual, así como el lenguaje y la iniciación del movimiento, tanto voluntario como postural. Si ocurre daño del lóbulo parietal, se altera la capacidad de usar símbolos e interrelacionar la información con la que se cuenta, además de tener afectación en la percepción del dolor, la temperatura, el tacto y el sentido de posición. En caso de lesión del lóbulo temporal se pueden esperar trastornos del olfato, el lenguaje y la audición, y si resulta dañado el lóbulo occipital, la visión sufriría una alteración. Cabe mencionar que la mayoría de los trayectos largos de neuronas que transmiten sensibilidad y movimiento del resto del cuerpo se cruzan al lado opuesto del sistema nervioso central, de ahí que una lesión en el hemisferio cerebral izquierdo sea capaz de provocar una parálisis del lado derecho del cuerpo y viceversa.

Antes de llegar al hospital el paciente debe contar con una vía aérea permeable, así como con el restablecimiento de su respiración y circulación. Llegando al servicio de urgencias el paciente es valorado minuciosamente y se busca estabilizarlo y tomarle estudios de imagen como rayos X y tomografía computarizada. Posteriormente, el neurocirujano evaluará la necesidad de abrir el cráneo para extraer cualquier cúmulo de sangre o lesión invasiva. Es necesario tratar el aumento de la presión intracraneal o una herniación del tejido cerebral. En la unidad de cuidados intensivos el principal objetivo es prevenir la falta de oxigenación del cerebro. Posteriormente, se procede a la rehabilitación del paciente con un equipo multidisciplinario de fisioterapeutas, especialistas en terapia de lenguaje y neuropsicólogos, entre otros.

# ✚ Hiperhidrosis

La hiperhidrosis es el término médico para definir la sudoración excesiva.

Puede ser ocasionada por diversos padecimientos, pero la forma más común es la que se genera a nivel de sistema nervioso por acción de los nervios simpáticos. La hiperhidrosis consiste en una producción exagerada de sudor cuando el paciente está sometido a algún tipo de estrés o ante ciertos estímulos que lo apenan.

El exceso de sudor se produce generalmente en axilas, manos y pies, pudiendo ocasionar un severo problema de autoestima al paciente.

El tratamiento incluye la aplicación de antitranspirantes, cuando el exceso de sudoración se origina en las axilas. Ciertos medicamentos anticolinérgicos ayudan a prevenir la estimulación de las glándulas sudoríparas, pero se acompañan de efectos secundarios como resequedad bucal y mareos, entre otros. La llamada iontoforesis consiste en aplicar electricidad para frenar la actividad de la glándula sudorípara, esta técnica puede emplearse en manos y pies, y requiere de varias sesiones de 10 a 20 minutos de duración. La inyección de toxina butulínica debajo de las axilas es un tratamiento temporal para frenar la sudoración excesiva. Finalmente, se cuenta con la llamada simpatectomía torácica endoscópica, que consiste en eliminar los nervios que transmiten las señales responsables de la producción de sudor en manos y cara principalmente, mediante una intervención de mínima invasión.

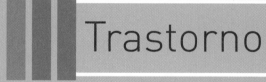

Trastornos **psiquiátricos**

# Trastornos **psiquiátricos**

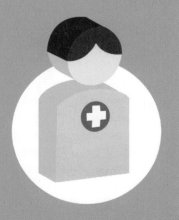

# ✚ Depresión
## Depresión no es sinónimo de tristeza.

La depresión es una enfermedad que involucra un desequilibrio bioquímico a nivel de los neurotransmisores, es decir, de las sustancias de las cuales depende la comunicación entre las células nerviosas, principalmente serotonina, noradrenalina y dopamina, que están involucradas en el estado anímico. Además, ciertos estudios estructurales han demostrado que existe una reducción en el volumen de la materia gris en determinadas áreas de la corteza prefrontal (ver fig. 1), así como crecimiento del tercer ventrículo (ver fig. 1) en pacientes con

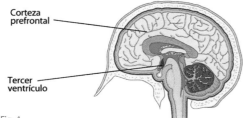

Corteza prefrontal

Tercer ventrículo

Fig. 1

trastornos del ánimo, en comparación con individuos sanos. Algunos estudios demuestran que estar sometido a estrés, así como a episodios anímicos recurrentes con altos niveles de cortisona y sus derivados, favorece la muerte celular y el envejecimiento.

La tomografía por emisión de positrones, un estudio que permite visualizar los órganos y evaluar su funcionamiento, ha demostrado anomalías en el flujo sanguíneo y el metabolismo de la glucosa (azúcar de la sangre) por

parte del cerebro en pacientes con depresión y trastorno bipolar.

La depresión se define como un síndrome caracterizado por el decaimiento del estado de ánimo, la disminución de la capacidad de experimentar placer, baja autoestima con manifestaciones en el afecto, en la generación de ideas, en la conducta, en el pensamiento, así como en el funcionamiento del organismo y el movimiento de éste. La depresión conlleva serias repercusiones sobre la calidad de vida y el desempeño en los ámbitos familiar, social y laboral, siendo una de las principales causas de suicidio.

La depresión afecta entre 3 y 6 por ciento de la población general, siendo más común en las mujeres.

La depresión suele iniciar con dificultad para dormir, principalmente dificultad para conciliar el sueño y despertarse muy temprano. El paciente tiende a permanecer encerrado, sin ganas de salir y tiene cada vez mayor dificultad para experimentar placer. Puede percibir una disminución de la memoria y dificultad para concentrarse. El apetito se ve alterado, ya sea con incremento o disminución de éste. El enfermo experimenta pérdida de energía, cansancio, sentimientos de irritabilidad, auto reproche y culpas excesivas. Son comunes las ideas recurrentes de muerte, suicidio o deseos de estar muerto.

Las manifestaciones gastrointestinales pueden estar presentes como dolor de estómago, diarrea o estreñimiento. El rostro del paciente con depresión suele mostrar melancolía, su postura reflejar desgano, y su hablar comúnmente es lento y forzado. El apetito sexual disminuye, además puede aparecer impotencia o falta de orgasmo. Generalmente, el enfermo se siente peor por la mañana y su estado mejora a lo largo del día.

Existen diversas presentaciones de la depresión en cuanto a su severidad y duración. El tratamiento del paciente consiste en psicoterapia y administración de medicamentos. Si bien se emplean diversos tipos de psicoterapia, los que mejores resultados han demostrado proporcionar son la terapia interpersonal, enfocada principalmente a mejorar la autoestima y favorecer las relaciones interpersonales del paciente, y la cognitivo-conductual, cuyo objetivo es modificar la manera de pensar del paciente, con la finalidad de aliviar los síntomas depresivos y prevenir su recurrencia.

Los medicamentos antidepresivos actúan a nivel de los neurotransmisores alterados en el paciente con depresión, entre ellos se encuentran la serotonina, estrechamente relacionada con la sensación de placer, y otros como noradrenalina y dopamina.

Además, se recomienda ampliamente que el paciente con depresión tenga una dieta balanceada, haga ejercicio cotidianamente, mantenga buenos hábitos de sueño y evite el consumo de bebidas alcohólicas.

# ✚ Trastorno **bipolar**

El trastorno bipolar figura entre los llamados trastornos afectivos.

Es una enfermedad recurrente y severa que suele iniciar desde la adolescencia o en el adulto joven. El trastorno bipolar se presenta en 3 por ciento de la población general. Si bien no se puede hablar de un factor hereditario como tal, se ha visto que existe un mayor riesgo de padecerlo cuando hay familiares de primer grado afectados.

Al igual que la depresión, el trastorno bipolar implica un desequilibrio de los neurotransmisores cerebrales involucrados en el estado de ánimo, es decir, de la serotonina, la noradrenalina y la dopamina.

El trastorno bipolar se caracteriza por episodios de manía y depresión en forma alternada. Durante la manía, el paciente suele tener una marcada elevación del estado de ánimo. Generalmente el enfermo experimenta un exceso de energía y ganas de realizar múltiples actividades; tiende a hablar mucho y rápido; presenta pensamientos rápidos y es aprehensivo; salta de un tema a otro; se distrae con facilidad; es impulsivo; toma decisiones inadecuadas con facilidad como gastar, invertir o regalar grandes cantidades de dinero; puede tener comportamientos sexuales indiscretos, disminución de la necesidad de dormir, y suele presentar ideas optimistas y grandiosas sobre sí mismo. En ocasiones, el paciente puede presentar delirios de grandeza incluso alucinaciones. Para catalogar estos síntomas como un episodio de manía, deben permanecer un mínimo de 7 días o menos si fue necesario hospitalizar al enfermo.

El episodio llamado hipomaniaco consiste en euforia, optimismo exagerado, aumento del apetito sexual e impulsividad, pero no se acompaña de alucinaciones ni pensamiento desordenado. Los síntomas deben persistir por lo menos 4 días para hacer el diagnóstico de un episodio de hipomanía.

El episodio depresivo se caracteriza por una tristeza profunda y síntomas que acompañan a la depresión. Puede haber alucinaciones y delirio.

El episodio mixto consiste en la aparición de síntomas de manía y depresivos en forma simultánea, pudiendo existir predominio de manía o depresión. En el episodio depresivo mixto, el paciente puede tener tristeza con intranquilidad, irritabilidad y pensamientos veloces. En mujeres, es más común el episodio mixto con predominio de manía, el cual se acompaña de un mayor índice de ideas suicidas.

El tratamiento del trastorno bipolar consiste en medicamentos como el litio, los anticonvulsivos y los antipsicóticos. En cuadros depresivos poco severos se emplean ciertos antidepresivos. En fases agudas de depresión y manía se puede emplear la terapia electro convulsiva, es decir, aquella a base de descargas eléctricas. Además, es altamente recomendable la psicoterapia que incluye las terapias: interpersonal, de orientación psicodinámica, enfocada a la resolución de conflictos inconscientes que se relacionan con la aparición de síntomas, la terapia cognitivo-conductual y trata-miento psicoeducacional, enfocado a la familia, en el cual se proporciona a la familia estrategias de comunicación y habilidades para la resolución de problemas, evitando altos niveles de hostilidad y crítica.

# ✚ Trastornos de **ansiedad**

Los trastornos de ansiedad engloban las fobias, los ataques de pánico, el trastorno obsesivo compulsivo, así como los trastornos por estrés agudo y estrés postraumático.

El común denominador de los trastornos de ansiedad es una preocupación desmedida, constante y de difícil control por parte del paciente respecto a circunstancias de la vida cotidiana. El enfermo debe presentar por lo menos tres de los siguientes síntomas: inquietud, cansancio fácil, irritabilidad, dificultad para concentrarse, tensión muscular y alteraciones del sueño.

 Entre los factores de riesgo asociados con el desarrollo de algún trastorno de ansiedad figuran ser tímido, la separación temprana de los padres y tener un rendimiento escolar pobre.

Una fobia es el miedo desmedido a determinado ser o situación. Las fobias se clasifican de acuerdo con la situación que las origina en los subtipos animal, en referencia a insectos o animales; ambiental, cuando el miedo es a fenómenos naturales como tormentas, precipicios o agua; a sangre, inyecciones u otro tipo de daño; situacional, en referencia a transportes públicos, túneles, puentes, elevadores, aviones o lugares cerrados; y de otros tipos como los espacios abiertos, las enfermedades y virtualmente cualquier tipo de condición. La llamada fobia social, es decir, el pánico a estar entre muchas personas, se relaciona con una baja autoestima del individuo. La fobia social se presenta en casi 5 por ciento de la población, mientras que las fobias específicas en 7 por ciento. Las fobias son más comunes cuando existe un familiar de primer grado con el padecimiento, aun cuando la fobia es diferente. Las fobias específicas se tratan mediante una exposición que progresa de forma gradual a la fuente del miedo; para ello, existen técnicas que emplean realidad virtual, como es el caso de simulaciones de vuelo en quienes tienen fobia a los viajes en avión. El tratamiento de la fobia social consiste en la administración de un antidepresivo como la fenelcina, así como técnicas de desensibilización, reentrenamiento y relajación.

El ataque de pánico es una crisis extrema de ansiedad, de inicio súbito, que se acompaña de por lo menos cuatro de los siguientes síntomas: sudoración, temblor, sensación de falta de aire o ahogo, dolor en el pecho, náuseas, mareo, pérdida del sentido de la realidad, temor a perder el control o a enloquecer, miedo a morir, hormigueos y bochornos o escalofríos. Otros síntomas que pueden aparecer son hormigueo o pesadez con torpeza de un miembro o la mitad del cuerpo, dolor de cabeza, síntomas visuales y vértigo. Otras manifestaciones son las llamadas psicosensoriales e incluyen la impresión de un paro total del pensamiento o aceleración incontrolable de éste, así como lentitud o aceleración de la noción del tiempo. Los ataques de pánico son más comunes en las mujeres entre los 18 y 35 años de edad. Aproximadamente, 30 por ciento de los pacientes con ataques de pánico presenta anomalías en los lóbulos temporales del cerebro, así como en el hipocampo (ver fig. 2). El tratamiento consiste en la administración de medicamentos antidepresivos y ansiolíticos.

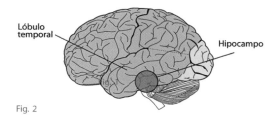

Fig. 2

El trastorno obsesivo compulsivo (TOC) se refiere a un conjunto de pensamientos y acciones que involucran un patrón obsesivo y recurrente que afectan el funcionamiento diario. En México, el TOC afecta a 2.8 por ciento de la población. Entre los más comunes se encuentra el temor a la contaminación por gérmenes, lavado exageradamente frecuente de manos, contar todo, revisar varias veces si la puerta quedó cerrada o la estufa apagada. Es común la coexistencia del TOC con otros padecimientos como la depresión o los trastornos de ansiedad o de la alimentación. En la mayoría de los casos, los TOC inician en el adulto joven y en pocas ocasiones en niños. Se considera que el origen anatómico de este padecimiento radica en la porción orbital de la corteza frontal, en el núcleo caudado y en el globo pálido (ver fig. 3). Además, se consi-

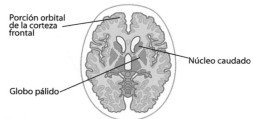

Fig. 3

dera que existen desequilibrios a nivel de los neurotransmisores, principalmente un déficit de serotonina y noradrenalina. El tratamiento consiste en la administración de medicamentos como los que se emplean para la depresión y terapia psicológica.

El trastorno por estrés agudo y estrés postraumático se refiere a las manifestaciones y secuelas dejadas por un episodio traumático, definiéndose por trauma la exposición a un evento de naturaleza grave o catastrófica. Alrededor de 8 por ciento de la población general sufrirá a lo largo de su vida estrés postraumático.

La mayoría de los pacientes que sufren estrés postraumático ven alterada su calidad de vida, manifestando problemas familiares, ocupacionales e interpersonales. El significado que el individuo asigna al suceso traumático y a sus consecuencias es tan relevante como el evento traumático en sí.

Entre los factores de riesgo para el desarrollo de estrés postraumático figura el género, ya que es más común en mujeres, el haber sufrido algún tipo de abuso durante la infancia, el perder a alguno de los padres a temprana edad, haber sido expuesto a diferentes traumas, eventos adversos como la pérdida de un ser querido, un divorcio o estar endeudado o en bancarrota, tener la salud física deteriorada así como contar con antecedentes personales o familiares de trastornos psiquiátricos de cualquier índole. En general se considera que los traumas ocasionados por un ser humano, como los secuestros, asaltos, torturas o violaciones, suelen ser con mayor frecuencia causa de estrés postraumático que los desastres naturales como sismos o inundaciones.

El estrés traumático agudo se refiere a las manifestaciones que presenta el individuo en las primeras 4 semanas después del evento traumático. El paciente suele experimentar temor, desesperanza u horror ante el hecho vivido. Además, presenta por lo menos 3 de los siguientes síntomas: apatía o ausencia de respuesta emocional y afectiva, incapacidad para recordar parte del evento traumático, sensación de estar desconectado del mundo, percepción distorsionada de su propio cuerpo y disminución de la atención. Para hablar de trauma por estrés agudo, el paciente debe tener por lo menos una de las siguientes manifestaciones: revivir el evento traumático en sueños, recuerdos persistentes o ilusiones; evitar lo que le recuerda el trauma; presentar síntomas relacionados con ansiedad como falta de sueño, concentración y sobresalto, así como no ser capaz de compartir sus sentimientos respecto al trauma con sus seres queridos.

El estrés postraumático se refiere a las reacciones posteriores a un evento traumático como una amenaza a la integridad física propia o ajena, que se prolongan más allá de un mes después de la situación catastrófica.

El paciente suele responder con temor y desesperanza; volver a experimentar el trauma mediante pensamientos o sueños, experimentando respuestas fisiológicas al momento de los recuerdos; del mismo modo, puede presentar un estado de alerta intensificado con dificultad para dormir, enojo, falta de concentración y respuestas exageradas de sobresalto, así como dificultad para desenvolverse adecuadamente en el ámbito familiar, social o laboral.

El tratamiento del estrés traumático agudo debe incluir psicoterapia y medicamentos para reducir la ansiedad. En los casos de estrés postraumático existen varias modalidades de tratamiento como la terapia cognitiva o las técnicas de dramatización, mediante las cuales se busca escenificar situaciones traumáticas para aprender nuevas formas de reacción ante éstas.

# ✚ Trastornos **de la alimentación**

Los trastornos de la alimentación se caracterizan por un comportamiento distorsionado de ésta y una extrema preocupación por la imagen y el peso corporal.

La población en mayor riesgo de desarrollar los trastornos de la alimentación es la formada por atletas, modelos, personas con antecedentes familiares de estos padecimientos, con historia de abuso sexual o maltrato y depresión. Se presentan con mayor frecuencia entre las mujeres, afectando a 3 por ciento en algún momento de su vida, y tienen un pico de aparición entre las adolescentes. Entre los trastornos más comunes figuran la anorexia y la bulimia.

Anorexia significa falta de apetito y la anorexia nerviosa es un padecimiento en el cual, por temor al sobrepeso, las personas dejan de comer y terminan por perder el apetito llegando a la delgadez extrema. Las consecuencias físicas pueden ser devastadoras ya que suelen sobrevenir irregularidades menstruales que pueden llegar a la ausencia completa de la menstruación, crecimiento excesivo de vello corporal, intolerancia al frío, retraso en la aparición de las características sexuales y del crecimiento en general, así como trastornos en la conducción eléctrica del corazón, que pueden conducir a la muerte.

La bulimia suele caracterizarse por "atracones" de comida en los cuales la paciente ingiere grandes cantidades de alimento y posteriormente se autoinduce el vómito, se purga con laxante o hace ejercicio en forma exagerada para eliminar las calorías. Este comportamiento sobreviene por la culpa que se siente por haberse excedido en la comida. Hay que destacar que en estos pacientes puede haber alteraciones en el sistema nervioso a nivel del centro de la saciedad, por lo cual la persona no se siente satisfecha con los alimentos que tomó. En el caso de la bulimia, si bien puede haber desequilibrio entre los líquidos y electrolitos del organismo, que pueden tener consecuencias graves, la muerte es menos frecuente que en la anorexia. Desde el punto de vista emocional, las pacientes con bulimia pueden presentar depresión, aislamiento social, dificultad para expresar sentimientos y una gran necesidad de complacer a otros. Se ha encontrado que 82 por ciento de los pacientes con bulimia sufrieron algún tipo de maltrato en la niñez.

El manejo de la anorexia y la bulimia debe ser integral con psiquiatras, ya que la piedra angular del tratamiento es la psicoterapia. En los casos de bulimia se sugiere, además de la psicoterapia, la administración de medicamentos antidepresivos. Como parte del tratamiento se requiere de un especialista en alimentación y, dependiendo de la gravedad del caso, puede ser necesario el internamiento en una clínica especializada.

# ✚ Adicciones

Una adicción es una dependencia del organismo a alguna sustancia a la cual se ha habituado. Hoy en día también se habla de adicción cuando existe una afición desmedida a ciertos juegos.

Entre las adicciones más comunes figuran aquellas a la nicotina, al alcohol y a los estupefacientes.

## Tabaquismo

La nicotina, uno de los ingredientes principales del tabaco, es un poderoso estimulante. Al cabo de unos segundos de inhalar una bocanada de humo, el fumador recibe en el cerebro una poderosa dosis de este componente. Esto hace que aumenten los niveles de adrenalina en la sangre y, por lo tanto, que se acelere el ritmo cardiaco. La nicotina está considerada como una sustancia más adictiva que otras drogas ilegales y es uno de los cuatro mil componentes nocivos del tabaco.

Cada año se producen casi 5 millones de muertes por enfermedades relacionadas con el consumo de tabaco, según estimaciones de la Organización Mundial de la Salud. El 45 por ciento de los fumadores muere por una enfermedad cardiovascular, porque el tabaco actúa en el proceso de aterosclerosis, que obstruye las arterias.

El 30 por ciento de las personas adictas al cigarro muere de cáncer. Prácticamente todos los tipos de cáncer se ven favorecidos por el tabaquismo, pero entre los más comunes están los de boca, lengua, garganta, tráquea, bronquios, pulmones, vejiga, esófago, estómago, colon, cuello uterino y mama.

Dejar de fumar no es fácil, de hecho se considera que una persona que ha fumado más de 20 años tiene un promedio de 10 intentos fallidos antes de abandonar definitivamente el hábito.

Esto ocurre a causa de las múltiples molestias ocasionadas por el síndrome de abstinencia, como dolor de cabeza, nerviosismo, mareos, irritabilidad, falta de concentración, temblor, debilidad, sudoraciones y ansiedad para comer, entre otras. Para dejar de fumar, lo ideal es acudir a una clínica especializada en tabaquismo; además, existen fármacos que ayudan a que la persona abandone el hábito de fumar, tales como la vareniclina que actúa a nivel de sistema nervioso central.

## Alcoholismo

El alcohol se absorbe rápidamente en todo el organismo y una pequeña porción se excreta sin modificaciones por la orina y el aliento. La mayor parte se metaboliza en el hígado a una velocidad de 10 gramos por hora, tasa que se eleva en personas que consumen grandes cantidades de alcohol.

La primera causa de muerte entre los adolescentes corresponde a los accidentes automovilísticos, de los cuales 50 por ciento se debe al exceso en el consumo de bebidas alcohólicas. Un cerebro en desarrollo, expuesto al consumo de alcohol, puede sufrir efectos perdurables sobre las capacidades intelectuales e incrementar las probabilidades de dependencia al alcohol, de ahí la relevancia de no dar alcohol a los menores de edad. De hecho, se recomienda que antes de los 25 años de edad no se consuman bebidas alcohólicas, ya que es a esa edad cuando termina de madurar el lóbulo frontal, donde ejerce su efecto principal el alcohol, inhibiendo la porción cerebral que controla las acciones racionales. De ahí que el individuo que se encuentra bajo los efectos del alcohol se comporte de una forma que en su sano juicio no haría.

A largo plazo, el consumo de alcohol, aun cuando se trata de "borracheras de fin de semana", favorece la pérdida de neuronas, lo cual afecta las funciones cognitivas del cerebro, es decir, la atención, la memoria, la concentración, el juicio, la abstracción y la inteligencia propiamente dicha.

Después de un consumo abundante de alcohol, la persona suele experimentar episodios de depresión, además de la profunda deshidratación cuyas manifestaciones clínicas se denominan coloquialmente como "cruda".

Cuando una persona consume alcohol frecuentemente, desarrolla lo que se conoce como tolerancia, es decir, que se requiere de mayor cantidad para lograr el estado de embriaguez.

El consumo repetido de alcohol también puede ocasionar que el cerebro se vuelva dependiente de éste; cuando el individuo no toma, el cerebro no recibe la cantidad de alcohol que está acostumbrado para que sus neurotransmisores funcionen y permitan la comunicación entre las células cerebrales. En otras palabras, cuando la persona dependiente de alcohol no toma, experimenta un deseo intenso por ingerir alcohol y comienza a sentirse agitada y nerviosa si su organismo no lo obtiene, lo cual se conoce como síndrome de abstinencia. Este síndrome puede manifestarse con ansiedad, agitación, temblores, convulsiones y delirios.

Las bebidas adulteradas resultan más perjudiciales para la salud, ya que pueden ocasionar ceguera o cirrosis mucho más rápido que las puras.

El tratamiento del abuso del alcohol implica diversos abordajes que incluyen la administración de medicamentos, terapia psicológica, tratamientos profesionales basados en los 12 pasos, así como programas de autoayuda como Alcohólicos Anónimos.

## Drogas ilícitas

La adicción a las drogas ilegales se ha incrementado en tiempos recientes. Las drogas ilegales se dividen en narcóticos analgésicos, como la morfina y la heroína; estimulantes, como la cocaína y sus derivados, las anfetaminas, las metanfetaminas y la efedrina; los alucinógenos, como el LSD, los hongos y la marihuana; y los inhalantes o disolventes, como acetona, aerosoles y pegantes.

## Alucinógenos

Entre las drogas ilegales consumidas con mayor frecuencia figura la marihuana, que se fuma como cigarrillo o utilizando una pipa, con alimentos o mediante un té. El principal ingrediente activo de la marihuana es el etrahidrocanabinol(THC). A corto plazo, el consumo de marihuana ocasiona trastornos de la memoria y el aprendizaje, falta de motivación para diferentes actividades, actitud paranoide, percepción distorsionada, dificultad para pensar, así como para resolver problemas, pérdida de la coordinación, aumento de la frecuencia cardiaca, ansiedad y ataques de angustia. Estudios realizados en animales revelan que la marihuana puede causar dependencia física y algunas personas han reportado síntomas asociados a la abstinencia. Además, los consumidores de marihuana tienen una disminución de las defensas de su organismo,

entre otras condiciones.

El LSD, es decir, la dietilamida del ácido lisérgico, es una droga semi sintética que deriva del ácido lisérgico que se encuentra en el hongo del cornezuelo del centeno y es extremadamente potente. Se consume altamente diluida en gotas y se toma por vía oral. Entre los efectos del LSD figuran las pseudo alucinaciones, sensación de que el tiempo transcurre muy lentamente, percepción distorsionada en cuanto a tamaño, distancia y color de los objetos, pérdida de control sobre los pensamientos, miedo, ansiedad, suicidio y homicidio. Los individuos suelen presentar dilatación de pupilas, aumento de la temperatura corporal, de la frecuencia cardiaca y de la tensión arterial, sudor, falta de apetito, sequedad de boca y temblores. Muchos individuos que consumen LSD desarrollan condiciones similares a la esquizofrenia.

El éxtasis o metilendioximetanfetamina es una droga sintética derivada de las anfetaminas que tiene efectos alucinógenos. Se vende en

forma de cápsula o pastilla y se toma por vía oral. El éxtasis produce un efecto de euforia, aumento de la energía que puede acompañarse de náuseas así como de intensificación de las sensaciones visuales, auditivas y táctiles. Los individuos suelen tener las pupilas dilatadas, sudoración, tensión de los músculos de la mandíbula, los brazos y las piernas, aumento de la frecuencia cardiaca, de la tensión arterial, confusión, depresión, insomnio, ansiedad, paranoia y alucinaciones. Los individuos pueden presentar ruptura de vasos sanguíneos con hemorragias capaces de ocasionar la muerte.

## Estimulantes

La cocaína es una sustancia cuyo abuso y dependencia se han extendido en los últimos años. La cocaína proviene de un arbusto llamado Erythroxylon coca. Las hojas de coca contienen más de 14 sustancias psicoactivas. Entre los efectos de la cocaína pueden figurar una excitación placentera, hiperactividad, supresión del apetito, aumento o disminución de la libido, insomnio, agresividad, apatía, angustia, tristeza, alucinaciones, así como intento de suicidio u homicidio. Al ser inhalada, la cocaína llega al cerebro en tan sólo 5 segundos y es altamente adictiva. Las consecuencias del consumo de cocaína van desde la destrucción del tabique nasal e insensibilidad en la boca, hasta trastornos respiratorios e infartos cardiacos, entre otras condiciones.

Las anfetaminas son estimulantes del sistema nervioso central que generan euforia, disminución del cansancio, falta de sueño, pérdida del apetito y aumento del metabolismo, incremento de la atención, alteraciones de la percepción, síntomas psicóticos e incremento de la temperatura que puede llevar a convulsiones y a la muerte súbita. El uso continuo de anfetaminas puede producir depresión, intentos suicidas, aumento de la tensión arterial con riesgo de accidente vascular cerebral hemorrágico (ver capítulo Sistema nervioso), muerte del músculo cardiaco y trastornos renales. El abuso de anfetaminas genera tolerancia, dependencia y síntomas de abstinencia.

## Inhalantes

Los inhalantes se dividen en tres categorías: gases volátiles y disolventes, como la gasolina, solventes de pintura y pegamento; aerosoles como el que se emplea para limpiar los teclados de computadora; y los nitratos que se usan en medicina en el tratamiento de padecimientos cardiacos, entre otros.

Estas sustancias ocasionan efectos similares al alcohol, deprimiendo centros superiores del cerebro, lo cual reduce la ansiedad y la timidez. Hay exaltación, alegría, alucinaciones ocasionales, aumento de la actividad y agresividad. Después de estos efectos, el individuo suele presentar somnolencia y confusión. En dosis elevadas, el individuo puede perder el conocimiento, y con el uso continuo suele perder peso, desarrollar bronquitis, cansancio, problemas de memoria, cambios de humor, y daño permanente en el sistema nervioso; además, pueden llegar a perder la vida. Los disolventes y los aerosoles suelen ocasionar insuficiencia cardiaca y muerte, así como espasmo de la parte posterior de la garganta que también lleva a la muerte.

Otros efectos de ciertos inhalantes son pérdida de la audición, especialmente por pintura en aerosol y líquidos de limpieza, contracciones de los músculos de las extremidades, por gasolina y aerosol en el que se vende la crema batida, y daño de la médula ósea, por la gasolina particularmente. El pegamento y los disolventes de pintura pueden ocasionar daño renal y hepático.

## Opioides

Los opioides son las sustancias que provienen de la amapola. Pueden ocasionar dependencia y síndrome de abstinencia al dejarlos. Entre los opioides están la morfina y la heroína. La intoxicación por estas sustancias se caracteriza inicialmente por euforia y contracción de las pupilas y más tarde tristeza, apatía, agitación y retraso psicomotor. Si la intoxicación es severa, puede haber dilatación de las pupilas, visión borrosa, trastornos de atención o memoria y en algunos casos convulsiones, coma y muerte. El abuso de opioides se asocia con depresión, insomnio y personalidad antisocial.

Para estos casos, el síndrome de abstinencia se manifiesta por un malestar muy intenso caracterizado por tristeza, náuseas, vómito, dilatación de la pupila, sudoración, diarrea, bostezos, fiebre, insomnio, dolores abdominales, aumento de la frecuencia cardiaca y la tensión arterial, irritabilidad e intenso deseo por consumir opioides.

El tratamiento de las adicciones debe ser integral, incluyendo la desintoxicación, manejo del síndrome de abstinencia o supresión y terapia psicológica tanto individual como familiar.

Para prevenir las adicciones, es fundamental que los padres estén cerca de sus hijos y mantengan un canal de comunicación abierto con ellos, conociendo sus amistades, los lugares que frecuentan y las actividades que realizan fuera de la escuela.

# ✚ Personalidad **limítrofe**

El trastorno limítrofe de la personalidad o personalidad limítrofe es una condición en la cual el individuo transita entre lo normal y lo anormal, desde el punto de vista psíquico.

 La personalidad limítrofe se caracteriza por inestabilidad emocional, pensamiento polarizado y relaciones interpersonales caóticas.

Las personas con ese tipo de trastorno tienen exabruptos que pueden llegar a ser excesivos; una de las características particulares es su incapacidad de separarse de alguna persona, ya sea un hijo, un marido o un hermano. Tal trastorno es más común en mujeres, en una proporción de 3 a 1 respecto a los hombres.

La personalidad limítrofe suele manifestarse a partir de los 18 años de edad, aunque sus ba-

ses se gestan desde la infancia. Es más común entre miembros de familias disgregadas, pequeños que fueron abandonados o que tenían una comunicación deficiente a nivel familiar. Se da con mayor frecuencia entre niños maltratados que sufrieron abuso físico o sexual, y se asocia a una predisposición genética.

Estos pacientes, llamados también *border*, tienden a experimentar afectos intensos con gran dificultad para separarse de una persona querida y ser altamente impulsivos. Es común que intenten abusar de sustancias o amenacen con intentar el suicidio como chantaje para no enfrentar el abandono real o ficticio de la persona con la cual desarrollaron la co-dependencia.

Las personas limítrofes tienen la capacidad de comportarse de forma completamente normal. Pueden ser amables, agradables y funcionar adecuadamente en sociedad mientras no exista una situación real o imaginaria que funcione como detonador de sus exabruptos.

El tratamiento debe incluir al paciente y a su familia. Es fundamental que la persona con la que desarrolló la codependencia acuda a terapia, ya que una parte sustancial del tratamiento es que la persona "atrapada" por el limítrofe no ceda al chantaje ni responda con enojo u otras manifestaciones emocionales. Entre otros tratamientos se emplean medicamentos antidepresivos, ansiolíticos, antipsicóticos y estabilizadores del estado de ánimo. La clave del éxito radica en que el paciente no abandone el tratamiento.

# ✚ Esquizofrenia

La esquizofrenia forma parte de los llamados trastornos psicóticos, por lo tanto, en los que existe una pérdida de contacto con la realidad.

Aproximadamente, la esquizofrenia ataca a 1 por ciento de la población mundial.

 No se conoce una causa específica para el desarrollo de esquizofrenia; sin embargo, factores genéticos y ambientales juegan un papel importante en su aparición. En personas con predisposición a padecer esquizofrenia, el consumo de alcohol y drogas favorece el desarrollo de la enfermedad. Se ha descrito que personas que han consumido canabinoides en 15 ocasiones tienen 16 veces más probabilidad de tener esquizofrenia que quienes no han tenido contacto con estas drogas. El consumo de peyote también está relacionado con la esquizofrenia.

La esquizofrenia suele aparecer en el adulto joven: alrededor de los 20 años de edad en el hombre, y cerca de los 30 en la mujer.

La esquizofrenia es considerada como un padecimiento neurológico, ya que existen defectos anatómicos y fisiológicos a nivel cerebral, como un desequilibrio en la producción del neurotransmisor dopamina con incremento de ésta en pacientes con enfermedad aguda, y disminución de dopamina en esquizofrénicos crónicos. Además, también se habla de una afectación en el funcionamiento del lóbulo frontal, que parece ser un poco más pequeño de lo normal en los esquizofrénicos.

Los síntomas de la esquizofrenia se dividen en primarios y secundarios. Los primarios incluyen trastornos en la asociación, el afecto, sentimientos contradictorios y autismo. Los síntomas secundarios son las alucinaciones, delirios y comportamiento extraño. Los pacientes suelen presentar trastornos del pensamiento, son incoherentes al hablar, pueden tener delirios de grandeza, persecución o religiosos, las alucinaciones más frecuentes son las auditivas, aunque puede haber alucinaciones visuales. Tanto la capacidad de valerse por sí mismo como el cuidado personal se deterioran severamente.

Existen varios tipos de esquizofrenia: la llamada hebefrénica o desorganizada, en la cual no suele haber delirios; es considerada poco productiva en cuanto a la generación de ideas, pero el habla es incoherente. Ésta es la de peor pronóstico.

La esquizofrenia catatónica es aquella en la cual el sujeto puede quedarse horas sin moverse como una estatua o, al contrario, manifestar una actividad excesiva sin objetivo; es posible que haya negativismo exagerado, es decir, que el paciente a todo diga que "no" o se quede mudo por completo, tenga movimientos estereotipados, o que repita palabras que dicen otras personas e imite los movimientos del prójimo.

La esquizofrenia paranoide es la más común de todos los tipos de esquizofrenia y se caracteriza por delirios de grandeza o persecución. Es la que mayor riesgo de suicidio representa.

La llamada esquizofrenia residual es aquella en la que el paciente tuvo por lo menos un episodio de franca esquizofrenia y, si bien en el momento actual no presenta notorios síntomas de psicosis, si existe evidencia de enfermedad.

La esquizofrenia simple es un tipo muy raro que presenta consecuencias funcionales significativas; y finalmente la esquizofrenia indiferenciada se acompaña de una combinación de síntomas presentes en la paranoide, la catatónica y la desorganizada, sin pertenecer a ninguno de estos subtipos.

El tratamiento de la esquizofrenia consiste en 3 fases: aguda, de estabilización y de mantenimiento. En la fase aguda se proporcionan medicamentos antipsicóticos para controlar los síntomas y, en algunos casos, se requiere de hospitalización, especialmente cuando existe riesgo de suicidio o de que el enfermo dañe a otras personas. La fase de estabilización consiste en lograr la adaptación del paciente a la comunidad. Finalmente, la fase de mantenimiento está enfocada a prevenir las recaídas y lograr que el paciente siga funcionando de manera adecuada y tenga buena calidad de vida. Es fundamental que el enfermo esté consciente de su padecimiento y coopere en la ingesta de los medicamentos. Además, involucrar a la familia es indispensable para lograr el apego a los medicamentos y el apoyo que el enfermo requiere.

La esquizofrenia no se cura, pero con el tratamiento apropiado el paciente puede tener una buena calidad de vida.

# ✚ Parafilias

Las parafilias, antes llamadas perversiones sexuales, figuran entre los trastornos sexuales.

 Se refieren a hombres y mujeres que responden de manera compulsiva y exclusiva a un estímulo poco usual que resulta personal y socialmente inaceptable, pero que se genera o se mantiene en la ideación o en la imaginación como requisito indispensable para hacer iniciar la respuesta sexual, para mantener la excitación y para facilitar el alcance del orgasmo.

Se considera que los orígenes de las parafilias están en el desarrollo psicosexual del individuo. Si bien existen numerosas desviaciones sexuales llamadas parafilias, las más comunes y mejor descritas son el exhibicionismo, que es la búsqueda de placer sexual al mostrar los órganos genitales; el fetichismo, que implica placer sexual con objetos inanimados; el froteurismo, es decir, la obtención de placer sexual mediante el roce con otras personas; la pedofilia, que es el placer sexual con niños, generalmente mediante caricias; el sadismo, que es el placer sexual obtenido mediante la generación de dolor; el travestismo, placer sexual vistiendo prendas del sexo opuesto; y el voyeurismo, es decir, la generación de placer sexual observando la actividad sexual en vivo.

Las parafilias pueden tratarse con psicoterapia, sin embargo, en muchos casos, cuando se daña a terceras personas, la única solución suele ser el aislamiento del individuo, generalmente en la cárcel.

# ✚ Autismo

El autismo forma parte de los trastornos generales del desarrollo y constituye un padecimiento en el cual existe un déficit en el contacto social del individuo, entre otras manifestaciones.

El autismo se presenta en 340 de cada 10 mil niños y se considera que tiene un origen genético. Si bien no existe claridad absoluta en lo que ocurre en el cerebro de un niño autista, varios estudios apuntan a que estos pequeños tienen células cerebrales inmaduras en la región del cerebro en la cual se generan las respuestas fisiológicas ante estímulos emocionales. Los padres empiezan a percibir una falta de comunicación con su hijo: ya no les sonríe como antes, se aísla y pierde el interés por su entorno.

El autismo suele manifestarse antes de los 3 años de edad y se caracteriza por algunos o varios síntomas como déficit del lenguaje no verbal, falta de desarrollo de relaciones con compañeros de la misma edad, aislamiento social, así como la falta de reciprocidad social o emocional. También suele haber retraso del lenguaje hablado o uso repetitivo y estereotipado de éste, incapacidad para establecer un juego simbólico o imitativo social. Los autistas suelen preocuparse en exceso por temas selectos, se adhieren a rutinas de manera inflexible y pueden tener movimientos estereotipados.

El llamado síndrome de Asperger es un tipo de autismo en el cual el lenguaje habla-do no presenta retraso. El niño suele especializarse en algún tema específico y emplear un lenguaje muy elevado para su edad al describir "su tema".

Existen varias terapias para los niños autistas, entre las que destacan con delfines o con caballos. Sin embargo, ninguna es aceptada por la comunidad científica. El tratamiento consiste en medidas conductuales que están enfocadas a corregir las conductas de mala adaptación, las medidas cognitivo-sociales que se basan en la práctica de la comunicación social mediante terapias de grupo, y los medicamentos que controlan algunos síntomas como la hiperactividad, la ansiedad, la agresividad y algunos trastornos del ánimo.

Una persona autista puede tener una excelente calidad de vida, siempre y cuando su padecimiento se detecte tempranamente y el tratamiento sea oportuno.

# ✚ Trastorno por déficit **de atención e hiperactividad (TDAH)**

La atención es fundamental para comprender el mundo y aprender.

Las regiones del cerebro implicadas en la atención son principalmente el hemisferio cerebral derecho y el lóbulo frontal que debe estar intacto. Además, en la concentración desempeña un papel fundamental el cíngulo, que es una estructura que forma parte del sistema límbico y que se activa al momento de ejercer tareas de alta demanda.

El trastorno por déficit de atención e hiperactividad implica una disfunción en estas áreas del cerebro y se presenta en 3 a 7 por ciento de los niños en edad escolar. Existen dos variantes de TDAH: una con déficit de atención e hiperactividad con impulsividad, muy marcadas, más común en varones, y otra en la cual predomina la falta de atención, que es igualmente frecuente en ambos sexos.

El niño con TDAH puede presentar los siguientes síntomas: falta de atención en la escuela, dificultad para mantener la atención en ciertos juegos, no escuchar cuando se le habla, no seguir instrucciones ni terminar tareas, dificultad para organizar actividades, renuencia a dedicarse a actividades que requieren de un esfuerzo mental sostenido, pérdida de objetos necesarios para la realización de tareas, fácil distracción con estímulos irrelevantes y falta de cuidado en las actividades diarias.

Cuando se habla de trastorno por déficit de atención con intensa hiperactividad, el niño suele moverse constantemente en su asiento y lo abandona con facilidad, corre o salta en situaciones cuando es inapropiado hacerlo, tiene dificultades para jugar con tranquilidad y habla en exceso. Los síntomas de impulsividad hacen que el pequeño se precipite a responder antes de que hayan terminado de formularle una pregunta, le resulta difícil esperar su turno cuando está realizando actividades en equipo y suele interrumpir las actividades de otros o inmiscuirse en ellas.

Para diagnosticar TDAH es necesario que los síntomas estén presentes un mínimo de 6 meses.

El tratamiento consiste en establecer normas en casa que el niño debe seguir, tomar ciertas medidas en la escuela, como sentarlo al frente y revisar que termine las actividades que le son asignadas, terapia psicológica y, en algunos casos, el neurólogo pediatra podría recetar un medicamento que estimule el área del cerebro encargada de la concentración.

En materia de prevención, es altamente recomendable que las mujeres no fumen durante el embarazo, ya que existe mayor incidencia de TDAH en hijos de mujeres fumadoras.

Existe una corriente que, a partir de los años 80, comenzó a catalogar a los niños con TDAH como "índigo", atribuyéndoles capacidades intelectuales y creativas particulares. El riesgo de que un niño con TDAH no reciba tratamiento es que sea incapaz de desenvolverse adecuadamente en el ámbito familiar, social y laboral.

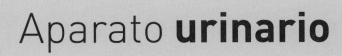

Aparato **urinario**

# Aparato **urinario**

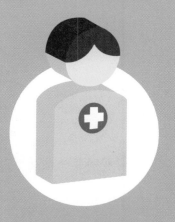

# + Nefrolitiasis

La nefrolitiasis es la presencia de cálculos (piedras) en los riñones o el resto de las vías urinarias.

Estos se forman cuando la orina contiene una gran concentración de ciertas sustancias capaces de crear pequeños cristales que se unen hasta formar piedras.

Los cálculos pueden ser de sales de calcio, ácido úrico, cisteína y estruvita. De 75 a 85 por ciento de los cálculos son de oxalato de calcio y fosfato de calcio. Los cálculos de calcio y ácido úrico son más comunes en hombres, mientras que los de estruvita ocurren con mayor frecuencia en mujeres que sufren infecciones de vías urinarias ocasionadas por bacterias de la especie *proteus,* que son capaces de producir una sustancia llamada ureasa, responsable de la formación de piedras. Los cálculos de cisteína son raros y sólo ocurren en personas que padecen una condición hereditaria llamada cistinuria, que implica un defecto en el transporte de ciertos aminoácidos, ocasionando que exista un exceso de éstos en la orina.

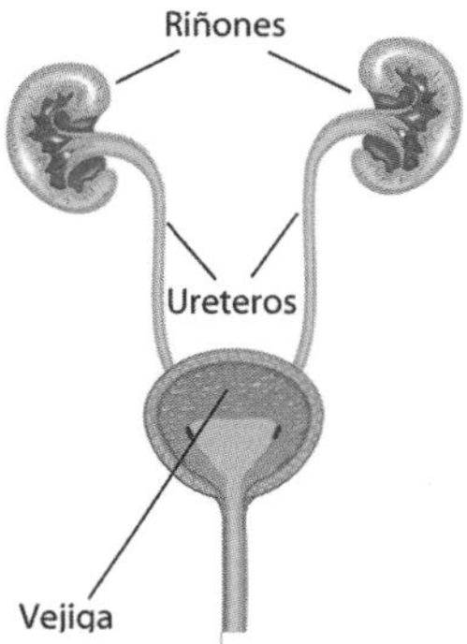

Si bien algunos cálculos pequeños no se acompañan de manifestaciones clínicas, otros son capaces de obstruir los ureteros, que son los tubos que transportan la orina de los riñones a la vejiga (ver fig. 1), ocasionando un dolor muy intenso que se inicia en el flanco (parte

Riñones

Ureteros

Vejiga

Fig. 1

lateral de la espalda) y puede extenderse hacia el frente y abajo, llegando hasta la ingle.

El diagnóstico se confirma mediante la realización de una tomografía computarizada sin medio de contraste (ver fig. 2). El tratamiento de la nefrolitiasis incluye la ingesta abundante de agua. Cuando el cálculo es muy grande y no puede excretarse, es posible emplear la llamada litotripsia extracorpórea, mediante la cual se fragmenta la piedra con ondas de choque; la nefrolitotomía percutánea, donde se introduce un tubo con una diminuta cámara a través de una pequeña incisión en el flanco y se rompen los cálculos con ultrasonido; y finalmente, la litotripsia a través de un ureteroscopio, que implica la introducción de un tubo con cámara por las vías urinarias hasta el uretero para remover los cálculos.

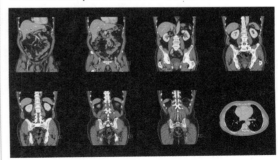

Fig. 2

# ✚ Infección de vías **urinarias (cistitis y pielonefritis)**

El aparato urinario está constituido por los riñones, derecho e izquierdo, en los cuales se produce la orina; dos tubos que salen de cada uno de los riñones, llamados ureteros, que llevan la orina hasta un contenedor que es la vejiga, y finalmente la uretra, que es un tubo delgado cuya longitud varía según el sexo (es corta en las mujeres y larga en los hombres) la cual transporta la orina al exterior una vez que la persona realiza el acto consciente de orinar (ver fig. 3).

La infección de vías urinarias se debe a la presencia de bacterias en el tracto urinario que puede dividirse en dos grupos: vías urinarias bajas (vejiga y uretra) y vías urinarias altas (riñón y próstata en los hombres).

La cistitis, es decir, la inflamación de la vejiga a causa de una infección urinaria, es más común en mujeres jóvenes que inician una vida sexual activa. Al existir masaje por parte del órgano sexual masculino, las bacterias que se encuentran en la superficie de los genitales entran a la uretra femenina que, al ser corta, permite el paso de estos microorganismos hacia la vejiga. La bacteria más común en estos casos es la Escherichia Coli, que representa 80 por ciento de los casos. Sin embargo, la infec-

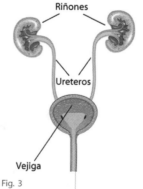

Riñones

Ureteros

Vejiga

Fig. 3

ción puede deberse a otras bacterias, algunas incluso capaces de favorecer la formación de cálculos (ver capítulo correspondiente).

El embarazo, la presencia de obstrucción (por una piedra, un tumor o en el caso de los hombres por aumento del tamaño de la próstata), enfermedades que impiden un vaciamiento adecuado de la vejiga, como la diabetes o una lesión de la médula espinal, así como el reflujo, es decir, el regreso de la orina en forma ascendente desde la vejiga hacia los ureteros, favorecen el desarrollo de infección en los riñones, condición conocida como pielonefritis.

Las manifestaciones clínicas de la infección de vías urinarias bajas, o cistitis, suelen ser ganas frecuentes y urgentes de orinar que se acompañan de ardor al momento de la micción. Cuando la infección llega a los riñones(condición llamada pielonefritis), el paciente generalmente presenta además fiebre, escalofríos náuseas, vómito y, en ocasiones, diarrea. En ambos casos, el aspecto de la orina es turbio y se requiere de un examen llamado urocultivo para determinar la presencia de bacterias en la orina y conocer a qué antibiótico son sensibles, con la finalidad de iniciar el tratamiento lo más pronto posible y evitar complicaciones.

La duración del tratamiento varía de 3 días en la cistitis, hasta 2 a 6 semanas en los casos severos de pielonefritis. Con el manejo apropiado, el pronóstico suele ser excelente.

Como medidas preventivas se recomienda ingerir 2 litros de agua al día, y para las mujeres orinar inmediatamente después de tener relaciones sexuales.

# ✚ Glomerulonefritis

La glomerulonefritis es un padecimiento en el cual existe un daño en las estructuras renales encargadas de la filtración de la sangre, llamadas glomérulos, de las cuales hay aproximadamente 1.6 millones en los riñones de cada persona. Cuando existe glomerulonefritis suele haber presencia de sangre y proteínas en la orina.

La glomerulonefritis se divide en primaria, cuando se debe a un trastorno propio del riñón, y secundaria, en caso de que forme parte de un padecimiento de otras partes del organismo. También se le clasifica como: aguda, es decir, que se desarrolla en días o semanas; subaguda o rápidamente progresiva, que tarda semanas o pocos meses; y crónica, con una evolución de varios meses o incluso años.

La glomerulonefritis puede ser ocasionada por padecimientos hereditarios, trastornos inmunológicos, comúnmente enfermedades autoinmunes, en las cuales existe un daño por parte de las células del propio organismo

hacia los glomérulos, lesión de los glomérulos por problemas metabólicos, como incremento de los niveles de azúcar en la sangre –condición que ocurre en la diabetes–, así como a causa de un aumento de la presión dentro del glomérulo, ya sea por hipertensión arterial o daño por agentes tóxicos como medicamentos, infecciones bacterianas, virales o parasitarias, tumores o depósitos de sustancias que lesionan al glomérulo.

El síndrome nefrítico suele tener un inicio brusco con insuficiencia renal y poca producción de orina (400 ml al día). Puede ser ocasionado por una glomerulonefritis primaria o secundaria, este diagnóstico se confirma mediante la toma de una biopsia renal. También existen marcadores en la sangre que son útiles para diagnosticar esta condición.

Entre las infecciones que con mayor frecuencia se asocian a glomerulonefritis figuran la de la garganta por estreptococo beta hemolítico del grupo A. Los pacientes presentan el síndrome nefrítico 10 días después de una infección en la garganta o 2 semanas después de una infección en la piel. Las manifestaciones clínicas incluyen presencia franca de sangre en la orina (color rojizo de la orina), dolor de cabeza, falta de apetito, náuseas, vómito y malestar general. Puede haber dolor en el flanco o la espalda debido a una inflamación de la cápsula del riñón. Los pacientes suelen estar hinchados y tener hipertensión arterial. El diagnóstico se confirma con base en exámenes de sangre que determinan la presencia de anticuerpos contra el estreptococo, como la llamada antiestreptolisina O, entre

otros. Por lo general, no se requiere biopsia para confirmar el diagnóstico; el tratamiento es con base en antibióticos para erradicar al estreptococo. El pronóstico de los pacientes suele ser excelente.

Entre los trastornos autoinmunes que son causa frecuente de glomerulonefritis se encuentra el lupus eritematoso sistémico. En estos casos, los complejos inmunes dañan la pared del capilar del glomérulo y se requiere de una biopsia para confirmar el diagnóstico. El tratamiento consiste en la administración de derivados de la cortisona.

Numerosos trastornos son capaces de causar glomerulonefritis, como la llamada púrpura de Henoch-Schönlein, un trastorno del sistema inmune que se acompaña de daño en múltiples órganos y la presencia de problemas de la coagulación con formación de petequias en la piel. Este padecimiento también se trata con derivados de la cortisona.

# ✚ Insuficiencia **renal**

Los riñones son los órganos encargados del control de los niveles de agua, electrolitos y químicos en los líquidos del cuerpo (ver fig. 4).

Además, participan en la formación de células sanguíneas y hueso, así como en la regulación de la presión arterial. La insuficiencia renal es el estado en el cual los riñones no son capaces de llevar a cabo estas funciones.

La insuficiencia renal se divide en aguda y crónica. La insuficiencia renal aguda se refiere a un rápido descenso de la filtración de los riñones con retención de productos de desecho y perturbación del equilibrio de líquidos

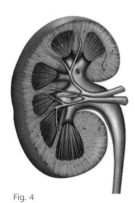

Fig. 4

y electrolitos del organismo. Comúnmente, aunque no siempre, el paciente con insuficiencia renal aguda presenta una disminución en la cantidad diaria de orina, siendo ésta menor a 400 mililitros por día. Si bien los pacientes no suelen presentar síntomas, en las pruebas de laboratorio se demuestra una acumulación de urea en la sangre, que es el principal producto terminal del metabolismo de las proteínas y creatinina, que es un producto de desecho del metabolismo normal de los músculos. La medición de creatinina es la manera más simple de monitorear la correcta función de los riñones.

La insuficiencia renal aguda puede presentarse por varias enfermedades. Por un lado, las que ocasionan una disminución del aporte sanguíneo de los riñones; tal es el caso de la pérdida de sangre generalizada por hemorragias, pérdida de líquidos corporales en el caso de quemaduras, deshidratación por vómito o diarrea muy intensos, diabetes mellitus, enfermedades del corazón y los vasos sanguíneos que ocasionan una disminución del aporte de sangre a los riñones, como dilatación generalizada de los vasos o constricción de las arterias que llevan sangre a los riñones. Otros padecimientos que son capaces de ocasionar insuficiencia renal aguda son los que dañan el propio tejido del riñón como la obstrucción de la arteria que lleva sangre al riñón, padeci-

mientos como la glomerulonefritis (ver inciso correspondiente) y trastornos sistémicos como el lupus eritematoso sistémico o la coagulación intravascular diseminada, entre otros (ver capítulos de Reumatología y Hematología, respectivamente). Finalmente, otro tipo de padecimientos que pueden ocasionar insuficiencia renal aguda son aquellos que se deben a padecimientos de los vasos que salen de los riñones o los ureteros, que son los tubos que llevan la orina de los riñones a la vejiga. Tal es el caso de los cálculos, padecimientos de la vejiga, como vejiga hiperactiva (ver Incontinencia urinaria) o cáncer vesical, hipertrofia prostática, es decir, el crecimiento de la próstata, así como obstrucciones de la uretra, es decir, el tubo que lleva la orina de la vejiga hacia el exterior del cuerpo.

Las manifestaciones clínicas de la insuficiencia renal ocasionada por disminución del volumen de sangre incluyen sed y mareo al levantarse de la cama, aumento de la frecuencia cardiaca, disminución de la presión de la vena yugular, baja turgencia de la piel, boca, ojos y nariz resecos y menor sudoración axilar que la habitual.

En la insuficiencia renal ocasionada por daño al propio tejido del riñón suele haber dolor en el flanco, nódulos bajo la piel, líneas rojizas en la piel con un patrón reticulado, llamada lívedo reticularis (ver fig. 5) y falta de aporte sanguíneo adecuado a los dedos. Cuando existe disminución de la cantidad de orina, hinchazón y aumento de la presión arterial se considera la posibilidad de que haya glomerulonefritis (ver inciso correspondiente).

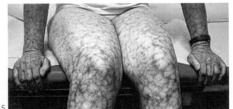
Fig. 5

Cuando la insuficiencia renal es ocasionada por una obstrucción a la salida de orina el paciente presenta dolor arriba del pubis, en el flanco o la ingle. Las características de los exámenes de sangre y orina permiten al médico hacer la diferencia entre la insuficiencia renal aguda ocasionada por disminución en el aporte sanguíneo a los riñones y la causada por un daño al tejido renal. Para el diagnóstico de la insuficiencia renal aguda por obstrucción, se recomienda la realización de un ultrasonido o en caso necesario una tomografía computarizada o una resonancia magnética.

Si se requiere conocer la causa de una insuficiencia renal por daño al tejido del riñón, se puede recurrir a una biopsia.

La insuficiencia renal aguda puede ocasionar un severo desequilibrio de líquidos y electrolitos en el cuerpo, si no se trata oportunamente. El tratamiento está enfocado a corregir la causa de la insuficiencia renal aguda. En algunos casos se requiere de diálisis, es decir, conectar al paciente a un aparato que va a hacer las funciones del riñón. Existen dos tipos de diálisis: la hemodiálisis y la diálisis peritoneal. La hemodiálisis requiere de la instalación de un catéter en una vena grande como la yugular o la realización de una llamada fístula arteriovenosa, en la cual se juntan una arteria y una vena para que de ahí salga el catéter que se conecta al aparato que hace el filtrado de la sangre, para posteriormente regresarla al paciente. La diálisis peritoneal usa la membrana que se encuentra dentro del abdomen, llamada peritoneo, para limpiar la sangre. Mediante un catéter se inyecta la solución de diálisis a la cavidad peritoneal, se deja actuar para que ocurra el intercambio de agua y solutos y se extrae la solución de diálisis con los desechos del cuerpo mediante el mismo catéter. El paciente con falla renal debe ser sometido a diálisis 3 veces por semana.

# ✚ Insuficiencia **renal crónica**

La insuficiencia renal crónica se refiere a un deterioro de la función renal por lo menos durante tres meses y que implica mecanismos progresivos debidos a una reducción de la masa renal.

La diabetes y la hipertensión arterial son las causas más comunes de insuficiencia renal crónica. Una de las características de la insuficiencia renal crónica es la presencia de uremia, es decir, la acumulación de desechos nitrogenados en la sangre, debido a que el riñón pierde la capacidad de filtrarlos y las repercusiones de ello en múltiples órganos.

Las manifestaciones clínicas derivadas del sistema nervioso incluyen cansancio, dolor de cabeza, trastornos del sueño; o bien, en ocasiones parálisis, convulsiones o coma. Los síntomas del sistema endócrino implican un incremento en los niveles de azúcar, así como de colesterol "malo" y disminución del "bueno", reblandecimiento de los huesos por deficiencia de vitamina D, retraso en el crecimiento y el desarrollo, falta de menstruación y disminución de la temperatura corporal. A nivel de corazón, se genera aumento de la presión arterial, insuficiencia cardiaca, pericarditis, aterosclerosis y calcificación de los va-sos. En la piel puede haber palidez, aumento de la pigmentación, es decir, piel más morena de lo habitual, comezón y formación de moretones. A nivel de aparato digestivo, se generan náuseas y vómito, falta de apetito, aliento con olor a orina, ulcera péptica (ver capítulo correspondiente), hepatitis y peritonitis. Además, el paciente puede desarrollar anemia y disminución de la cantidad de glóbulos blancos, así como una mayor predisposición a contraer infecciones.

El diagnóstico se confirma mediante exámenes de orina y sangre, donde se aprecian niveles elevados de creatinina y otras sustancias que no son depuradas del organismo a causa de la falla renal. El tratamiento va enfocado a revertir las causas. Las enfermedades cardiovasculares son la principal causa de muerte en los pacientes con insuficiencia renal crónica, por lo que deben recibir especial atención. En la mayoría de los casos se requiere de diálisis o trasplante renal.

# ✚ Incontinencia **urinaria**

La incontinencia urinaria se define como la salida involuntaria de orina, que puede demostrarse en forma objetiva e implica un problema social o higiénico para el paciente.

La incontinencia urinaria es de dos a tres veces más frecuente en las mujeres que en los hombres. Se estima que afecta de 30 a 40 por ciento de las mujeres en alguna etapa de su vida y su incidencia se incrementa con la edad y el número de hijos. Hasta 70 por ciento de las mujeres no busca ayuda, ya sea por vergüenza o por no saber que existen alternativas de tratamiento.

 La vejiga es el órgano encargado de almacenar la orina hasta el momento de su expulsión y se encuentra dentro de la pelvis (ver fig. 6). Cuando la vejiga está relajada permite el almacenamiento de orina y por acción voluntaria, mediada por el sistema nervioso, se contrae para expulsar el líquido. Esta acción de orinar recibe el nombre de micción.

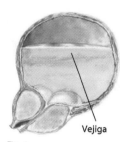

**Vejiga**

Fig. 6

Existen varios tipos de incontinencia urinaria, pero los más comunes son la de esfuerzo, que ocurre cuando la persona tose, ríe o levanta algo pesado; la de urgencia, en la cual el individuo siente deseos muy frecuentes de orinar pero no llega al baño; y la mixta, que es una combinación de las dos anteriores.

Entre las principales causas de incontinencia figura el daño a los nervios y músculos pélvicos durante los partos vaginales. Esto conlleva a la pérdida de fuerza de los músculos pélvicos que juegan un papel fundamental en la continencia.

Si bien es sencillo diagnosticar la incontinencia urinaria por los síntomas de pérdida de orina, ésta se confirma mediante estudios de urodinamia que proporcionan información de la función de las vías urinarias. También resulta útil realizar una cistouretroscopía para visualizar el interior de la uretra, que es el tubo que lleva la orina desde la vejiga hasta el exterior y la propia vejiga. Los estudios por resonancia magnética también proporcionan una imagen relevante.

El tratamiento de la incontinencia urinaria depende de la causa. En todos los casos se recomienda disminuir la ingesta de bebidas diuréticas como el café y el alcohol. También se sugiere la micción con horario (cada tres horas) para prevenir que la vejiga se llene hasta su máxima capacidad ocasionando fuga de orina. Es fundamental la realización de ejercicios que fortalezcan los músculos del piso pélvico: los llamados ejercicios de Kegel. Para identificar los músculos que deben contraerse se puede detener el chorro de orina durante la micción; sin embargo, los ejercicios de Kegel deben realizarse en otro momento del día. Se recomienda repetirlos de 45 a 100 veces al día sosteniendo cada contracción de 3 a 5 segundos. La mejoría en los casos de incontinencia leve a moderada con los ejercicios de Kegel asciende a 75 por ciento de los casos. La biorretroalimentación es otra opción terapéutica de utilidad para la incontinencia urinaria y se emplea para facilitar la comprensión del paciente acerca de los músculos que debe contraer. Al usar un catéter se vigila la capacidad de contracción muscular y se proporciona a la paciente (pues como se dijo, es más común en mujeres) una señal visual o auditiva de la respuesta del cuerpo para ayudarla a refinar la práctica de los ejercicios. Los músculos del piso pélvico también pueden estimularse con pequeñas corrientes eléctricas. En casos de incontinencia grave es necesario someter a la paciente a cirugía para restaurar el soporte del cuello de la vejiga.

Para el tratamiento de la incontinencia urinaria de urgencia también existen medicamentos altamente efectivos que permiten expandir la capacidad de la vejiga para contener la orina.

La incontinencia urinaria ocasiona una severa discapacidad en las pacientes, de ahí la importancia de prevenirla mediante la realización todos los días de los ejercicios para fortalecer los músculos del piso pélvico.

# ✚ Riñón **poliquístico**

El riñón poliquístico es una condición hereditaria que involucra un defecto genético.

Existen dos variables de este padecimiento: el riñón poliquístico autosómico dominante y el recesivo.

El más común es el dominante, que involucra un defecto en un gen del cromosoma 16. Este padecimiento se presenta en 1 de cada 300 a 1 de cada mil individuos, y ocasiona que los riñones estén más grandes de lo normal y tengan múltiples quistes en la superficie. Estos quistes, es decir, las bolsitas que contienen líquido, pueden ser hemorrágicos y medir desde milímetros hasta centímetros.

La enfermedad puede presentarse en cualquier edad, pero los síntomas suelen sobrevenir en la tercera o cuarta década de vida. Consisten en dolor crónico en el flanco, levantarse por la noche a orinar, presencia de sangre en la orina, cálculos renales en 15 a 20 por ciento de los pacientes, hipertensión arterial en 20 a 30 por ciento de los niños y 75 por ciento de los adultos, así como infecciones frecuentes de las vías urinarias.

La función renal va disminuyendo con el paso de los años. Poco a poco, los riñones pierden la capacidad de cumplir con su función de filtrado para desechar lo que el cuerpo no necesita, ocasionando que el paciente desarrolle insuficiencia renal (ver inciso correspondiente). Ésta se hace notoria a los 60 años de edad.

El riñón poliquístico autosómico dominante se acompaña de manifestaciones en otros órganos como quistes en el hígado, que se presentan en 50 a 70 por ciento de los pacientes, al igual que en el bazo, el páncreas y los ovarios. Además, de 5 a 15 por ciento de los pacientes presenta aneurismas intracraneales (ver capítulo correspondiente).

El diagnóstico se confirma mediante un ultrasonido de riñones o una tomografía computarizada para detectar quistes pequeños. El tratamiento está enfocado a disminuir la velocidad con la que se deterioran los riñones, mediante el control de la hipertensión y de las infecciones, así como minimizar los síntomas.

El riñón poliquístico autosómico recesivo es mucho menos común, presentándose en 1 de cada 20 mil nacimientos. El gen involucrado en esta enfermedad se encuentra en el cromosoma 6. Desde el nacimiento, los niños presentan un incremento en el tamaño de los riñones con quistes alargados y afección hepática. La mayoría de los casos se diagnostica en el primer año de vida y la muerte en el recién nacido con esta enfermedad suele deberse a una falta de desarrollo adecuado de los pulmones. Los niños son incapaces de concentrar la orina y la hipertensión arterial es común.

El diagnóstico se hace mediante ultrasonido y el tratamiento consiste en controlar la tensión arterial y combatir las infecciones de vías urinarias. La diálisis y el trasplante de riñón suelen ser necesarios, así como el tratamiento del daño hepático.

# ✚ Cáncer **de riñón**

El cáncer de riñón se presenta con mayor frecuencia en los hombres en una proporción de dos a uno respecto a las mujeres, y el pico de incidencia ocurre entre los 50 y 70 años de edad.

Entre los factores de riesgo para el desarrollo de cáncer renal figura, en primer lugar, el tabaquismo que es responsable de 20 a 30 por ciento de los casos, seguido de la obesidad. También tienen mayor riesgo de padecer cáncer renal los pacientes con enfermedad terminal del riñón y, si bien la mayoría de los casos son esporádicos, se ha encontrado una forma familiar del padecimiento.

Las manifestaciones clínicas del cáncer de riñón incluyen la presencia de sangre en la orina, dolor abdominal y una masa en el abdomen o el flanco. Otros síntomas incluyen pérdida de peso, anemia, fiebre, hipertensión y alteraciones de la función hepática, entre otras.

El cáncer de riñón es capaz de diseminarse a los ganglios linfáticos y vasos sanguíneos cercanos al riñón, así como a otros órganos como hígado, pulmones, cerebro y huesos.

Este tipo de cáncer, al igual que otros tumores malignos, se clasifica dependiendo de la extensión de la masa y las células malignas. La etapa I se refiere a tumores confinados al riñón, la etapa II implica que el tumor sale de la cápsula que recubre al riñón (ver fig. 7), la etapa III se divide en III A cuando el cáncer invade la vena renal o la cava, y III B cuando los nódulos linfáticos del riñón están afectados. Finalmente,

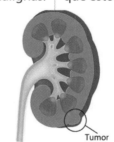
Fig. 7

la etapa IV se refiere a tumores que han invadido órganos cercanos o se diseminaron a distancia.

El diagnóstico requiere de estudios como una tomografía computarizada de abdomen y pelvis, así como exámenes de orina. También debe realizarse al paciente una radiografía de tórax.

Cuando al momento del diagnóstico el tumor se encuentra en etapas I, II y III A, el tratamiento consiste en extirpar el riñón afectado. En la actualidad, la llamada terapia biológica parece ser altamente prometedora gracias a que estos medicamentos están encaminados a inhibir el llamado factor de crecimiento endotelial, responsable del desarrollo de los vasos sanguíneos de los tumores, y el cáncer de riñón es un tipo de cáncer rico en vasos sanguíneos. Una forma ayudar a prevenir el cáncer de riñón es evitando el tabaquismo.

# ✚ Prostatitis **(aguda y crónica)**

La próstata es una pequeña glándula que contribuye a la producción del líquido seminal (ver fig. 8).

La prostatitis es la inflamación de esta glándula y puede ser aguda o crónica. Los médicos dividen la prostatitis en cuatro grupos: la bacteriana aguda, la crónica, el síndrome de dolor pélvico crónico y la prostatitis inflamatoria asintomática, es decir, la que no produce manifestaciones clínicas.

La más frecuente es la prostatitis aguda, la cual generalmente se presenta en hombres jóvenes y cursa con un proceso infeccioso detectable, aunque generalmente no resulta contagiosa para la mujer y por lo tanto no se considera una infección de transmisión sexual. La prostatitis aguda se acompaña de

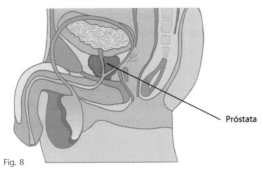

Fig. 8

Próstata

fiebre, escalofríos, ardor al orinar, deseos frecuentes de orinar y dolor cuando se palpa la próstata. Esta condición suele ser ocasionada por bacterias que afectan el tracto urinario, como escherichia coli o klebsiella, y responde adecuadamente al tratamiento con antibióticos.

La prostatitis crónica, mucho menos común, puede acompañarse de síntomas obstructivos como dificultad para iniciar el acto de orinar, dolor en la región perineal y episodios recurrentes de infección que se puede extender a la vejiga, produciendo urgencia para orinar, así como incremento de la frecuencia y ardor. Comúnmente, las bacterias presentes son las mismas que en la prostatitis aguda y el tratamiento consiste en esquemas largos de antibióticos con resultados variables.

El síndrome de dolor pélvico crónico es una condición altamente discapacitante en la cual no se logra aislar una bacteria, pero los médicos consideran que existe gran probabilidad de que se trate de una bacteria que se transmite sexualmente, como la clamidia trachomatis. Los pacientes suelen tener dolor en la región inguinal o el escroto, arriba o abajo del pubis, y refieren que se agudiza o desencadena al momento de la eyaculación. Esta condición es capaz de afectar la fertilidad de los pacientes. En estos casos es difícil obtener buenos resultados con el tratamiento, aunque algunos pacientes se ven beneficiados con esquemas de antibióticos de 4 a 6 semanas.

# ✚ Hiperplasia **prostática benigna**

La hiperplasia prostática benigna es el crecimiento de la próstata alrededor de la uretra, que es el tubo por el cual sale la orina.

Es un padecimiento muy poco común antes de los 40 años de edad, pero alrededor de 70 por ciento de los hombres a los 70 años presenta hiperplasia prostática benigna.

Los síntomas de hiperplasia prostática benigna incluyen disminución de la fuerza del chorro de la orina, urgencia y ganas frecuentes de orinar, levantarse a orinar por las noches, dificultad para iniciar el acto de orinar y sensación de no haber vaciado la vejiga por completo.

El diagnóstico se confirma mediante un tacto rectal, un ultrasonido y, en ciertos pacientes, se recomienda un estudio para determinar la presión del flujo urinario. Los pacientes con pocas molestias pueden no requerir tratamiento. Cuando existe obstrucción a la salida de orina se inicia con medicamentos enfocados a vencer la obstrucción. Cuando existe retención urinaria, es necesario introducir un catéter para vaciar la vejiga.

Si el paciente no responde al tratamiento médico, se opta por la cirugía que suele realizarse por endoscopía, es decir, mediante la introducción de una cámara para guiar los instrumentos a través de diminutos orificios. Las terapias más recientes incluyen la ablación térmica de la próstata con radiofrecuencia o microondas.

# ✚ Cáncer **de próstata**

El cáncer de próstata representa en México la segunda causa de muerte por tumor maligno en la población masculina.

Después de los 60 años de edad, la próstata es un sitio frecuente de desarrollo de tumor maligno, principalmente en hombres que tienen antecedentes familiares del padecimiento, ya que existe una clara predisposición genética a desarrollar este tipo de cáncer. Además, se ha visto que el cáncer de próstata es más común en hombres que tienen niveles elevados de testosterona.

Aunque en etapas iniciales el cáncer de próstata no se acompaña de molestias, éstas suelen presentarse conforme va creciendo el tumor que obstruye la salida de orina. Los pacientes comienzan a tener dificultad para empezar a orinar, se levantan por la noche al baño y suelen orinar con mayor frecuencia. En casos extremos, pueden llegar a presentar una retención aguda de orina o bien orinar sangre.

El cáncer de próstata se clasifica de acuerdo con el tamaño y la extensión del tumor. La etapa I se refiere a un cáncer que no es palpable al tacto rectal pero que permite la sospecha debido a un incremento del antígeno prostático específico, una sustancia producida por las células epiteliales, tanto malignas como no malignas, de la próstata. Los niveles de antígeno prostático específico deben estar por debajo de los 4ng/dl y se incrementan cuando existe prostatitis, hiperplasia prostática benigna y cáncer de próstata. La etapa II del cáncer prostático se refiere a un tumor palpable pero confinado a la glándula; y las etapas III y IV hablan de que el tumor trascendió los límites de la próstata. El cáncer de próstata tiene la capacidad de diseminarse a los nódulos linfáticos, a la columna vertebral y a los huesos de la pelvis, entre otros órganos. En ocasiones, el primer síntoma es dolor de hueso ocasionado por la metástasis ósea.

Una vez que se sospecha de la presencia de cáncer de próstata, el diagnóstico se confirma mediante una biopsia, es decir, la toma de una pequeña cantidad de tejido prostático para examinar las células existentes.

Cuando se detecta en etapas iniciales, la sobrevida a 5 años tras la cirugía es de 85 por ciento; sin embargo, cuando el cáncer se ha extendido a otros órganos, se requiere de radioterapia y quimioterapia con un menor índice de curación.

Hoy en día, en diversos hospitales del mundo existe el robot Da Vinci, con el cual, mediante cirugía de mínima invasión, se logra la extirpación de la próstata con un menor índice de disfunción eréctil e incontinencia urinaria posteriores a la intervención.

Si bien no existe una forma de prevención como tal del cáncer de mama, se considera que una dieta baja en grasas de origen animal, la ingesta de vitamina E, así como vegetales crucíferos como col, coliflor y brócoli, pueden contribuir a reducir el riesgo, no obstante, la detección oportuna sigue siendo lo ideal. Para ello, es fundamental que todos los hombres a partir de los 50 años de edad se realicen la detección del antígeno prostático específico en sangre y se sometan a una revisión urológica con tacto rectal.

# ✚ Disfunción **eréctil**

La disfunción eréctil se define como la incapacidad para obtener y mantener la erección del pene con la rigidez y durante el tiempo suficiente para tener una relación sexual satisfactoria.

La disfunción eréctil no forma parte del envejecimiento normal, a pesar de ser más común conforme avanza la edad.

Cierto grado de disfunción eréctil se presenta en 52 por ciento de los hombres entre los 40 y 70 años de edad. Las causas se dividen en orgánicas y psicológicas. Las psicológicas suelen presentarse en hombres jóvenes, incluyen depresión, enojo, ansiedad, estrés,

pérdida de atracción o conflictos con la pareja, inhibición sexual, historia de abuso sexual en la infancia y temor al embarazo o al contagio de infecciones de transmisión sexual. Es común que un hombre presente disfunción eréctil con una relación nueva o extramarital.

Entre los padecimientos que con mayor frecuencia se acompañan de disfunción eréctil figuran la diabetes mellitus, la hipertensión, las enfermedades del corazón y los bajos niveles de lipoproteínas de alta densidad, es decir el colesterol "bueno". El tabaquismo es un factor de riesgo significativo para el desarrollo de disfunción eréctil.

La disfunción eréctil de origen orgánico puede ocurrir por condiciones vasculares, neurogénicas y endocrinológicas. Entre las vasculares se encuentran las condiciones que disminuyen el flujo de sangre hacia el pene o incrementan la salida sanguínea de éste. La disminución del paso de sangre hacia el pene es común cuando el paciente tiene aumento de los niveles de colesterol en la sangre, ya que se forman las placas de ateroma que ocluyen las arterias e impiden el abasto sanguíneo a los órganos, incluyendo el pene.

Entre las causas neurogénicas figuran las lesiones de la médula espinal, principalmente de la parte baja de la columna. La esclerosis múltiple (ver capítulo de neurología) también es capaz de ocasionar disfunción eréctil neurogénica, así como el alcoholismo.

Los trastornos endócrinos capaces de provocar disfunción eréctil son aquellos que se acompañan con niveles bajos de testosterona. En el caso de la diabetes mellitus, la disfunción eréctil se presenta en 35 a 75 por ciento de los hombres que viven con esta enfermedad, debido a complicaciones tanto vasculares como neurológicas.

Ciertos medicamentos como los antidepresivos, algunos que se emplean para tratar la hipertensión y hormonales son capaces de ocasionar disfunción eréctil.

El tratamiento consiste en la administración de medicamentos por vía oral, como el sildenafil, que induce una erección en un lapso de 60 a 90 minutos y mejora la erección después del estímulo sexual. El sildenafil no debe tomarse conjuntamente con nitratos, que se emplean para el tratamiento de enfermedades del corazón.

Otras opciones terapéuticas incluyen bombas de vacío, que succionan sangre hacia el pene y mediante un aro permiten mantener la tumefacción del mismo, la inyección de medicamentos directamente en el pene que favorecen la llegada de sangre, y finalmente la cirugía que puede ser cirugía vascular con la finalidad de hacer llegar más sangre al pene, así como el implante de una prótesis peneana. Ésta última consiste en la introducción mediante cirugía de un tubo semirígido o inflable que podrá ser manipulado desde el escroto. La terapia sexual de pareja también resulta de gran utilidad, aunada a los tratamientos citados.

Para prevenir la disfunción eréctil es fundamental evitar la ingesta de grasas de origen animal, el tabaquismo y el consumo excesivo de alcohol. Ante los primeros síntomas de disfunción eréctil hay que consultar al médico.

# ✚ Enfermedades de **transmisión sexual en hombres**

Al igual que en las mujeres, las enfermedades de transmisión sexual pueden ser ocasionadas por hongos, parásitos, bacterias y virus.

Entre las infecciones de transmisión sexual más comunes causadas por hongos figura la candidiasis, que en los hombres puede ocasionar enrojecimiento del prepucio o del pene, secreción maloliente y dolor en el prepucio y el pene. El diagnóstico se hace mediante un cultivo y el tratamiento a base de imidazoles en pomada o por vía oral, que solo se administra a los hombres que tienen síntomas.

Las infecciones por parásitos suelen ser por tricomonas vaginales, que tienen de 5 a 28 días de incubación, es decir, desde el momento que se adquiere la infección hasta cuando aparecen los primeros síntomas. En los varones puede o no haber secreción por la uretra, es decir, el tubo que permite la salida de orina, con ardor al orinar o eyacular. El diagnóstico se confirma mediante un examen de laboratorio que permite la identificación del parásito en la secreción prostática. El tratamiento consiste en la administración de Metronidazol durante 7 días.

Las bacterias que con mayor frecuencia son causa de infección de transmisión sexual son la Gardnerella, Neisseria ghonorreae,

Chlamydia, Mycoplasma, Ureaplasma y Treponema pallidum, que ocasiona la sífilis.

La Gardnerella es una causa común de infección bacteriana en las mujeres, y aunque en el hombre no suele ocasionar manifestaciones clínicas es conveniente que reciba tratamiento con base en metronidazol por 7 días, para lograr la cura en su pareja.

La gonorrea, ocasionada por la bacteria Neisseria gonorrhoeae, provoca en los hombres ardor al orinar y secreción amarillenta por el pene. Los síntomas suelen aparecer de 2 a 7 días después del contacto. La gonorrea es causante de infertilidad en los hombres. El diagnóstico se hace mediante un cultivo de la secreción del pene y el tratamiento consiste en la administración por vía oral de cefalosporinas de tercera generación.

La infección de transmisión sexual bacteriana más común en el hombre es la ocasionada por la Clamidia que provoca una secreción blanquecina por el pene, ardor al orinar y comezón. El paciente puede desarrollar epididimitis, es decir, inflamación del epidídimo, que es el conducto por el que sale el esperma de los testículos (ver fig. 9). La Clamidia también es

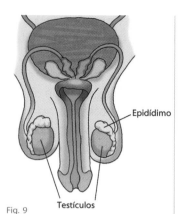

Epidídimo

Testículos

Fig. 9

capaz de ocasionar el llamado linfogranuloma venéreo, que se ve como una pequeña ampolla en el pene que aparece de 3 días a 3 semanas después del contacto sexual con una persona enferma y no ocasiona dolor. De 2 a 6 semanas después del contacto puede aparecer el llamado síndrome inguinal, que consiste en la aparición de dolor en los nódulos linfáticos inguinales, fiebre y escalofríos, dolor muscular y articular, así como falta de apetito. El diagnóstico se confirma mediante la realización de un cultivo y el tratamiento consiste en siete días de antibiótico; cuando el paciente desarrolla epididimitis, se requiere 2 semanas de tratamiento y en caso de linfogranuloma venéreo, 3 semanas.

Mycoplasma y Ureaplasma son las bacterias más pequeñas responsables de infecciones de transmisión sexual. Pueden ocasionar síntomas similares a las demás infecciones genitales, es decir, secreción por el pene, ardor al orinar y comezón. El diagnóstico se confirma mediante un cultivo y el tratamiento es con base en antibióticos como la tetraciclina.

La sífilis es ocasionada por la bacteria llamada Treponema pallidum. Esta infección se divide en etapas: primaria, secundaria, período de latencia y terciaria. En la sífilis primaria se forma el llamado chancro sifilítico, que consiste en una ampolla indolora con una pequeña úlcera en el medio, de consistencia cartilaginosa que se presenta en el pene, el ano, el recto o la boca y remite en un lapso de 4 a 6 semanas (ver fig. 10). En la

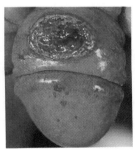

Fig. 10

llamada sífilis secundaria se producen lesiones en la piel como manchas, ampollas y ampollas con pus, enrojecimiento de la zona afectada, lesiones inicialmente en tronco y posteriormente en palmas y plantas, fiebre, falta de apetito, así como dolor de cabeza y garganta. Si el paciente no recibe tratamiento, al año del inicio de la sífilis, sobreviene un período de latencia en el cual no hay síntomas. Después, se desarrolla la sífilis tardía en la cual el paciente puede no tener síntomas o presentar manifestaciones del sistema nervioso como dolor de cabeza, náusea, vómito, rigidez de nuca y convulsiones, embolia cerebral, trastornos de la personalidad, alucinaciones, dificultad para hablar, problemas de memoria y la llamada tabes dorsal, que consiste en dificultad para caminar, impotencia, así como pérdida de la sensibilidad a cambios de temperatura y dolor. El diagnóstico se realiza mediante pruebas en sangre y líquido cefalorraquídeo y el tratamiento consiste en la administración de penicilina.

Las infecciones de transmisión sexual por virus pueden ser ocasionadas por el virus del papiloma humano, el virus del herpes simple (ver capítulo Enfermedades infecciosas), el virus de la inmunodeficiencia humana (ver capítulo Enfermedades infecciosas) y los virus de la hepatitis B y D (ver capítulo Enfermedades del aparato digestivo).

El virus del papiloma humano cuenta con cientos de tipos. Los que con mayor frecuencia ocasionan infecciones son el 6 y el 11, que son causa de los llamados condilomas, lesiones verrugosas en forma de coliflor que aparecen en el pene. Los virus del papiloma humano 16 y 18 no siempre ocasionan lesiones visibles, pero son los que más comúnmente se asocian a cáncer de pene. El diagnóstico se confirma mediante la visualización de las lesiones con microscopio y un cepillado de la uretra para lograr la determinación de la presencia y el tipo de virus. Dependiendo de la lesión se puede eliminar mediante criocirugía, es decir, congelación con nitrógeno líquido, escisión con asa térmica, la aplicación de una pomada con 5 Fluorouracilo, evaporación de las lesiones con láser o la administración de cremas diseñadas para mejorar las defensas del individuo en la zona afectada. Para prevenir la infección del virus del papiloma humano por los tipos 6, 11, 16 y 18, se cuenta con una vacuna, que se recomienda en ambos sexos entre los 9 y 12 años de edad.

La mejor prevención para las infecciones de transmisión sexual es la fidelidad a una pareja sana o el uso del preservativo en relaciones riesgosas poniéndolo adecuadamente en el pene antes de la penetración.

# ✚ Cáncer de **pene**

El cáncer de pene es un tumor poco común en el hombre; sin embargo, su incidencia se ha incrementado principalmente por su estrecha relación con la infección por el virus del papiloma humano de tipos oncogénicos. Entre los más comunes figuran los tipos 16, 18 y 35.

Inicialmente, los pacientes presentan una neoplasia intraepitelial y, si no reciben tratamiento, ésta puede convertirse en cáncer. Las manifestaciones clínicas del cáncer de pene son insidiosas, el paciente puede manifestar una bolita enrojecida que produce comezón o tener dolor en la ingle, a cuyos ganglios suele diseminarse el tumor.

El diagnóstico se confirma mediante una biopsia que permite la identificación de las células malignas por parte del patólogo. Cuando se detecta en etapas iniciales, es decir, una neoplasia intraepitelial, el tratamiento, consiste en la aplicación de pomadas que mejoran las defensas de la región o la eliminación de la misma mediante rayo láser. Cuando ya existe cáncer se requiere de cirugía, radio y quimioterapia.

La vacuna contra el virus del papiloma humano, que contiene los tipos 16 y 18, contribuye a la prevención del cáncer de pene; sin embargo, el uso correcto del preservativo, antes de la penetración, así como la fidelidad a una pareja sana, son las mejores herramientas en materia de prevención.

# ✚ Cáncer de **vejiga**

La orina se produce en los riñones y a través de los ureteros llega a la vejiga para su almacenamiento, hasta que tiene lugar el acto voluntario de orinar (ver fig. 11).

El cáncer de vejiga es el cuarto tumor maligno en frecuencia en el hombre y el décimo en la mujer y suele diagnosticarse alrededor de los 65 años de edad.

El tabaquismo está estrechamente relacionado con el cáncer de vejiga y contribuye a 50 por ciento de los cánceres vesicales diagnosticados en hombres y a 40 por ciento de los que se presentan en mujeres. La posibilidad de desarrollar cáncer de vejiga en los fumadores es de 2 a 4 veces mayor que en las personas que no tienen este hábito; este riesgo permanece por más de 10 años después de dejar de fumar. Otros factores que influyen en el desarrollo de cáncer de vejiga son ciertos tintes que contienen anilinas,

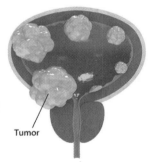

Tumor

Fig. 11

algunos medicamentos, parásitos como el esquistozoma hematobium y la deficiencia de vitamina A.

El cáncer de vejiga ocasiona la presencia de sangre en la orina en casi 90 por ciento de los pacientes. Los síntomas comunes son parecidos a otros padecimientos de la vejiga e incluyen ardor al orinar, urgencia urinaria e incremento de la frecuencia.

Cuando una persona presenta sangre en la orina es necesario someterla a una cistoscopía, es decir, la introducción de un tubo con una camarita la cual permite visualizar el interior de la vejiga y tomar una biopsia, es decir, un fragmento del tumor para que el patólogo determine si existen células malignas.

En etapas iniciales, el cáncer se presenta en la capa superficial, es decir, la mucosa de la vejiga, pero conforme pasa el tiempo invade la capa muscular y llega a afectar el exterior del órgano, incluso a los ganglios linfáticos de la pelvis.

El tratamiento depende del grado de profundidad del cáncer. Cuando sólo está afectada la mucosa, por medio del endoscopio es posible eliminar la lesión mediante cauterización o láser, en ocasiones se recomienda la aplicación de terapias intravesicales con el bacilo de Calmette-Guerin (BCG), el cual se emplea para vacunar contra la tuberculosis u otros agentes que mejoran las defensas, como es el caso del interferón. Cuando el tumor llega a la capa muscular de la vejiga, hay que extirpar un fragmento o la totalidad del órgano. En caso de una cistectomía total, es decir, cuando hay que sacar toda la vejiga, se crea un reservorio alternativo para la orina, generalmente con intestino delgado. El oncólogo deberá valorar la necesidad de administrar radioterapia, quimioterapia y terapia biológica, dependiendo de la extensión del tumor y el estadío en el que se encuentre al momento del diagnóstico.

# Enfermedades infecciosas

# Enfermedades
## infecciosas

Diane Pérez

# A. Por parásitos
## ✚ Cisticercosis

La cisticercosis es una infestación de los tejidos ocasionada por la larva de la Tenia solium, que es la lombriz más común en el cerdo.

✚ La enfermedad se adquiere al ingerir los huevos de la tenia. Cuando se come carne de cerdo contaminada mal cocida, se ingiere la larva, que dentro del intestino crece formando la tenia. La lombriz pone huevecillos en el intestino humano, los cuales salen en la materia fecal.

Cuando una persona manipula los alimentos con las manos contaminadas con dichos huevecillos, éstos pueden ser ingeridos por otra persona o por el mismo individuo. Algo muy común es ingerir los huevecillos en cilantro, lechugas u otras hortalizas crudas mal desinfectas. Al comer los huevecillos, en el organismo se formará la larva, que es el cisticerco y que puede alojarse en cualquier tejido –comúnmente músculo–, sin ocasionar molestias. Cuando la larva, es decir, el cisticerco se aloja en el ojo o en el cerebro, las manifestaciones clínicas pueden ser severas.

En el ojo, la cisticercosis puede ocasionar ceguera y en el cerebro, una condición llamada neurocisticercosis; los síntomas dependerán de la localización de la larva. Cuando el quiste se ubica en los ventrículos por los cuales fluye el líquido cefaloraquídeo (ver fig.

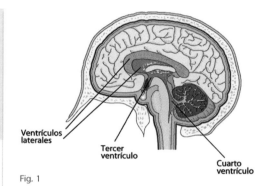

Ventrículos laterales
Tercer ventrículo
Cuarto ventrículo

Fig. 1

1), puede tapar la libre circulación de éste ocasionando hidrocefalia (ver fig. 2). Cuando el

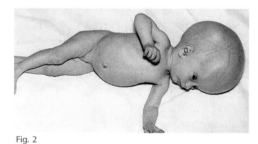

Fig. 2

cisticerco se localiza por debajo de las meninges, es decir las membranas que recubren el cerebro, puede desencadenarse inflamación de éstas, condición llamada meningitis (ver capítulo correspondiente). Si el quiste se encuentra dentro del tejido cerebral, suele tener un crecimiento lento a lo largo de los años y morir. Cuando muere, puede hincharse y desprender material que ocasiona inflamación cerebral y meníngea. En estos casos es común que el paciente presente convulsiones, pérdida de la sensibilidad, trastornos del movimiento, problemas a nivel del intelecto, trastornos psiquiátricos e hidrocefalia.

El diagnóstico se confirma mediante estudios de imagen como la tomografía computarizada y la resonancia magnética. El trata-

miento consiste en la extirpación quirúrgica del quiste y, en algunos casos, los especialistas recomiendan medicamentos antihelmínticos, es decir, para matar al parásito.

Para prevenir la cisticercosis es fundamental desinfectar los vegetales crudos que se van a ingerir mediante lavado bajo el chorro del agua, tallándolos y posteriormente sumergirlos en sustancias desinfectantes. Además, es fundamental lavarse las manos antes de comer y después de ir al baño.

# ✚ Amibiasis

Las amibas son parásitos que pertenecen al género de los protozoarios. Existen diversas especies de amiba que ocasionan enfermedad en el humano, pero entre las más comunes y agresivas figura la Entamoeba histolytica.

 Cada año 50 millones de personas en el mundo se enferman de amibiasis, resultando de ello, aproximadamente, 100 mil muertes.

Cuando una persona toma agua o alimentos contaminados, ingiere los quistes de Entamoeba histolytica. En el intestino delgado el quiste se convierte en trofozoíto y se reproduce para volverse a enquistar al llegar al ambiente inhóspito del intestino grueso, es decir, el colon. Los quistes regresan al medio ambiente cuando una persona infectada defeca al aire libre. Los quistes de Entamoeba histolytica son muy resistentes. Pueden vivir hasta un mes en agua a 4°C y 48 horas en alimentos entre 20 y 25°C.

La amibiasis afecta primero el intestino grueso ocasionando cuadros de diarrea con moco y sangre. El paciente puede presentar dolor abdominal, perdida de peso y, a veces, fiebre. Casos graves sin tratamiento pueden llevar a la muerte.

La Entamoeba histolytica, como su nombre lo indica, tiene la capacidad de destruir, de "lisar" las células que recubren el intestino grueso y pasar al torrente sanguíneo, de ahí que pueda existir amibiasis fuera del intestino. Los sitios extraintestinales más afectados comúnmente son el hígado, el pulmón, el cerebro y el aparato genito-urinario.

El diagnóstico se confirma mediante la visualización de los quistes y trofozoítos de Entamoeba histolytica al microscopio, en una muestra de materia fecal. Es necesario enviar 3 muestras de distintos días al laboratorio o acudir a éste para que se realice una toma directa. Existen análisis de sangre que permiten determinar niveles de anticuerpos contra las amibas en personas que han estado infectadas.

El tratamiento de la amibiasis intestinal consiste en la administración de medicamentos que actúan a nivel de la luz intestinal como la diyodohidroxiquinoleína. En casos de amibiasis invasiva o extraintestinal se administra metronidazol o emetinas.

Para prevenir la amibiasis es fundamental lavarse las manos antes de comer y después de ir al baño, así como desinfectar las frutas y verduras que se van a comer crudas. Si no se toma agua embotellada es necesario hervirla durante un mínimo de 10 minutos.

Existen personas que albergan en su intestino grueso quistes de Entamoeba histolytica sin presentar diarrea y otras manifestaciones. Estos individuos se denominan portadores asintomáticos y son capaces de contagiar la enfermedad, ya que en sus heces eliminan los quistes que en casos de mala higiene pueden ser ingeridos por otras personas.

# ✚ Giardiasis

La giardiasis es una infección intestinal ocasionada por el parásito llamado Giardia Lamblia.

Este parásito puede encontrarse en dos estadios: el trofozoíto, o etapa de vida libre y el quiste.

El humano adquiere la infección al ingerir los quistes en agua o alimentos contaminados. Una persona puede infectarse ingiriendo tan sólo 10 a 25 quistes. Ya en el organismo, el quiste se rompe y los trofozoítos invaden y se multiplican en la primera porción del intestino delgado, que es donde hay mayor concentración de grasas de la bilis (ver fig. 3), lo cual facilita su crecimiento. Los trofozoítos se pegan a la pared del intestino delgado.

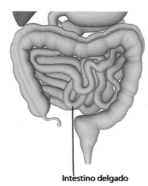

**Intestino delgado**

Fig. 3

La infección por Giardia puede no ocasionar síntomas, siendo el paciente portador de la enfermedad y teniendo capacidad de contagiar a través de sus heces. En pacientes susceptibles, se presenta diarrea al cabo de una o dos semanas de ingerir los alimentos o bebidas contaminados. Esta diarrea se acompaña de dolor abdominal de tipo cólico, gases y puede haber malestar general, náuseas, falta de apetito y con menor frecuencia vómito y fiebre.

Aunque la mayoría de los pacientes no presenta complicaciones, los niños menores de 5 años de edad y las mujeres embarazadas pueden experimentar una deshidratación que requiera su hospitalización.

El diagnóstico se confirma mediante un estudio de la materia fecal para observar los parásitos, así como pruebas para detectar antígenos.

El tratamiento consiste en ingerir medicamentos capaces de destruir el parásito como metronidazol, quinacrina, nitazoxanida y furazolidona, que deben ser recetados por el médico. Para prevenir la infección por Giardia es necesario hervir el agua o desinfectarla con preparaciones basadas en cloro o yodo.

# ✚ Leishmaniasis

## La leishmaniasis se refiere a un grupo de enfermedades ocasionadas por parásitos del género leishmania.

 Se transmite por el piquete de un mosquito díptero flebótomo. La leishmaniasis se divide en dos grupos: cutánea y visceral, también conocida como enfermedad de Kala-azar.

La leishmaniasis visceral tiene un período de incubación, es decir, el que transcurre del momento del piquete del mosquito contaminado hasta la aparición de los síntomas que varía de 10 días a un año, con un promedio de 3 a 8 meses. Las manifestaciones clínicas de la leishmaniasis visceral son fiebre, debilidad, pérdida del apetito y de peso, aumento del perímetro abdominal y agrandamiento del hígado y el bazo. La piel suele tornarse seca, fina y despellejarse con facilidad. En las fases avanzadas de la enfermedad, puede haber hinchazón de extremidades, sangrado de nariz y encías, así como tendencia a la formación de moretones. Las personas pueden morir por neumonía, sepsis (infección sanguínea generalizada), anemia o hemorragia. En algunos casos, después de la enfermedad de Kala-azar, el paciente puede desarrollar leishmaniasis cutánea.

La leishmaniasis cutánea, en el continente americano desde el estado de Texas, en los Estados Unidos de América hasta Argentina, suele ser ocasionada por la leishmania mexicana. Las lesiones aparecen entre dos semanas y varios meses después del piquete del mosquito transmisor, pero el período de incubación puede prolongarse por años. Las lesiones incluyen desde pequeñas costras hasta grandes úlceras profundas y mutilantes. A pesar de la destrucción que son capaces de ocasionar, estas lesiones no suelen ser dolorosas. En algunos casos, los pacientes pueden presentar inflamación de los ganglios linfáticos incluso antes de las lesiones en la piel.

El diagnóstico se confirma mediante la visualización de los parásitos en las lesiones en piel o una biopsia del bazo en la enfermedad de Kala-azar. El tratamiento consiste en la administración de medicamentos como la anfotericina B intravenosa los días 1 a 5, 14, y 21. Otros medicamentos empleados contra los hongos, como el ketoconazol también se puede recetar, dependiendo de cada caso.

Aún no existe una vacuna contra la leishmaniasis; para su prevención es necesario evitar ser picado por el mosquito flebótomo mediante el uso de repelentes.

# ✚ Paludismo

El paludismo o malaria es una enfermedad parasitaria transmitida por la hembra del mosquito anófeles.

El parásito es conocido como plasmodium y existen 4 tipos: falciparum, vivax, ovale y malariae. La mayoría de las muertes son causadas por el plasmodium malariae. Cuando el mosquito pica, inocula una forma del parásito que viaja por la sangre hasta el hígado del humano, donde se reproduce y una forma más madura del parásito regresa a la sangre afectando los glóbulos rojos y multiplicándose.

 El paludismo ocurre en las regiones tropicales del mundo, siendo común en Sudamérica, África, Asia y Oceanía.

Los primeros síntomas de la malaria son inespecíficos e incluyen malestar general, dolor de cabeza, cansancio, molestias abdominales y dolores musculares seguidos de fiebre. Es común que el paciente presente náusea, vómito y disminución de la presión arterial al pararse después de permanecer acostado. Posteriormente, el paciente presenta picos de fiebre alta, de hasta 40ºC. Los pacientes desarrollan anemia, es decir disminución de los glóbulos rojos de la sangre. Es común una coloración amarillenta de la piel (ictericia). En casos graves, el paciente puede caer en coma por afección del sistema nervioso, tener disminución de los niveles de azúcar en sangre, así como trastornos pulmonares y renales.

El diagnóstico se confirma mediante un examen de sangre donde se muestra la presencia del parásito. El tratamiento consiste en la ingesta por vía oral de medicamentos antipalúdicos, aunque en ocasiones la gravedad del caso requiere de hospitalización y administración intravenosa de los fármacos.

Si una persona va a viajar a una zona donde hay paludismo, es necesario que ingiera medicamentos antipalúdicos en forma preventiva hasta 2 semanas antes de iniciar su visita.

# Larva migratoria **(larva migrans)**

Un tipo común de larva migratoria es la llamada gnastos-tomiasis, que los humanos pueden adquirir por comer pescado crudo y con menor frecuencia, pollo o cerdo mal cocidos.

Al ingerir el pescado crudo contaminado con la larva del parásito, ésta se libera en el estómago, perfora la pared y migra hacia el hígado. En esta etapa, los pacientes pueden presentar fiebre, dolor de estómago, náuseas, vómito y diarrea.

Esto ocurre durante las primeras 48 horas posteriores a la ingesta. Después, la larva puede dirigirse a cualquier parte del cuerpo y la sintomatología dependerá del área afectada que puede ir desde pérdida de la visión hasta manifestaciones neurológicas y, en casos extremos, la muerte por encefalitis. Sin embargo, las manifestaciones cutáneas son las más frecuentes. De 3 a 4 semanas después de la infección estomacal original, el paciente suele presentar "bolas" dolorosas y enrojecidas. Estas lesiones pueden dar la apariencia de abscesos. Aunque puede migrar en profundidad, la larva suele permanecer en el tejido subcutáneo donde se mueve a una velocidad de un centímetro por hora. El daño a los tejidos es ocasionado por una combinación de factores como el efecto mecánico, causado por la migración del parásito y la eliminación de sustancias tóxicas que generan una gran inflamación, calor en la zona afectada, comezón y dolor.

El diagnóstico se confirma extirpando la larva mediante una biopsia de piel, sin embargo, se prefiere sospecharlo cuando una persona presenta dichos síntomas después de haber ingerido pescado crudo, ya que es difícil extirpar el parásito debido a su rápida movilización. Los exámenes de sangre que demuestran un gran incremento de eosinófilos son de utilidad para confirmar el diagnóstico.

El tratamiento consiste en la ingesta de medicamentos antihelmínticos, es decir, aquellos que matan al parásito como la ivermectina o el albendazol durante 3 semanas. Con esta medicación, la larva tiende a migrar hacia la superficie donde muere en más del 90 por ciento de los casos.

En materia de prevención de la gnastos-tomiasis, se recomienda evitar los alimentos crudos o poco cocidos, especialmente el pescado, ya que está demostrado que hirviendo el pescado durante 5 minutos, la larva muere.

# ✚ Filariasis

## La filariasis es una enfermedad infecciosa de origen parasitario transmitida por mosquitos.

✚ Las filarias pertenecen al grupo de los nematodos y tienen el aspecto característico de hilos blancos. Después del piquete del mosquito, las larvas pasan a los vasos y ganglios linfáticos hasta convertirse en gusanos adultos.

La filaria Bancrofti y la Malayi figuran entre las más comunes y ocasionan una sintomatología similar con obstrucción del sistema linfático, que es un sistema de vasos paralelo al circulatorio y que se encarga de recoger todas las toxinas o los desechos celulares del cuerpo. Al tapar el sistema linfático, las filarias impiden el libre tránsito de la linfa y ocasionan hinchazón en el área del cuerpo afectada. Inicialmente, el paciente presenta dolor y, posteriormente, comienza a aumentar de tamaño la extremidad, condición conocida como elefantiasis. Una estado común en los hombres con filariasis es el llamado hidrocele, es decir, la acumulación de líquido en el escroto, adquiriendo éste un gran tamaño.

En México, existe otra forma de filariasis que afecta el ojo y puede causar ceguera. Los pacientes empiezan con el deterioro de la agudeza visual y se puede llegar a observar el gusano maduro por debajo de la conjuntiva del ojo y llega a penetrar hasta la parte posterior del ojo, la retina, conde ocasiona lesiones irreversibles.

El tratamiento consiste en medicamentos como la dietilcarbamazina, con resultados variables. En caso de hinchazón de los miembros inferiores se recomienda el uso de medias elásticas y en etapas avanzadas, con gran obstrucción de vasos linfáticos, puede ser necesaria una derivación quirúrgica de la linfa.

# ✚ Enfermedad de **Chagas**

La enfermedad de Chagas es una parasitosis ocasionada por el llamado trypanosoma cruzi que se adquiere mediante la picadura de la llamada chinche hocicona o besucona (ver fig. 4).

Este insecto succiona la sangre del humano y al llenarse defeca sobre la herida ocasionando la penetración del parásito a la sangre del individuo.

El sitio en la piel donde la chinche pica al humano se inflama y la lesión que se forma recibe el nombre de "chagoma". Los primeros síntomas de la enfermedad de Chagas aparecen una semana después de la picadura del insecto y consisten en fiebre, ganglios inflamados, principalmente alrededor de las orejas, malestar general, pérdida de apetito e hinchazón de cara y extremidades.

En raras ocasiones puede haber afección del sistema nervioso con el desarrollo de meningoencefalitis (ver capítulo Padecimientos del sistema nervioso) con un muy mal pronóstico. Sin tratamiento, el paciente se recupera de esta etapa de la enfermedad en un lapso de semanas o meses, después de lo cual ingresa en la llamada fase indeterminada de la enfermedad, en la cual existen parásitos en la sangre, sin manifestaciones clínicas. Este período indeterminado puede variar de 5 a 20 años, hasta que repentinamente el enfermo comienza a tener padecimientos cardia-

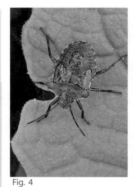
Fig. 4

cos como la miocarditis, es decir, inflamación del músculo del cual depende la función de bombeo del corazón, así como crecimiento del corazón. Las manifestaciones cardiacas más frecuentes son arritmias e insuficiencia cardiaca (ver capítulo de Corazón y grandes vasos) y pueden existir embolias. Otros órganos también pueden presentar un crecimiento anormal, tal es el caso del esófago, que se acompaña de dolor al tragar, las glándulas salivales, que incrementan su secreción, así como el intestino grueso, cuyo agrandamiento provoca estreñimiento y dolor abdominal.

El diagnóstico se confirma mediante un estudio de sangre, donde se ven los parásitos en movimiento. La infección crónica se diagnostica determinando en sangre la presencia de anticuerpos específicos contra el antígeno del parásito. Otro método es el conocido como xenodiagnóstico, en el cual un insecto libre de patógenos, criado en el laboratorio, succiona sangre de un paciente con enfermedad de Chagas. La infección se confirma examinando el contenido del intestino de la chinche.

El tratamiento consiste en la administración de medicamentos en etapas tempranas de la enfermedad; los medicamentos pueden ser principalmente el nifurtimox, así como el benznidazol. El éxito del tratamiento con la ingesta del nifurtimox varía entre el 70 y 95 por ciento. En caso de enfermedad crónica, también debe administrarse el medicamento, además de tratar los trastornos concomitantes como la falla cardiaca (mediante la implementación de marcapasos), los padecimientos del esófago con dilataciones y el colon, a base de una dieta rica en fibra.

Una persona que ha sido picada por una chinche hocicona debe consultar al médico a fin de descartar una posible infección por trypanosoma cruzi.

# ✚ Toxoplasmosis

La toxoplasmosis es una enfermedad ocasionada por un parásito llamado Toxoplasma gondii, que se encuentra principalmente entre los felinos y afecta al humano por contacto con la materia fecal de los gatos o por ingerir carne de res, cerdo o cordero contaminada y mal cocida.

✚ El parásito llega al aparato digestivo, donde se multiplica y pasa a los ganglios linfáticos y a la sangre, que los transporta a otros órganos, principalmente cerebro, ojo y pulmones, aunque también puede afectar corazón, músculos y órganos del aparato digestivo.

Cuando una persona sana contrae toxoplasmosis, la enfermedad suele autolimitarse, es decir, el organismo logra combatirla en la mayoría de los casos. Sólo 10 a 20 por ciento de los infectados con un sistema inmunitario competente tendrán síntomas. Las manifestaciones clínicas en estos casos suelen ser: incremento en el tamaño de los ganglios linfáticos del cuello, fiebre, malestar, sudoración nocturna, dolores musculares y de garganta, ronchas y crecimiento de hígado y bazo. También puede verse afectado el ojo con lesiones en la retina que ocasionan pérdida de la visión. En general, los síntomas desaparecen en pocos meses y rara vez duran más de un año.

En el caso de las personas con las defensas bajas, como aquellas que tienen tumores malignos de la sangre, trasplantes, SIDA o están bajo tratamiento con medicamentos derivados de la cortisona, la toxoplasmosis puede ser devastadora y ocasionar encefalitis, neumonitis y miocarditis (ver capítulos correspondientes). Cuando el paciente inmunodeprimido con toxoplasmosis no recibe tratamiento oportuno, la mortalidad se aproxima al 100 por ciento.

Las mujeres embarazadas que contraen toxoplasmosis pueden transmitirla al feto, sobre todo si la infección ocurre entre las semanas 10 y 24 de gestación. El riesgo es menor si el contagio tiene lugar entre las semanas 26 a 40. Cuando la infección se adquiere en las 2 primeras semanas de embarazo, puede evitarse el contagio al feto mediante la ingesta de medicamento por parte de la madre.

La toxoplasmosis congénita (en el recién nacido) puede ocasionar ceguera, estrabismo (ver capítulo de Oftalmología), epilepsia, retraso mental, anemia, coloración amarillenta de la piel, trastornos de la coagulación, encefalitis, neumonitis, microcefalia, calcificaciones dentro del cráneo, hidrocefalia (ver capítulo de Pediatría) y diarrea, entre otras manifestaciones. Además la toxoplasmosis durante el embarazo es causa de aborto espontáneo, feto muerto o parto prematuro. De ahí la importancia de someter a la mujer embarazada al perfil TORCH para saber si cuenta con anticuerpos contra la enfermedad (ver capítulo de Obstetricia).

El diagnóstico de toxoplasmosis debe incluir una historia clínica en la cual se investigue si la persona infectada ha estado en contacto con gatos. La presencia del parásito se confirma mediante estudios de sangre o líquidos corporales en los cuales se aísle el Toxoplasma gondii, lo cual indica una infección aguda. También se emplean las pruebas de reacción en cadena de polimerasa para detectar el ADN del parásito y exámenes en sangre para demostrar anticuerpos específicos contra la enfermedad y que, dependiendo del tipo determinan si la infección es reciente (presencia de inmunoglobulinas E principalmente, pero también M y A) o antigua (inmunoglobulina G). La inmunoglobulina G contra la toxoplasmosis permanece toda la vida en la sangre de una persona que tuvo la infección.

La presencia de calcificaciones en el cerebro de un paciente con toxoplasmosis puede visualizarse mediante radiografías, tomografía o ecografía. La toxoplasmosis en el feto de una mujer que contrajo la infección durante el embarazo, se confirma mediante ultrasonido y amniocentesis (ver capítulo de Obstetricia).

Los pacientes que fueron sanos no requieren de medicamentos para tratar la toxoplasmosis, a menos de contar con síntomas graves, en cuyo caso se administra el medicamento durante 2 a 4 semanas. En los pacientes con las defensas bajas, la toxoplasmosis se trata administrando los medicamentos hasta 4 a 6 semanas después de que hayan desaparecido los síntomas (lo cual suele superar los 6 meses).

Los medicamentos empleados en el tratamiento de la toxoplasmosis son la pirimetamina combinada con clindamicina y sulfadiacina y en las mujeres embarazadas la espiramicina para evitar la transmisión al feto.

Para prevenir la infección hay que evitar el consumo de huevos y carne crudos (la carne no debe estar rosada en el centro), leche no pasteurizada y procurar no estar en contacto con áreas contaminadas con heces de gato.

# B. POR BACTERIAS
 Tuberculosis

La tuberculosis es una de las enfermedades más antiguas que afectan a los seres humanos.

Aunque se estima que tiene una antigüedad de 15 mil a 20 mil años, fue hasta 1882 cuando Robert Koch describió el bacilo que lleva su nombre, aunque también se llama Mycobacterium tuberculosis.

La Organización Mundial de la Salud (OMS) estima que actualmente un tercio de la población mundial está infectada por dicha bacteria, representando la segunda causa de muerte por agente infeccioso único, detrás del virus de la inmunodeficiencia humana.

Si bien la incidencia de tuberculosis comenzaba a descender a finales del siglo pasado, se registró un incremento en la década de los ochenta, principalmente debido a la epidemia de SIDA.

La tuberculosis se puede desarrollar cuando se inhalan pequeñas gotas de saliva que la persona contagiada expulsa al toser o estornudar. Un acceso de tos puede producir 3 mil núcleos de microgotas infecciosas, cifra similar a una conversación de cinco minutos, mientras que un estornudo genera un número considerablemente superior. Como consecuencia, el aire de una habitación ocupada por una persona con tuberculosis pulmonar puede permanecer contagioso incluso después de que ésta la abandone.

El sitio habitual de la enfermedad es el pulmón, pero también puede afectar otros órganos. Generalmente, la infección primaria no da síntomas, a menos de que el paciente tenga las defensas bajas como ocurre en los casos de SIDA, en personas que están recibiendo quimioterapia o pacientes con diabetes.

Cuando un paciente infectado desarrolla la enfermedad los síntomas suelen ser fiebre por las tardes, escalofríos, sudores nocturnos, tos con flemas y en ocasiones con sangre, pérdida del apetito y de peso, así como cansancio.

El diagnóstico de tuberculosis pulmonar se hace mediante una radiografía de tórax y el estudio de las flemas. Cuando no se puede obtener una cantidad suficiente de flemas, se recurre a la obtención de éstas a través de un tubo llamado broncoscopio.

La tuberculosis puede afectar cualquier otro órgano además de los pulmones. Lo más común es que el bacilo se aloje en ganglios linfáticos, condición llamada escrófula. El sitio más frecuente es a lo largo del borde superior del músculo esternocleidomastoideo. Se observa como una masa indolora, roja y firme, que se presenta con mayor frecuencia en mujeres adultas jóvenes. El diagnóstico se confirma mediante la realización de una biopsia y el tratamiento requiere de la extirpación quirúrgica además de la administración de los medicamentos antituberculosos. Otros ganglios también pueden verse afectados en la tuberculosis extrapulmonar.

La tuberculosis también puede atacar los riñones, ocasionando manifestaciones clínicas similares a una infección de vías urinarias (ver capítulo Aparato urinario) en el aparato genital, afectando próstata, vesículas seminales, epidídimo y testículos en el hombre; y endometrio, ovarios, cuello uterino y vagina en mujeres, semejando una enfermedad inflamatoria pélvica (ver capítulo Ginecología y Obstetricia). En ambos casos, la tuberculosis genital puede ser causa de infertilidad.

En el aparato digestivo, la tuberculosis puede afectar desde la boca hasta el ano. En la cavidad oral ocasiona úlceras que no se curan, en el esófago puede provocar estrechamiento de éste, en el estómago y el intestino delgado, úlceras sangrantes y en la zona ileocecal, es decir, la unión del intestino delgado con el grueso, que es el sitio afectado más comúnmente, se produce dolor, obstrucción y hemorragia, acompañados de falta de apetito. El diagnóstico se confirma mediante endoscopía, es decir, la introducción de un tubo con cámara para visualizar la porción dañada del tubo digestivo.

La tuberculosis es capaz de atacar páncreas, vías biliares e hígado. Otro sitio que puede alojar al micobacterium tuberculosis es el sistema nervioso, ya sea como meningitis dentro del cráneo o en la médula espinal (ver capítulo Sistema Nervioso) o como tuberculosas intracraneales, que son lesiones que suelen acompañarse de convulsiones.

Cuando la tuberculosis involucra los huesos de la columna vertebral, recibe el nombre de enfermedad de Pott; en etapas iniciales se acompaña de dolor y rigidez de espalda, pero puede desencadenar debilidad, incluso parálisis de extremidades inferiores. El diagnóstico se confirma mediante una radiografía, una tomografía o una resonancia magnética.

La membrana que recubre el corazón también puede resultar afectada en forma de pericarditis (ver capítulo Sistema circulatorio) al igual que la que rodea los pulmones, es decir la pleura. La afectación de la piel puede deberse a una lesión de ésta o a diseminación desde los linfáticos. También pueden estar involucrados la laringe, la aorta, los ojos y los oídos.

Finalmente, otra forma de tuberculosis es la llamada tuberculosis miliar, que describe a la tuberculosis generalizada que se disemina por la sangre. Esta se acompaña de fiebre, pérdida de apetito y de peso, así como manifestaciones propias de los sitios afectados.

Aunque uno de los principales riesgos en la actualidad es la aparición de cepas resistentes a los medicamentos antituberculosos, como ocurre en Rusia y en algunos países asiáticos y africanos, el tratamiento de las cepas sensibles, como tenemos en México, es altamente eficaz, siempre y cuando se siga al pie de la letra y durante el tiempo necesario. El tratamiento consiste en una combinación de medicamentos antibióticos, que se administran por vía oral durante un período que varía de 6 a 9 meses. La era moderna de la tuberculosis comenzó en 1946 con la demostración de la eficacia de la estreptomicina, que si bien sigue empleándose hoy en día, fue rebasada por un medicamento más eficaz en 1952, llamado isoniazida que en 1970 fue igualada por la rifampicina. Cuando se detecta una cepa resistente, se puede recurrir a las llamadas fluoroquinolonas.

En materia de prevención, en México al nacer se aplica una dosis única de la vacuna BCG (Bacilo Calmette Guerin). Con dicha aplicación se consigue una reducción de la incidencia de tuberculosis de hasta un 80 por ciento. Si bien esta vacuna no previene la infección, suele impedir la progresión a la enfermedad clínica.

Para saber si una persona ha estado en contacto con la micobacteria de la tuberculosis puede someterse e la prueba de la tuberculina o PPD (derivado proteico purificado de la tuberculina), que consiste en la inyección subcutánea de una pequeña cantidad de PPD y observar la reacción en la piel después de 48 y 72 horas. Las personas que tengan una zona "endurecida" mayor de 10 milímetros estarán infectadas, o bien, aquellos individuos cuya "induración" oscila entre 5 y 10 milímetros pueden ser los que fueron vacunados con la BCG.

# Gram positivas
## Tétanos

El tétanos es una enfermedad neurológica caracterizada por aumento del tono muscular y espasmos, ocasionada por la toxina de una bacteria Gram positiva, llamada Clostridium tetani, que tiene la capacidad de reproducirse en ausencia de oxígeno, lo cual ocurre en los tejidos desvitalizados que son agredidos por una herida cortante o penetrante con materiales inertes como metales oxidados.

En forma de espora, Clostridium tetani puede permanecer inactiva en la tierra, pero la infección en el humano comienza cuando las esporas penetran al organismo a través de una herida. Las esporas se replican en las heridas que tienen poco oxígeno. La toxina que se libera en la herida se une a los nervios periféricos y viaja hasta la médula espinal. La tetanospasmina es capaz de boquear la liberación de neurotransmisores a nivel de la unión entre los nervios y los músculos ocasionando debilidad o parálisis.

El tétanos puede ser local, con afección únicamente de los nervios que se encargan de los músculos donde tiene lugar la herida, o más frecuentemente generalizado, cuando las toxinas que se liberan en la herida entran a los vasos linfáticos y a la sangre, diseminándose en todo el cuerpo.

En el tétanos generalizado, a los 7 días de que se produjo la herida, el paciente comienza a tener aumento del tono muscular y espasmos, es decir, músculos contraídos. De manera típica existe una contracción del músculo masetero responsable de la masticación, condición llamada "trismus", en que "se traba la quijada". Posteriormente, la contracción de otros músculos ocasiona rigidez abdominal, de extremidades

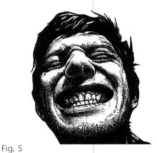
Fig. 5

y una contracción sostenida de los músculos de la cara, lo cual desencadena la típica risa sardónica (ver fig. 5). También se contraen los músculos de la espalda, arqueándola. Algunos pacientes tienen contracciones musculares dolorosas que pueden comprometer su respiración, ocasionar falla respiratoria y paro.

El tratamiento consiste en la administración de antibióticos, pero el índice de mortalidad es elevado, de ahí la importancia de la prevención mediante la vacunación (ver "Esquema de vacunación" en el capítulo Pediatría). No obstante, es necesario poner un refuerzo, ya sea con la propia vacuna o mediante el llamado toxoide tetánico que hay que aplicar inmediatamente después de sufrir la herida, la cual debe lavarse. Es muy importante acudir al médico.

# Difteria

La difteria es ocasionada por la bacteria Corynebacterium diphtheriae y ocurre principalmente en niños y jóvenes que no han sido vacunados contra esta enfermedad.

Las manifestaciones clínicas de la difteria incluyen fiebre y dolor al tragar. Es posible observar la típica seudo membrana de color blanco grisáceo en la garganta que incluso puede obstruir las vías respiratorias. Asimismo se presentan complicaciones cardiacas y del sistema nervioso.

El diagnóstico se confirma mediante un cultivo de la garganta; cuando se sospecha la presencia de difteria es necesario administrar la antitoxina antes de esperar el resultado del cultivo y, posteriormente, se sigue el tratamiento con antibióticos como la penicilina.

Para prevenir la difteria es necesaria la vacunación (ver "Esquema de vacunación" en el capítulo Pediatría).

#  Botulismo

El botulismo es una enfermedad paralítica ocasionada por las neurotoxinas de una bacteria Gram positiva llamada Clostridium botulinum, que crece en ambientes con poco oxígeno.

El padecimiento suele aparecer cuando se ingieren alimentos contaminados, por una herida ocasionada por un artefacto con la bacteria o el botulismo intestinal en bebés. El Clostridium botulinum se encuentra en la tierra y el agua no potable. Produce esporas que sobreviven en los alimentos mal conservados o mal enlatados, donde generan la toxina. Los alimentos que suelen contaminarse con mayor frecuencia son las verduras enlatadas, la carne de cerdo y el jamón curados, el pescado crudo o ahumado, así como la miel y el jarabe de maíz.

En el botulismo que proviene de los alimentos, el paciente puede presentar un cuadro leve o tan grave que lo lleva a la muerte en un lapso de 24 horas. El período de incubación, es decir, desde que se ingiere el alimento contaminado hasta que inician los síntomas, suele variar entre 18 y 36 horas.

El individuo presenta parálisis de los músculos que inicia en la cabeza y va bajando hacia las extremidades, pudiendo ocasionar parálisis de los músculos de la respiración y muerte. Los síntomas iniciales suelen ser visión doble, caída de párpados, pupilas dilatadas, dificultad para pronunciar las palabras, ronquera y dolor al tragar. La debilidad progresa rápidamente de la cabeza al cuello, brazos, tronco y piernas. También puede haber náusea, vómito y dolor abdominal antes de la parálisis. Es común que se presenten mareos, sequedad de boca y dolor de garganta. Típicamente no hay fiebre. El intestino puede paralizarse y suele haber estreñimiento y retención urinaria.

Los casos de botulismo por una herida son menos comunes. Su período de incubación suele ser de 10 días. No hay síntomas gastrointestinales y, por lo demás, el padecimiento es similar al inducido por alimentos contaminados.

El botulismo intestinal en lactantes es la forma más común de la enfermedad. Se ha encontrado que aquellos bebés que reciben miel contaminada desarrollan esta forma de botulismo, de ahí que no se recomienda que los menores de 12 meses de edad ingieran miel. La enfermedad puede tener un curso benigno y ocasionar la muerte por paro respiratorio.

El diagnóstico se sugiere en una persona que tiene una parálisis simétrica descendente, es decir, que inicia en la cabeza y baja hasta las extremidades. Es posible demostrar la presencia de la bacteria en la materia fecal.

El paciente debe ingresar al hospital para que se le proporcione ventilación asistida en caso de parálisis de los músculos de la respiración. Debe administrarse la antitoxina botulínica equina. En los lactantes se da la inmunoglobulina botulínica humana.

Para prevenir el botulismo, nunca debemos consumir alimentos cuya lata esté abultada; los niños menores de 12 meses no deben tomar miel ni jarabe de maíz para endulzar sus alimentos. Se recomienda cocinar los alimentos a 120 ºC durante 30 minutos para inactivar las esporas de la bacteria. Para individuos que tienen un alto riesgo de desarrollar la enfermedad, existe una vacuna contra el botulismo.

# Gangrena **gaseosa**

La gangrena gaseosa es la muerte (necrosis) de un tejido ocasionada por una bacteria Gram positiva llamada Clostridium perfringens, que crece en ambientes sin oxígeno, como ciertas heridas profundas.

El período de incubación de la gangrena gaseosa suele ser menor a tres días, pudiendo ser de menos de 24 horas. Típicamente, el paciente comienza a tener dolor en el sitio de la herida, que incrementa en severidad pero permanece localizado al área de la infección; hay hinchazón y salida de pus con sangre. Si el paciente no recibe tratamiento oportunamente, puede desarrollar falla renal, coma y muerte.

El diagnóstico se confirma determinando la presencia de la bacteria en el exudado de la herida. El tratamiento consiste en limpiar la herida y quitar todo el tejido muerto y contaminado, para después administrar antibióticos, de preferencia penicilina. En algunos sitios se ha intentado emplear oxígeno hiperbárico con resultados variables.

El Clostridium perfringens es también responsable de la gangrena en los pacientes con diabetes que comúnmente desarrollan el llamado pie diabético (ver Padecimientos metabólicos), así como después de una cirugía de los intestinos. Además, la bacteria Clortridium perfringens es una de las causas de infección intestinal adquirida en comedores más común.

# Gram negativas
# Salmonelosis

## Las salmonellas son un grupo de bacterias Gram negativas de las cuales existen más de 2300 serotipos.

Entre las que afectan únicamente al hombre se encuentran la Salmonella typhi y la paratyphi, que son las responsables de la fiebre tifoidea; otros 200 serotipos son capaces de infectar al humano ocasionando infecciones gastrointestinales.

 Todas las infecciones por salmonela se adquieren por ingestión de la bacteria en agua o alimentos contaminados. Del intestino, las bacterias se absorben a los linfáticos.

En el caso de la fiebre tifoidea (enfermedad producida por la Salmonella typhi), el período de incubación, es decir el tiempo que transcurre desde el momento de la ingesta del agua o alimento contaminados hasta la aparición de los síntomas varía de 3 a 21 días. La principal manifestación de la enfermedad es fiebre alta que puede estar precedida de escalofríos, dolor de cabeza, falta de apetito, tos, debilidad, dolor de garganta, mareos y dolor muscular. Una vez manifiesta la enfermedad puede haber diarrea o estreñimiento. Al inicio, el paciente suele presentar manchas de color rosa asalmonado en el abdomen, aumento del tamaño del hígado y del bazo, sangrado por la nariz y disminución de la frecuencia cardiaca. Cuando los pacientes no reciben tratamiento, puede haber complicaciones como perforación intestinal con hemorragia que pone en peligro la vida del individuo. Otras complicaciones

menos comunes son pancreatitis, absceso en el hígado o el bazo, endocarditis, pericarditis, inflamación testicular, hepatitis, meningitis, trastornos de los riñones, neumonía, artritis, osteomielitis e inflamación de las glándulas salivales. Del 1 al 5 por ciento de los pacientes se vuelven portadores asintomáticos de la enfermedad durante más de un año.

El diagnóstico de fiebre tifoidea se confirma mediante un cultivo de las heces que demuestra la presencia de la Salmonella typhi o paratyphi. El tratamiento consiste en la administración de antibióticos. Para prevenir la fiebre tifoidea es necesario hervir el agua que se va a consumir y desinfectar adecuadamente los vegetales crudos. Además, existen vacunas para prevenir esta enfermedad.

Otros tipos de salmonelosis, como las que son ocasionadas por la Salmonella enteritidis, pueden provenir de animales, como por ejemplo la ingesta de huevos mal cocidos que no fueron lavados antes de cocinarse. O bien, algunos reptiles también son capaces de transmitir la enfermedad como las tortugas. Los síntomas de salmonelosis que no es fiebre tifoidea suelen iniciar de 6 a 48 horas después de haber ingerido alimentos contaminados e incluyen náusea, vómito, diarrea y fiebre. Estos tipos de salmonelosis suelen autolimitarse en un lapso de 3 a 7 días sin medicamentos.

# Shigelosis

La shigelosis es una infección inflamatoria del colon ocasionada por la bacteria Gram negativa llamada Shigella, de la cual existen 4 especies: Shigella dysenteriae, flexneri, boydii y sonnei.

 El humano adquiere la enfermedad por la ingesta de alimentos contaminados. La forma más común es la ocasionada por la Shigella sonnei y suele afectar a niños.

En las primeras 24 a 48 horas se suele presentar fiebre y diarrea que puede estar acompañada de moco y sangre. En los pacientes que tienen Shigella flexneri es posible que se presente artritis. El diagnóstico se confirma mediante un cultivo de la materia fecal donde se demuestra la presencia de la Shigella.

El tratamiento consiste en hidratar bien al paciente. Generalmente el padecimiento se resuelve sin la necesidad de ingerir antibióticos, los cuales se reservan para casos severos.

# Cólera

El cólera es una infección ocasionada por la bacteria llamada Vibrio cholerae, responsable de diversas pandemias.

El cólera se adquiere por la ingesta de alimentos contaminados. La bacteria libera toxinas que ocasionan una intensa diarrea que asemeja "agua de arroz", con gran pérdida de líquidos corporales, que se presenta de 24 a 48 horas después de la ingesta del alimento contaminado. El paciente puede presentar vómito, sed intensa, disminución de la tensión arterial al pararse después de estar acostado, debilidad, aumento de la frecuencia cardiaca, disminución de la turgencia de la piel, baja producción de orina, somnolencia y coma. Si no se hidrata al individuo, la intensa diarrea lleva a una deshidratación severa capaz de ocasionar la muerte.

El diagnóstico se confirma mediante un cultivo de materia fecal donde se demuestra la presencia del Vibrio cholerae. El tratamiento consiste en hidratar al paciente y la administración de antibióticos disminuye la duración y la intensidad de la enfermedad.

# ♣ Pertussis

Pertussis es una infección aguda de las vías respiratorias, ocasionada por la bacteria Gram negativa llamada Bordetella pertussis que se une a las células que recubren la parte de la faringe localizada detrás de la nariz y produce una toxina.

La enfermedad suele presentarse en niños no vacunados. Sus manifestaciones clínicas inician de 7 a 10 días después del contagio; éstas incluyen tos, lagrimeo, secreción por la nariz, fiebre de baja intensidad y malestar general. Después de 1 a 2 semanas, este catarro progresa a una fase de ataques de tos intensa seguida de vómito. El paciente suele presentar pérdida de peso. El diagnóstico se confirma mediante un cultivo de las secreciones de la garganta y el tratamiento es con base en antibióticos.

La enfermedad se previene mediante la administración de la vacuna DPT (ver "Esquema de inmunización" en capítulo Pediatría).

# C. POR VIRUS
# ✚ Herpes

Los virus del herpes incluyen ocho tipos de virus DNA, es decir que su material genético es con base en ácido desoxirribonucleico.

Entre los más comunes figuran el virus del herpes simple tipos uno y dos.

El virus del herpes simple se contrae mediante contacto estrecho con una persona que está liberando el virus por mucosas o secreciones genitales y orales; por lo tanto, existe un alto riesgo en los bebés que nacen de madres con herpes, especialmente si contrajeron la infección durante el embarazo.

La exposición de las superficies mucosas o de áreas lesionadas de la piel al virus del herpes simple permite la entrada de éste y el comienzo de su replicación en las células de la dermis y la epidermis (ver fig. 6). La infección

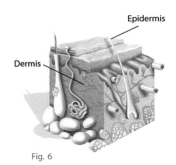

Fig. 6

llega a los nervios generando un fuerte dolor.

El virus del herpes simple tipo I afecta con mayor frecuencia los labios y la mucosa de la boca ocasionando úlceras muy dolorosas. En los labios provoca la típica lesión conocida como "fuego". Las lesiones pueden afectar el paladar, la lengua, la nariz y el resto de la cara, dichas lesiones llegan a durar hasta dos semanas.

La infección genital es comúnmente ocasionada por el virus del herpes simple tipo II y comienza con fiebre, dolor de cabeza, malestar general y dolor muscular. A nivel de genitales suele iniciar como una elevación dolorosa y enrojecida en la cual se desarrollan las vesículas que son diminutas ampollas características del herpes. Puede haber ampollas llenas de pus y úlceras. En 80 por ciento de las mujeres que presentan su primera infección por herpes simple tipo II, suele afectarse el cuello de la matriz y la uretra, es decir, el orificio por el cual sale la orina. En los hombres, la lesión herpética se presenta en el pene.

Con las prácticas orogenitales es común encontrar lesiones, tanto por herpes simple tipo I, como por el tipo II, tanto en la boca como en genitales y ano, especialmente en homosexuales.

Una característica del herpes simple tanto tipo I como tipo II es que cuando bajan las defensas del individuo, se reactiva la infección.

Entre las complicaciones del herpes simple, figuran la meningitis, más común en los pacientes con herpes simple tipo II, lesiones en los ojos, así como en glúteos, ingle y muslos.

En los recién nacidos que contraen herpes durante el parto, el virus ataca las vísceras y el sistema nervioso central. Si el bebé no recibe tratamiento oportunamente, la mortalidad asciende al 65 por ciento.

El diagnóstico lo realiza el médico con la exploración física y, si existe duda, se puede aislar el virus en cultivos celulares o demostrar el ADN del virus en raspados de las lesiones.

El tratamiento consiste en la administración de medicamentos antivirales bajo prescripción médica con una duración variable dependiendo del antiviral empleado, la localización y gravedad del caso, así como el estado del paciente. Los pacientes con defensas bajas suelen presentar cuadros más severos.

A pesar del tratamiento, el virus del herpes suele permanecer latente en el organismo. Para prevenir recurrencias es necesario mantener elevadas las defensas del cuerpo, durmiendo lo suficiente, conservando una dieta balanceada y evitando otras enfermedades.

# ✚ Virus de la **varicela zoster**

El virus de la varicela zoster pertenece a la familia Herpesviridae, mide entre 150 y 200 nanómetros y causa dos enfermedades distintas: la varicela y el herpes zoster. Este virus muere con detergente, éter y al aire seco.

# ✚ Varicela

La varicela es una de las llamadas enfermedades exantemáticas comunes en la infancia que suele presentarse al final del invierno e inicio de la primavera, y se contagia al estar cerca de una persona infectada.

✚ Un paciente con varicela es contagioso desde las 48 horas anteriores a la formación de las vesículas en la piel y hasta 5 días después de que se desarrollan las costras. El período de incubación de la enfermedad, que comprende entre el momento en que uno está en contacto con la persona enferma hasta que desarrolla la infección puede ser de 10 a 20 días, con un promedio de 2 semanas.

Los síntomas de la varicela en un niño incluyen malestar general, fiebre de 37.8 a 39.5 °C, cansancio y falta de apetito. La principal característica de la enfermedad son las lesiones en la piel que, inicialmente, son vesículas que contienen un líquido transparente, el cual posteriormente se transforma en pus; dichas vesículas pueden reventarse o absorberse y ocasionan una intensa comezón. Después de unos días, estas ampollas se transforman en costras. Las 3 etapas de las lesiones de la varicela, cuyo diámetro va desde los 5 milímetros hasta los 13 milímetros, inician en el tronco y la cara para después extenderse por todo el cuerpo, incluyendo el interior de la boca y los genitales. Finalmente, cuando la costra cae, 1 ó 2 semanas después del inicio de la infección, deja un área deprimida en la piel, dando a la misma un aspecto "cacarizo".

En raras ocasiones la varicela puede complicarse con daño al cerebro, ocasionando lo que se conoce como ataxia cerebelosa, es decir, movimientos sin coordinación, alteración del habla, temblor y vómitos o encefalitis (ver capítulo Sistema nervioso). La varicela también puede ocasionar complicaciones a nivel pulmonar, provocando neumonitis que se manifiesta por respiración más rápida, tos, falta de aire y fiebre. Otras complicaciones menos frecuentes de la varicela son daño al corazón, a los riñones, al hígado y hemorragias.

Hay que destacar que las complicaciones de la varicela son más comunes en niños con las defensas bajas y en adultos que contraen la enfermedad.

El tratamiento de la varicela incluye medidas generales para disminuir la comezón mediante baños, líquidos astringentes y medicamentos enfocados a controlar este síntoma, además de fármacos para bajar la fiebre. Es importante no dar aspirina a un paciente con varicela, ya que puede desarrollar síndrome de Reye, el cual consiste en vómito intenso, comportamiento agresivo, pérdida del conocimiento y crisis epilépticas, entre otras severas manifestaciones neurológicas. En la actualidad se indica la administración de medicamentos antivirales para que la varicela sea menos severa.

La prevención consiste en aplicar una primera dosis de la vacuna contra la varicela a todos los niños sanos entre los 12 y 15 meses de edad y una segunda dosis entre los 4 y los 6 años. Las personas mayores de 13 años pueden recibir la vacuna, sin dejar de aplicarse la segunda dosis de 4 a 8 semanas después de la primera.

# + Herpes **zoster**

El herpes zóster, también conocido como "culebrilla", se caracteriza por la presencia de enrojecimiento de la piel y vesículas muy dolorosas en un área que recibe señales de un nervio que sale de la médula espinal.

Las áreas del cuerpo afectadas con mayor frecuencia son el tórax y la parte baja de la espalda, aunque se puede presentar en los párpados o el ojo, poniendo el peligro la visión del paciente.

El dolor en el área afectada comienza 2 ó 3 días antes de que aparezcan las lesiones en la piel. Estas diminutas ampollas siguen formándose por 3 a 5 días, y la duración total de la enfermedad suele ser de 10 a 15 días, aunque se puede alargar hasta un mes.

Cuando el nervio trigémino (el que lleva los estímulos nerviosos a la boca y los dientes) se encuentra afectado, pueden existir lesiones en el paladar, las anginas, el piso de la boca y la lengua, con un fuerte dolor en estos sitios.

Del 25 al 50 por ciento de las personas mayores de 50 años de edad puede desarrollar la llamada "neuralgia posherpética", es decir, un dolor que persiste en el área afectada más de un mes. Este dolor suele ser más intenso por las noches o al exponerse a cambios de temperatura.

En ciertos casos, el herpes zóster puede ocasionar encefalitis, meningitis y parálisis similar a la que ocurre en la poliomielitis (ver inciso correspondiente).

Al igual que la varicela, el herpes zóster es más agresivo en los pacientes con las defensas bajas.

El tratamiento del herpes zóster consiste en la administración de medicamentos antivirales y analgésicos que actúan en el sistema nervioso para calmar el intenso dolor.

# ✚ Sarampión

El sarampión es una infección ocasionada por un virus y es altamente contagiosa, con un 90 por ciento de probabilidad de transmitir la enfermedad a un individuo no vacunado o que no ha contraído la enfermedad.

Al sarampión se le conoce como la enfermedad de los 3 catarros, puesto que ocasiona manifestaciones en vías respiratorias, intestino y ojos. El sarampión cuenta con tres fases: la primera, llamada de incubación dura de 10 a 12 días en los que el paciente no tiene síntomas, pero es capaz de transmitir la enfermedad. Después sigue la fase prodrómica, que se manifiesta por fiebre moderada, tos seca y ojos rojos, con una duración de 3 a 5 días. Al final de esta etapa, se presenta la llamada mancha de Koplik, que se ve como un conjunto de puntos blanquecinos, como granos de arena en los carrillos a la altura de las muelas inferiores (ver fig. 7). Finalmente, sobrevienen las manifestaciones cutáneas, que se acompañan con fiebre alta, de hasta

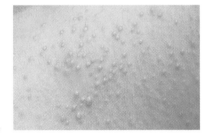

Fig. 7

40 ºC; se presentan como pequeñas manchas rojas que inician en el cuello y se extienden a la cara en forma descendente al resto del cuerpo. Al llegar a los pies, comienzan a desaparecer en la cara y se van desvaneciendo en el orden que se presentaron dejando cierto grado de descamación.

Existe una forma hemorrágica del sarampión que implica sangrado en boca, nariz e

intestino. En los adultos, suele haber vómito y diarrea.

El diagnóstico se hace con base en los síntomas y puede confirmarse mediante una prueba sanguínea que muestra anticuerpos contra la enfermedad.

No existe un medicamento específico para tratar el sarampión. El manejo va enfocado a mejorar los síntomas con medicamentos para bajar la fiebre, líquidos para evitar la deshidratación, así como el aislamiento de la luz, en caso de presentar molestias en los ojos.

Las principales complicaciones del sarampión son infecciones en el oído, los pulmones y el cerebro. La llamada panencefalitis esclerosante subaguda es una complicación poco frecuente, pero con desenlace fatal. Hasta 12 años después de haber padecido sarampión, el paciente puede presentar comportamiento extraño, deterioro del desempeño escolar, demencia y coma. La sobrevida suele ser menor a 3 años desde el momento del diagnóstico de la panencefalitis.

El sarampión puede ser mortal, de ahí la importancia de vacunar a todos los niños al año de edad, con un refuerzo entre los 4 y los 6 años. La vacuna que se aplica se conoce como "triple", ya que da protección contra tres infecciones virales comunes en la infancia: rubeola, paperas y sarampión.

# ✚ Rubeola

La rubeola es una infección viral menos grave que el sarampión. Sin embargo, representa un severo peligro cuando la contrae una mujer embarazada, durante el primer trimestre de gestación.

Al principio, la rubeola se manifiesta como un catarro común. Una característica de la enfermedad es el doloroso incremento en el tamaño de los ganglios linfáticos que se ubican detrás de las orejas. Después sobrevienen las manifestaciones en piel que se presentan como diminutas manchas rojas que se extienden desde la cara al resto del cuerpo (ver fig. 8). Al desaparecer, éstas dejan una mínima descamación.

Fig. 8

En mujeres adultas suele presentarse dolor en las articulaciones, principalmente de las manos, aunque pueden estar presentes en cualquier coyuntura.

El diagnóstico se confirma mediante exámenes de sangre o cultivo del virus en la secreción de la nariz. El tratamiento es de soporte con medicamentos para controlar la fiebre.

Las complicaciones son poco frecuentes y la llamada panencefalitis progresiva es extremadamente rara, pero cuando ocurre provoca un severo deterioro del sistema nervioso, llevando al paciente a la demencia, al coma y a la muerte.

El principal riesgo de la rubeola es que la contraiga una mujer embarazada durante el primer trimestre de gestación, debido al severo daño, a nivel de todos los órganos y sistemas del feto. El bebé puede nacer con retraso en el crecimiento, cataratas, es decir, opacidades en el lente del ojo llamado cristalino, ojo pequeño, defectos a nivel de corazón, pérdida auditiva y meningoencefalitis, en otras palabras, la infección del cerebro y las membranas que lo recubren, llamadas meninges. También puede presentar daño en hígado y huesos, neumonía, anemia y problemas de la coagulación sanguínea.

El diagnóstico prenatal de la rubeola se realiza con un examen del líquido amniótico (líquido que rodea al bebé dentro del útero), o mediante la identificación de anticuerpos contra el virus en la sangre del cordón umbilical.

Para prevenir la rubeola, es necesario aplicar la vacuna a todos los niños al año de edad y el refuerzo entre los 4 y los 6 años. Es especialmente necesario vacunar a todas las mujeres antes de procrear.

# ✚ Paperas (parotiditis)

Las paperas, llamadas en medicina "parotiditis", son ocasionadas por un virus que se transmite por contacto directo con una persona enferma o a través de ciertos artículos contaminados con saliva.

Una vez que el virus entra al organismo por las vías respiratorias, pasa a la sangre la cual lo lleva a diversos tejidos, afectando principalmente las glándulas parótidas (ver fig. 9), aunque también pueden estar involucradas otras glándulas salivales, las membranas que recubren el cerebro, el páncreas y los testículos. El período de incubación es de 14 a 18 días.

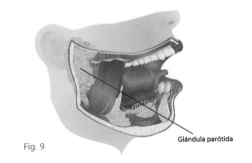

Fig. 9

Glándula parótida

Las manifestaciones clínicas iniciales consisten en fiebre, malestar general, dolores musculares y falta de apetito. Posteriormente, comienza la inflamación de las glándulas parótidas (ver fig. 9), que se acompaña de dolor en los oídos y al comer, tragar y hablar. La hinchazón suele desaparecer al cabo de una semana. La orquitis, que quiere decir la inflamación de uno o ambos testículos, es una condición común en los varones con paperas, afectando al 20 por ciento de los casos. Los testículos suelen estar hinchados y dolorosos. En la mitad de los hombres con el paso del tiempo suele desarrollarse atrofia testicular, pero gracias a que la orquitis por paperas ocurre en ambos testículos, en menos del 15 por ciento de los casos no suele llevar a la infertilidad. El virus de las paperas puede ocasionar meningitis (ver capítulo Sistema nervioso) y pancreatitis (ver capítulo Aparato digestivo).

El diagnóstico suele realizarse con base en los síntomas del paciente, pero es posible detectar la presencia del virus en la garganta o la saliva.

El tratamiento consiste en aliviar los síntomas mediante analgésicos y la aplicación de compresas frías o calientes en el área de las glándulas parótidas inflamadas. El dolor testicular puede mejorar con compresas frías y, en algunos casos, se recomienda la administración de interferón alfa para mejorar las defensas en caso de orquitis.

Es posible prevenir la parotiditis mediante la aplicación de una vacuna que se administra después del primer año de edad (ver "Esquema de vacunación" en el capítulo Pediatría).

# ✚ Mononucleosis **infecciosa**

La mononucleosis infecciosa, también conocida como la "enfermedad del beso", es una infección ocasionada por el virus de Epstein Barr.

Este padecimiento es más común entre los adolescentes, aunque para la edad adulta 90 por ciento de las personas han tenido contacto con el virus y desarrollado anticuerpos contra éste. El virus está presente en la saliva y es común el contagio entre los jóvenes al besarse en la boca, intercambiando saliva.

El período de incubación, aquél que transcurre entre el momento del contagio y el inicio de los síntomas, oscila entre 4 y 6 semanas. Los pacientes suelen tener cansancio, malestar general y dolores musculares, de 1 a 2 semanas antes del inicio de la fiebre, que no tiende a ser muy elevada. El paciente puede tener dolor de garganta, de cabeza o abdominal, náusea, vómitos, escalofríos, anginas y ganglios inflamados, aumento del tamaño del hígado y el bazo, color amarillento de la piel, hinchazón alrededor de los ojos y manchas rojizas en la piel.

El diagnóstico se confirma mediante un estudio de sangre que muestra los niveles altos de glóbulos blancos, así como la determinación de anticuerpos contra el virus. En la mayoría de los casos, la mononucleosis se resuelve sin dejar secuelas, sin embargo, se han reportado muertes por complicaciones del sistema nervioso central.

El tratamiento consiste en guardar reposo, evitando la actividad excesiva durante el primer mes. También se ha demostrado la utilidad del interferón alfa para mejorar las defensas del paciente y ayudarlo a combatir la enfermedad.

# ✚ Poliomielitis

El virus de la poliomielitis es un enterovirus, es decir, un virus que se replica en el tracto gastrointestinal.

Después de absorberse por la mucosa gastrointestinal penetra al sistema linfático y de ahí puede pasar al sistema nervioso.

El 5 por ciento de los pacientes presentará una enfermedad leve con fiebre, malestar general, dolor de garganta, dolor muscular, falta de apetito y dolor de cabeza, que se presentan de 3 a 6 días después del contagio y se resuelven en un promedio de 3 días. El 1 por ciento de los casos presenta meningitis o parálisis, y pocos son los casos que desarrollan la enfermedad paralítica.

La enfermedad paralítica suele sobrevenir después de un episodio de meningitis con dolor de cabeza, cuello y músculos, así como desarrollo de debilidad en los músculos motores. La debilidad suele ser asimétrica y con frecuencia implica las piernas, los brazos, los músculos del tórax y los bulbares. Dos tercios de los pacientes quedan con secuelas de la parálisis.

La enfermedad paralítica es más común en personas adultas mayores, mujeres embarazadas e individuos que hacen ejercicio extenuante.

El tratamiento consiste en medidas de apoyo y administración de inmunoglobulinas para mejorar las defensas del paciente. La prevención se logra con la administración de la vacuna (ver "Esquema de inmunizaciones" en el capítulo Pediatría).

# Rabia

La rabia es una infección mortal ocasionada por un virus de la familia de los Rhabdoviridae que afecta el sistema nervioso central de los mamíferos.

 Generalmente, la transmisión a los humanos ocurre por exponerse a la saliva de un animal infectado durante una mordedura. La incidencia mundial de la rabia es de 30 mil casos al año y la forma más común de contagio es por perros rabiosos, aunque otros animales también son capaces de ser portadores como murciélagos, zorros, coyotes y mapaches, entre otros.

Al ocurrir una mordida por un animal infectado, el virus de la rabia penetra la piel y se replica en el músculo del sitio de la lesión. De ahí viaja hacia el sistema nervioso central (cerebro y médula espinal) a través de los nervios a una velocidad aproximada de 3 milímetros por hora; de ahí que las lesiones en la cara generen síntomas más rápido que las que ocurren en los miembros inferiores.

Una vez que el virus alcanzó el sistema nervioso central se replica casi exclusivamente en la materia gris, el sitio del cerebro donde se procesa la información. A través de los nervios autónomos el virus se propaga a otros órganos como glándulas salivales, riñones, pulmones, hígado, piel y corazón, entre otros.

El período de incubación varía de 7 días a más de 1 año con un promedio de 1 a 2 meses, y depende de la gravedad de la mordedura, la cantidad de virus presente en la saliva del animal atacante y las defensas del humano.

Las manifestaciones clínicas de la rabia se dividen en fases; inicialmente existe malestar generalizado que se acompaña de fiebre alta (de 40 °C), dolor de cabeza, falta de apetito, náusea, vómito, dolor en el lugar de la mordedura, ansiedad, agitación y depresión. Esta etapa dura de 1 a 7 días. Posteriormente, viene la fase aguda con delirio, confusión, alucinaciones, dolor para deglutir, aumento de la producción de saliva, parálisis de los músculos de la cara, falta de coordinación, hiperactividad, espasmos faríngeos (los músculos de la garganta se contraen impidiendo la deglución), hidrofobia, es decir, horror al agua, aerofobia o temor al aire, respiración rápida, disminución del nivel de oxígeno en la sangre y convulsiones. La combinación de la producción excesiva de saliva y la dificultad para deglutirla producen la imagen característica de la boca llena de espuma en el paciente con rabia. Después de esta etapa, el paciente suele caer en estado de coma y la muerte sobreviene a causa de una severa afección al centro respiratorio del cerebro. Una vez que aparecen los síntomas de la rabia, la muerte suele aparecer en un promedio de cuatro días.

El diagnóstico de rabia puede confirmarse mediante la detección de anticuerpos en el líquido cerebroespinal, por medio de un examen de la saliva, o bien, al realizar una biopsia de la piel de la región de la nuca del paciente. Una vez muerto el paciente se pueden apreciar en el cerebro los llamados "cuerpos de Negri" característicos de la rabia.

En caso de ser mordido por una animal que no ha sido vacunado contra la rabia, es necesario observar a éste durante 10 días, si no presenta síntomas de la enfermedad, el individuo no requiere de vacunación. Sin embargo, cuando el animal presenta anomalías, es necesario iniciar la aplicación en el humano con cinco dosis de la vacuna, ya sea de células humanas, de embrión de pato o de embrión de pollo.

# ✚ SIDA

El síndrome de inmunodeficiencia adquirida (SIDA) es un conjunto de signos y síntomas ocasionados por el virus de la inmunodeficiencia humana, que es un retrovirus que representa uno de los principales retos para la ciencia medica, en gran parte, debido a su alta capacidad de mutación.

El virus muta tan rápido que es difícil encontrar dos cepas idénticas de éste.

En México se calcula que hay 220 mil personas infectadas por el VIH, según estimaciones del Centro Nacional para la Prevención y Control del SIDA. El 60 por ciento de las personas infectadas corresponde a hombres homosexuales, 23 por ciento, a mujeres heterosexuales y el resto se divide entre personas que tienen prácticas de alto riesgo, como sexo sin protección e inyección de drogas ilícitas.

El SIDA se transmite por tres vías: sexual (por semen y fluidos vaginales), sanguínea y materno-fetal (al momento del parto o por leche materna).

Una vez que entra al organismo, el virus de la inmunodeficiencia humana se aloja primero en los llamados ganglios linfáticos, donde se genera la respuesta inmunológica, es decir, las defensas del organismo contra las infecciones y en pocos días pasa a la sangre.

Se considera que del 3 al 10 por ciento de las personas puede desarrollar en las primeras 6 a 8 semanas una infección aguda llamada síndrome retroviral, que se caracteriza por fiebre, ganglios linfáticos inflamados, cansancio y malestar general.

Con el paso del tiempo, los pacientes con SIDA suelen presentar cansancio crónico, pérdida de peso, candidiasis oral (infección por un hongo llamado Cándida albicans que ocasiona placas blancas en la boca), diarrea, fiebre y ganglios inflamados de manera persistente.

Al tener una deficiencia de su sistema inmunológico a causa del virus, las personas con SIDA presentan infecciones que normalmente no ocurren en individuos sanos. Entre las más comunes figuran la tuberculosis, las neumonías (especialmente por gérmenes oportunistas como Pneumocistis carinii), diarreas y tumores, como el llamado sarcoma de Kaposi o linfomas no Hodgkinianos (ver inciso de Linfomas). Los pacientes pueden desarrollar meningitis, encefalitis, trastornos de nervios periféricos (ver capítulo de Sistema nervioso) y problemas renales. Además, el paciente con SIDA presenta una condición llamada síndrome de desgaste asociado a VIH, el cual consiste en una pérdida de peso significativa.

La infección por VIH se confirma mediante un examen de sangre que demuestra la presencia de anticuerpos contra el VIH, por la llamada prueba de ELISA, así como la determinación del ADN del virus mediante PCR (reacción en cadena de polimerasa).

Si bien no hay cura para el SIDA, los medicamentos antiretrovirales son de gran utilidad para controlar la enfermedad. Las personas que toman adecuadamente sus medicamentos logran niveles muy bajos del virus en la sangre, disminuyendo incluso el riesgo de contagio.

Además, los investigadores que descubrieron el virus, Robert Gallo y Max Essex están trabajando en la creación de medicamentos que impidan la entrada del virus a la célula, llamados inhibidores de entrada, así como en el desarrollo de una vacuna. Pero mientras esto se hace realidad, la única prevención a nuestro alcance es evitar prácticas de riesgo. Así que la recomendación es la fidelidad a una pareja sana o el uso del preservativo. Es fundamental que toda persona que tenga dudas sobre la posibilidad de estar infectada se someta al estudio de laboratorio, al igual que toda mujer embarazada, aunque no se considere en riesgo.

Diane Pérez

# ✚ Dengue

El dengue, conocido como el quebrantahuesos, es una enfermedad con la que numerosas personas que viven en zonas tropicales han tenido contacto.

En México, cada año, en temporada de lluvias en los estados del Golfo, del Pacífico y del Sureste de la República Mexicana, sobreviene un brote de dengue.

El dengue no se contagia de un humano a otro en forma directa, se requiere del piquete de un mosquito de la especie *Aedes aegypti* que esté contaminado con alguno de los cuatro tipos de virus que ocasionan la enfermedad (ver fig. 10).

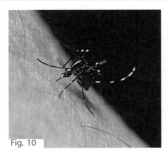

Fig. 10

Las manifestaciones clínicas del dengue clásico suelen aparecer de 7 a 14 días después del piquete del mosquito y son: fiebre de hasta 41 °C con escalofríos, dolor de cabeza (que los médicos llaman "retro-ocular" puesto que ocurre detrás de los ojos), dolores musculares y malestar general. Los pacientes desarrollan zonas de enrojecimiento en la piel, que los especialistas califican como "rash" cutáneo.

Cuando una persona se contagia con un segundo serotipo de dengue, especialmente los tipos 2 y sobre todo 4, puede sobrevenir el llamado dengue hemorrágico, una enfermedad que, de no ser tratada oportunamente, es capaz de ocasionar la muerte del individuo. El dengue hemorrágico se acompaña de hemorragias tanto en la piel en forma de petequias y moretones, como en los órganos internos, tales como el pulmón y los que componen el sistema digestivo. Los pacientes tienden a perder grandes cantidades de líquido y corren el riesgo de caer en estado de choque.

El tratamiento del dengue clásico consiste en medidas generales como medicamentos para bajar la fiebre y mantener al paciente bien hidratado. El dengue hemorrágico requiere de la hospitalización del enfermo.

Si bien existen varios estudios a nivel experimental dirigidos a encontrar una vacuna contra el dengue, hoy en día la única prevención posible es evitar la picadura del mosquito transmisor, mediante el uso de insecticidas y repelentes. El consumo de vitaminas B y D ayuda a evitar las picaduras, pues realizan una función de repelente. Es fundamental la llamada "descacharrización" de los patios en temporada de lluvias, ya que el mosquito se reproduce en el agua estancada.

En el Instituto de Biotecnología de la UNAM, se trabaja con una bacteria llamada Bacilo thuringiensis que cuando se pone en los contenedores de agua es capaz de matar al vector, ya que genera un cristal tóxico capaz de matar al mosquito que lo ingiere y que es inocuo para el hombre y otras especies animales.

# ✚ Influenza

El virus de la influenza es un virus respiratorio, que la gente conoce como virus de la gripe y se divide en 3 grupos: A, B y C.

✚ Cada uno de estos tres tipos presenta diferencias significativas en cuanto a organización genética, estructura, posibles huéspedes y características clínicas. Sin embargo, comparten ciertos rasgos fundamentales en relación con su comportamiento biológico.

Los virus de tipo A se subdividen según la actividad de dos proteínas que se encuentran en su superficie: la proteína H y la proteína N. La H se refiere a la hemaglutinina y la N a la neuraminidasa. La proteína H confiere al virus la capacidad de adherirse al epitelio de la superficie del aparato respiratorio, es decir, a las células que recubren el interior de las vías aéreas. Mientras que la proteína N tiene variabilidad antigénica, es decir, contra la cual el sistema inmune del organismo desarrolla defensas. Estas proteínas tienen una gran capacidad de mutar.

Existen diversas cepas del virus de la influenza, como la estacional, la AH5N1 o aviar y la AH1N1, que tuvo su inicio en cerdos, entre otras especies.

# ✚ Gripe **aviar**

La gripe aviar o influenza de las aves apareció por primera vez hace 100 años en Italia.

Se conocen quince variantes del virus que ocasiona la enfermedad, pero las más peligrosas, ocasionando 100 por ciento de mortalidad en el ave, son los subtipos H5 y H7. Aunque las aves migratorias acuáticas son el reservorio natural de este padecimiento, suelen ser más resistentes que las de corral, como pollos y pavos. Las aves silvestres albergan el virus en sus intestinos y no se enferman; sin embargo, este padecimiento puede ocasionar la muerte de las aves de corral, en especial si se trata de cepas altamente patógenas del virus, como es el caso de la H5N1. La mayor parte de los casos de influenza aviar en humanos ha sido resultado del contacto directo con aves de corral o superficies contaminadas con secreciones o excremento de aves infectadas. El primer caso en humanos se describió en Hong Kong en 1997, cuando la cepa AH5N1 causó una enfermedad respiratoria grave a 18 personas, de las cuales 6 murieron.

El riesgo de una pandemia es alto, tomando en consideración la capacidad del virus de mutar o de combinarse con el virus de la influenza humana intercambiando material genético y de esta forma crear un nuevo microorganismo capaz de propagarse de una persona a otra.

Las manifestaciones clínicas de la gripe aviar en el humano son escurrimiento nasal, malestar general, fiebre alta, que evoluciona rápidamente a una neumonía, e insuficiencia respiratoria, capaz de provocar la muerte. También puede presentarse falla renal.

La gripe aviar en humanos puede prevenirse mediante la aplicación de una vacuna, no obstante, ésta no está aún disponible en México, debido a que es necesario conocer la cepa del virus que será el causante del brote y, con base en dicha información, iniciar la producción de la vacuna.

# ✚ Influenza **AH1N1**

En la primavera del 2009, México vivió una epidemia de influenza AH1N1 que llegó a pandemia.

 Este virus fue aislado por primera vez en un cerdo en 1930. Cada partícula viral mide entre 80 y 120 nanómetros de diámetro y penetra al organismo por la vía respiratoria cuando uno saluda de beso a una persona enferma o se toca la cara con las manos contaminadas.

Existen grandes cantidades del virus en las secreciones respiratorias de una persona enferma que al estornudar o toser en su mano después toca a otra persona susceptible y ésta se lleva las manos a la cara; es así como los virus llegan a las vías respiratorias altas y penetran en las células superficiales interfiriendo con el barrido normal de los llamados cilios, que son diminutos "pelos" que barren hacia el exterior las sustancias que resultan nocivas para el organismo. En las vías respiratorias el virus comienza a replicarse e interferir con las funciones celulares, hasta ocasionar la muerte de la célula. Esta replicación viral tiene lugar en los bronquios y los alveolos, que es la porción del aparato respiratorio al interior de los pulmones donde ocurre el intercambio entre el oxígeno que inhalamos y el bióxido de carbono que libera nuestro cuerpo (ver fig. 11). A nivel de la circulación, el virus interfiere con los sistemas de defensa del organismo por el efecto tóxico de las proteínas que se encuentran en su superficie.

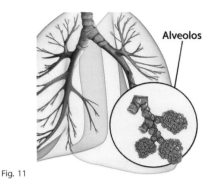

Fig. 11

Las manifestaciones clínicas incluyen fiebre alta que puede llegar a los 40 ó 41 ºC, ojos rojos, dolor de cabeza, lagrimeo y escurrimiento nasal.

Las personas con enfermedades crónicas, como diabetes, obesidad, trastornos cardiacos o pulmonares, son especialmente susceptibles a tener complicaciones, así como las mujeres embarazadas.

El diagnóstico se confirma mediante la determinación del tipo de virus en un examen de secreción respiratoria con un raspado de la garganta. El tratamiento consiste en reposo, hidratación y medicamentos antivirales como el oseltamivir, que se administra por vía oral o el zanamivir, que se inhala. Es fundamental iniciar el tratamiento antiviral en las primeras 48 horas, a fin de evitar complicaciones como neumonía, insuficiencia respiratoria y muerte. De ahí la importancia de consultar al médico ante los primeros síntomas y no automedicarse.

Se recomienda la vacuna contra la influenza AH1N1 especialmente en aquellas personas que sean susceptibles de tener complicaciones y en niños de 6 a 24 meses de edad.

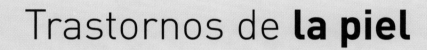

# Trastornos de **la piel**

# Trastornos de **la piel**

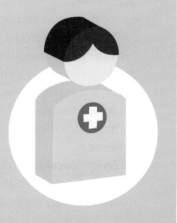

# ✚ Acné

El acné vulgar afecta a 85 por ciento de los adolescentes y adultos jóvenes entre 12 y 24 años de edad.

 Sin embargo, 12 por ciento de las mujeres y tres por ciento de los hombres siguen padeciendo acné hasta los 44 años.

El acné ocurre por un incremento de la producción de sebo durante la pubertad. El sebo es un líquido viscoso color amarillo por diversos tipos de grasa. Las glándulas sebáceas derivan de la epidermis (ver fig. 1) a partir de la raíz del folículo piloso. Estas glándulas están presentes desde el nacimiento y su producción se eleva considerablemente en la pubertad por efecto de las hormonas masculinas,

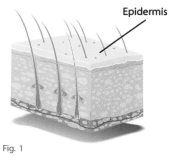

Epidermis

Fig. 1

conocidas como andrógenos, en especial la 5a-dihidrotestosterona. Los folículos sebáceos se encuentran principalmente en la cara, detrás de las orejas y en las partes altas del pecho y la espalda, que son las localizaciones habituales del acné. El número y el tamaño de las glándulas sebáceas, así como su actividad, se heredan.

En los folículos sebáceos se encuentran hongos y bacterias que contribuyen a la inflamación de las lesiones que existen en el acné.

Las lesiones características del acné son los comedones cerrados o espinillas, que son pequeñas lesiones abultadas y enrojecidas (ver fig. 2); los comedones abiertos o puntos negros, que adquieren esta coloración por

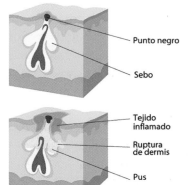

Fig. 2

la presencia del pigmento de la piel llamado melanina (ver fig. 3); y finalmente los nódulos o quistes (ver fig. 3).

En ocasiones se puede presentar una condición llamada acné fulminans que implica un acné severo con quistes y manifestaciones

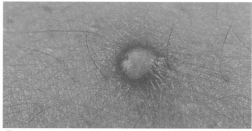

Punto negro

Sebo

Tejido inflamado

Ruptura de dermis

Pus

Fig. 3

en otros órganos como huesos, fiebre, dolor articular y muscular, aumento del tamaño del hígado y el bazo, así como malestar general.

El acné conglobata se refiere a la presencia de nódulos y quistes sin manifestaciones sistémicas.

Existen otros tipos de acné menos comunes, como el que se debe a una obstrucción del folículo pilosebáceo por algún objeto, como puede ser el caso del acné que se presenta en el cuello de los violinistas; el acné inducido por medicamentos, como los derivados de la cortisona y la vitamina B; el acné que sobreviene por exponerse a sustancias insolubles como ciertos derivados del petróleo y el alquitrán; el acné neonatal, que aparece en 20 por ciento de los recién nacidos sanos debido a la presencia de un hongo cuyo tratamiento es con base en una crema para combatirlo; y el acné del lactante, que se presenta entre los 3 y 6 meses de edad por un desequilibrio hormonal pasajero.

El acné debe ser tratado por un dermatólogo. Existen diversas modalidades de tratamiento dependiendo de la gravedad de cada caso. En pacientes con acné leve a moderado se emplean medicamentos tópicos, es decir, que se aplican sobre las lesiones, para ayudar a expulsar los comedones existentes y prevenir la formación de nuevos. También pueden recetarse antibióticos tópicos. En casos más avanzados se recomiendan antibióticos orales, pero debido al tipo de antibióticos que suelen emplearse, es necesario informar a las mujeres que toman anticonceptivos orales sobre la posible disminución de la eficacia de su método de control de natalidad.

En mujeres con acné puede resultar efectiva la terapia hormonal, y en casos avanzados se recomienda la administración de un retinoide oral que actúa directamente sobre la glándula sebácea reduciendo la producción de sebo en 90 por ciento, lo cual también impide la proliferación de las bacterias típicamente relacionadas con el acné. Sin embargo, este medicamento conlleva numerosos efectos colaterales, como la sequedad de boca, nariz y ojos, náuseas, vómitos y en estudios recientes se detectó una mayor predisposición a la depresión en las personas que ingieren un retinoide oral. Además, las mujeres que toman esta sustancia no deben embarazarse debido al riesgo que representa para el bebé. Otro efecto secundario común del retinoide oral es la elevación de los niveles de colesterol, triglicéridos y enzimas hepáticas.

El tratamiento quirúrgico del acné puede mejorar la apariencia, éste incluye la electrocauterización ligera y la electrofulguración en el caso de comedones. Cuando existen lesiones quísticas se inyectan derivados de la cortisona para reducir la inflamación. Los exfoliantes químicos en concentraciones bajas pueden ser útiles para reducir los comedones.

Para las cicatrices del acné se emplea la dermoabrasión, la renovación cutánea con láser, así como la exfoliación profunda. En cicatrices hundidas puede inyectarse tejido de relleno como colágena de bovino a la grasa del propio paciente.

Es fundamental que un paciente con acné no manipule sus lesiones ni se automedique, ya que incrementa el riesgo de tener secuelas.

# ✚ Rosácea

La rosácea es un padecimiento crónico de la piel que consiste en inflamación de las mejillas, la nariz, la barbilla, la frente o los párpados; puede aparecer como enrojecimiento, vasos sanguíneos prominentes similares a una araña o lesiones en la piel parecidas a las del acné (ver fig. 4).

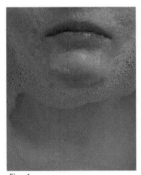
Fig. 4

La rosácea es más común en personas de piel clara a partir de los 30 años de edad y ocurre con mayor frecuencia en personas que se sonrojan con facilidad.

Al haber una dilatación de los vasos sanguíneos, existe una pequeña salida de plasma de los mismos que induce una respuesta inflamatoria que favorece el enrojecimiento y engrosamiento de la piel. Esta respuesta también se presenta cuando el individuo ingiere bebidas alcohólicas o muy calientes, así como al exponerse al sol o al calor excesivo. Además, en estas personas, la infección por un germen que es un ácaro llamado Demodex folliculorum, comúnmente presente en los folículos sebáceos de la cabeza, empeora la condición del paciente.

Las manifestaciones clínicas de la rosácea van desde enrojecimiento de las mejillas y la nariz, engrosamiento de la piel en esta región de la cara y presencia de lesiones parecidas a los barros, hasta la sensación de tener una basura en el ojo, sequedad, picazón, visión borrosa e hinchazón alrededor del ojo. La llamada rinofima, es decir, el engrosamiento de la nariz con barros en ésta, está claramente ligada a la enfermedad (ver fig. 5).

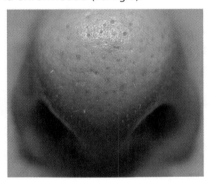
Fig. 5

El tratamiento depende de la gravedad del paciente, e incluye desde la aplicación de pomadas con medicamentos antibióticos, hasta la ingestión de medicamentos por vía oral. En casos graves se emplea un medicamento utilizado para el acné por vía oral, y cuando el engrosamiento de la nariz es notorio se opta por la cirugía con láser o asa de diatermia.

# ✚ Verrugas **vulgares**

Las verrugas son crecimientos de la capa superficial de la piel ocasionados por una infección por el virus del papiloma humano (VPH).

✚ En la actualidad se enumeran 79 tipos diferentes de VPH y se habla de más de cien, si se consideran los nuevos tipos que no han sido caracterizados en su totalidad.

Cuando existe una abrasión en la capa más superficial de la piel, el VPH puede penetrar al estrato basal de la epidermis (ver fig. 6) e iniciar el desarrollo de la verruga. La infección por VPH aparece casi siempre por contacto directo con individuos que presentan lesiones aparentes o que no son evidentes a simple vista, aunque puede darse a través de superficies y objetos contaminados, como ocurre en gimnasios o baños públicos.

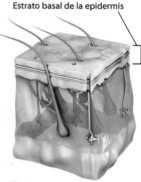

Estrato basal de la epidermis

Fig. 6

El período de incubación, es decir, el tiempo que transcurre entre el momento de contacto con el virus hasta la aparición de las verrugas, suele ser de 3 a 4 meses, aunque pueden sobrevenir al mes o hasta los 2 años, pero esto ocurre raramente.

Las llamadas verrugas vulgares suelen aparecer en las manos, donde se conocen como mezquinos, y las plantas de los pies, popularmente llamadas "ojo de pescado". Las verrugas planas sobrevienen en cara, cuello, pecho, así como cara interna de antebrazos y parte trasera de las piernas (ver fig. 7). Las verrugas en ano y genitales se desarrollan en la piel y la mucosa de los genitales y el ano (ver capítulo Enfermedades de transmisión sexual).

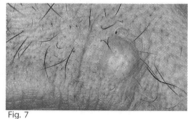

Fig. 7

Con excepción de las verrugas en las plantas de los pies, que provocan dolor, las verrugas no ocasionan síntomas, pero tienen la capacidad de crecer al grado de generar una gran deformación de la región del cuerpo, lo cual resulta muy antiestético y puede afectar al paciente desde el punto de vista psicológico.

Actualmente no se dispone de un tratamiento antiviral específico para curar la infección por el VPH. Las modalidades existentes están enfocadas a eliminar o destruir las lesiones visibles o matar las células infectadas mediante la aplicación de ácidos y otras sustancias, la congelación de las lesiones o la electrocauterización de éstas. Para las verrugas vulgares es de utilidad el placebo, es decir, la ingestión de una sustancia inerte, como la magnesia calcinada, que por sugestión suele inducir curación del padecimiento.

#  Infecciones de **la piel por hongos**

La infección por hongos en la piel, llamada micosis, puede afectar las distintas capas de este órgano, aunque las comunes son las que tienen lugar en las capas superficiales.

Las micosis de la piel pueden ser ocasionadas por hongos del tipo levadura que ocasionan candidiasis, y por hongos del tipo moho que provocan dermatofitosis o tiñas.

Las micosis superficiales ocurren en la capa superficial de la piel, pelo y uñas. Algunas no provocan inflamación, como es el caso de la llamada "piedra", que ocasiona que el pelo se rompa y cuyo tratamiento consiste en cortar el pelo o lavarlo con champú que contenga un medicamento contra hongos. Otra infección superficial de la piel por hongos que no ocasiona inflamación es la pitiriasis versicolor, que se acompaña de manchas color café, verde o gris, que pueden aparecer en palmas, plantas, cuello y tronco, y despellejarse. El tratamiento es la aplicación de medicamento contra los hongos.

Las micosis superficiales que sí ocasionan inflamación son la tiña corporal, la de la ingle, también conocida como tiña del deportista, la de la barba, la de la cabeza, llamada tiña tonsurans, la del pie, es decir, el pie de atleta, y la de las uñas. Las micosis cutáneas producen enrojecimiento local, comezón en la zona afectada y a veces grietas y descamación de la piel. En las uñas, la infección por hongos es más común en las uñas de los pies que en las de las manos y se manifiesta por una coloración blanquecina o amarillenta de la uña, engrosamiento y tendencia a la formación de grietas y fragmentación de la misma (ver fig. 8).

La dermatofitosis es muy contagiosa, y se transmite por contacto directo y a través de zapatos, calcetines, toallas, peines, cepillos y baños públicos. La susceptibilidad a la infección se incrementa en situaciones de poca higiene, calzado oclusivo, humedad y lesiones de la

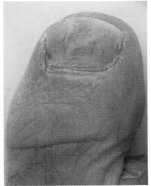
Fig. 8

piel o las uñas. El período de incubación varía de 1 a 3 semanas.

El diagnóstico se confirma mediante la realización de un cultivo de los hongos y el tratamiento incluye la aplicación de medicamento contra hongos en la lesión o por vía oral, sobretodo cuando existe afección de las uñas.

# ✚ Infestación por **piojos**

Los piojos pueden infestar el cuero cabelludo, los vellos corporales o la ropa. En cada caso se trata de especies distintas de piojos.

## Piojos de la cabeza

Los piojos de la cabeza, condición llamada en medicina pediculosis capitis, son de la especie pediculus capitis y son insectos sin alas, chupadores de sangre, que miden entre 2 y 3 milímetros (ver fig. 9).

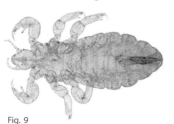

Fig. 9

La hembra vive 30 días y pone de 5 a 10 huevos diarios. Los huevos, llamados liendres, están cerca del cuero cabelludo debido a que necesitan calor, aunque en climas cálidos pueden encontrarse a 15 centímetros del cuero cabelludo, sobre el pelo. Los piojos de la cabeza no suelen sobrevivir más de 24 horas fuera del humano sin una fuente de sangre para alimentarse.

Los piojos de la cabeza se observan en todo el mundo sin distinción de clase socioeconómica; la incidencia más alta se presenta en niños entre 3 y 11 años de edad, principalmente en las niñas, por su relación con el pelo largo.

El contagio suele sobrevenir por el contacto cabeza a cabeza y por el intercambio de cepillos y otros accesorios de pelo. Sin embargo, se ha visto que los piojos pueden ser lanzados a una distancia de un metro a la hora de quitarse un suéter o por la simple estática al momento de peinarse.

El síntoma característico de la infestación por piojos de la cabeza es la comezón, aunque existen casos de portadores asintomáticos. En el primer contagio de la vida, la comezón suele aparecer de 2 a 6 semanas después del contagio. Las infestaciones posteriores suelen manifestarse a las 24 ó 48 horas. También puede presentarse inflamación de los ganglios linfáticos que se ubican detrás de las orejas.

El diagnóstico se realiza mediante la visualización de los piojos adultos en la zona de la nuca y detrás de las orejas, o las liendres de color blanco, sobre los cabellos, a unos 5 centímetros del cuero cabelludo.

El tratamiento consiste en la aplicación de lociones que contengan piretrina, permetrina o ivermectina, las cuales deben ser recetadas por el dermatólogo.

## Piojos del pubis

Los piojos del pubis se conocen comúnmente como ladillas. Se asocian a promiscuidad y no sólo son capaces de infestar los vellos del pubis, sino también cualquier otro vello corporal como la barba, el bigote, el pelo del pecho o el de las piernas, principalmente en los hombres; pero también las cejas, las pestañas y el pelo de la cabeza.

Si bien se les considera un padecimiento de transmisión sexual, los piojos del pubis también pueden transmitirse a través de toallas o ropa de cama contaminadas.

El síntoma característico es la comezón y puede existir enrojecimiento alrededor del folículo piloso. El tratamiento más eficaz es la aplicación de una crema que contenga permetrina, que debe ser recetada por el dermatólogo.

## Piojos del cuerpo

Los piojos del cuerpo, que en realidad se encuentran en la ropa, principalmente en las costuras, se asocian a hacinamiento, malas condiciones higiénicas, pobreza, guerras y catástrofes naturales.

Los piojos de la ropa llamados Pediculus humanus variedad corporis transmiten diversas enfermedades bacterianas como el tifo endémico, la fiebre recurrente y la fiebre de las trincheras.

La transmisión de estos microorganismos a las personas no es por la picadura del piojo, sino a través de sus heces que penetran la piel al rascarse o mediante inhalación.

El piojo del cuerpo mide de 2.4 a 4 milímetros y se alberga en la ropa. Suele ocasionar comezón en la espalda, el cuello, los hombros y la cintura. El paciente no recibe un tratamiento específico, sólo tiene que desinfectar la ropa con DDT y plancharla, ya que el calor de más de 65°C mata los piojos.

# ✚ Sarna

La sarna es una infestación ocasionada por el ácaro llamado Sarcoptes scabiei, variedad hominis.

Los ácaros de la sarna animal no infestan al hombre, por lo que no representan una fuente de infección.

 La sarna es común en personas sexualmente activas y en niños. La diseminación de la enfermedad entre los miembros de una misma familia es común.

El ciclo vital de los ácaros que ocasionan la sarna se completa en la capa más superficial de la piel, la epidermis. Un ácaro hembra pone de 60 a 90 huevos que necesitan 10 días para madurar. El período de incubación, es decir, el tiempo que transcurre entre el momento del contacto con el parásito, hasta el desarrollo de los síntomas, varía de días a meses. En las infestaciones que se producen por primera vez, pueden pasar de 2 a 6 semanas hasta que aparezca el síntoma característico que es la comezón. Las infestaciones posteriores ocasionan comezón en un lapso de 24 a 48 horas. Pueden existir personas portadoras que contagian la enfermedad y no presentan síntomas.

La comezón que aparece con la sarna se acentúa por las noches y cuando el paciente se baña con agua fría. Las localizaciones típicas de las lesiones son: entre los dedos de las manos, en la cara interna de las muñecas, las nalgas y la zona del cinturón. En hombres son frecuentes las lesiones en pene y escroto, mientras que en las mujeres puede presentarse en las mamas, en la areola y el pezón, así como en los genitales. Las zonas afectadas por la sarna se ven enrojecidas, con pequeñas manchas rojas y ampollas. Los signos característicos de la enfermedad son los surcos en la piel, que representan el túnel que cavan las hembras al poner los huevos y que se ven como líneas delgadas, curvas, de color blanco grisáceo y de 1 a 10 milímetros de longitud.

El diagnóstico se corrobora mediante la realización de un raspado de la piel o biopsia de ésta para visualizar los parásitos y sus huevos.

El tratamiento consiste en la aplicación de una crema que contenga permetrina sobre la piel, que debe ser recetada por el dermatólogo. Además, es fundamental lavar la ropa, sábanas y toallas con agua caliente y secarlas con aire caliente para disminuir la posibilidad de contagio a los miembros de la familia. Se recomienda además tratar a los parientes que tienen contacto cercano con el paciente, aunque no manifiesten comezón. Hay que destacar que la comezón y las lesiones pueden permanecer de dos a cuatro semanas después del tratamiento, lo que no significa fracaso de éste. Sin embargo, lo común es que la comezón desaparezca a los 3 días.

# ✚ Dermatitis **atópica**

La dermatitis atópica es la manifestación en la piel de un estado de alergia generalizado, muchas veces relacionado con una historia de asma o rinitis.

La palabra atopia proviene del griego *atopos,* que significa extraño o inusual. El siglo pasado la dermatitis atópica recibía el nombre de neurodermatitis, porque se creía que estaba asociada a trastornos nerviosos.

 La dermatitis atópica afecta a 2 por ciento de la población y llega a presentarse hasta en 23 por ciento de los niños en ciertos grupos. Entre 70 y 95 por ciento de los casos se inicia antes de los 5 años de edad.

Si bien se desconoce la causa de la dermatitis atópica, existen factores que se han asociado a su desarrollo, como la herencia y la predisposición del individuo a cierto tipo de alergias como rinitis alérgica o asma. Estos pacientes suelen tener niveles elevados de inmunoglobulina E y un tipo de glóbulos blancos en sangre, llamados eosinófilos.

Las manifestaciones clínicas de la dermatitis atópica suelen variar con la edad. Más de la mitad de los casos se presenta en lactantes, generalmente después de los 2 meses de edad. En la piel de la cara, el cuero cabelludo y las superficies extensoras de las extremidades aparecen placas rojas con pápulas, es decir, granos enrojecidos que provocan mucha comezón (ver fig. 10).

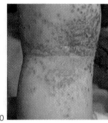

Fig. 10

Durante la infancia, entre los 2 y los 12 años de edad, las lesiones suelen presentarse en la región que se encuentra en la parte posterior de las piernas, detrás de las rodillas, en la cara interna de los brazos a la altura del codo y la parte posterior del cuello, al igual que en los adultos. Cuando el paciente se rasca debido a la intensa comezón, puede hacer excoriaciones y un engrosamiento de la piel.

Casi 80 por ciento de los pacientes con dermatitis atópica desarrollará rinitis o asma alérgicos al final de su etapa infantil. El tratamiento consiste en evitar el contacto con agentes que puedan desencadenar las reacciones como sustancias químicas, detergentes y ácaros del polvo (ver Rinitis alérgica). Además, se recomienda el empleo de jabones suaves, emolientes como la vaselina, ropa de algodón, pomadas antiinflamatorias derivadas de la cortisona, bajo supervisión del dermatólogo; medicamentos llamados inmuno moduladores, es decir, los que regulan la respuesta inmunitaria del paciente, aplicados localmente en las lesiones; y algunas veces la administración de antihistamínicos para cortar el círculo vicioso comezón-rascado. En algunos casos se recomiendan regímenes de fototerapia con exposición a radiación ultra-violeta o solar, siempre bajo la supervisión del dermatólogo; cuando existe infección ocasionada por la presencia de bacterias que penetran la piel debido al rascado es necesaria la administración de antibióticos.

# ✚ Dermatitis por **contacto**

La dermatitis por contacto es un proceso inflamatorio en la piel ocasionado por una sustancia que el individuo toca.

Este tipo de dermatitis se divide en 2 grupos: la dermatitis irritativa por contacto, que se debe al efecto tóxico de una sustancia directamente sobre la piel del individuo y ocurre en 80 por ciento de los casos; y la dermatitis alérgica por contacto, que implica una reacción alérgica, es decir, una sensibilidad particular a la sustancia en cuestión por parte del paciente y que es responsable de 20 por ciento de los casos de dermatitis por contacto.

En cualquier caso las manifestaciones clínicas suelen ser la presencia en el sitio del contacto con la sustancia causal de una placa roja en la piel, bien delimitada, con diminutas ampollas, que se despellejan y provocan comezón.

En el caso de la dermatitis irritativa por contacto, el diagnóstico se confirma mediante el interrogatorio del paciente donde se detecta el antecedente del contacto con la sustancia que le ocasionó el padecimiento; cuando se trata de la dermatitis alérgica por contacto, suelen requerirse las llamadas pruebas epicutáneas, en las cuales se aplican sobre la piel diversas sustancias en pequeñas cantidades que reciben el nombre de alérgenos para evaluar la respuesta del paciente a éstas y determinar a qué resulta alérgico (ver fig. 11).

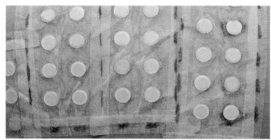
Fig. 11

El tratamiento consiste en evitar la sustancia que ocasiona la dermatitis y, en caso necesario, tratar las lesiones con un antiinflamatorio tópico, que suele ser un derivado de la cortisona, siempre siguiendo las indicaciones del dermatólogo.

Diane Pérez

# Psoriasis

La psoriasis es uno de los padecimientos dermatológicos más comunes que afecta a 2.5 por ciento de la población mundial.

 En alrededor de 75 por ciento de los casos, la enfermedad comienza antes de los 40 años de edad. En la psoriasis existe una proliferación y diferenciación anormal de las células de la capa superficial de la piel.

Para el desarrollo de la psoriasis es necesario que el paciente cuente con una predisposición genética para la enfermedad, por lo cual se habla de factores hereditarios. En los individuos predispuestos ciertas condiciones pueden desencadenar el desarrollo de la psoriasis como son infecciones, por ejemplo los abscesos dentales, la faringitis por estreptococo o el SIDA, así como padecimientos que se acompañan de una disminución de los niveles de calcio en la sangre, el estrés, el consumo de alcohol o de tabaco y ciertos medicamentos como el litio, los beta-bloqueadores y los medicamentos contra el paludismo, entre otros.

Existen diversas variedades de psoriasis, la más común es la llamada "en placas". En este tipo existe la presencia de placas bien delimitadas con granos enrojecidos, descamación y engrosamiento de la piel en cuero cabelludo, codos, rodillas y arriba de la línea que separa los glúteos. En los niños, ocurre con cierta frecuencia la llamada psoriasis "gutata", en la cual las lesiones son pequeñas, parecidas a gotas. Existe una estrecha relación entre la infección de la garganta por estreptococo en los niños y el desarrollo de la psoriasis gutata. El pronóstico suele ser excelente con una remisión espontánea de las lesiones en un lapso de semanas a meses. Otra variante es la eritrodermia psoriasica, en la cual hay un enrojecimiento generalizado con descamación. La llamada psoriasis pustulosa se acompaña de ampollas llenas de pus que pueden aparecer en todo el cuerpo o sólo en palmas de las manos y plantas de los pies. Otros sitios comunes de afectación de la psoriasis son el cuero cabelludo, axilas, ingles, pliegue que separa los glúteos, debajo de las mamas y detrás de las orejas; también puede aparecer en las uñas y dentro de la cavidad bucal, especialmente en la lengua. Las articulaciones se ven afectadas entre 5 y 30 por ciento de los pacientes con psoriasis cutánea. Las articulaciones que se alteran con mayor frecuencia son las de los dedos de las manos y los pies.

El tratamiento de la psoriasis incluye la administración de análogos de la vitamina D3, algunos esquemas incluyen los derivados de la cortisona sobre las lesiones en los casos leves a moderados; ciertos retinoides como el tazaroteno han demostrado disminuir la proliferación de las células superficiales de la piel asociada a la psoriasis, la exposición a la radiación ultravioleta y la quimioterapia con metotrexate en casos graves. Al considerarse un factor autoinmune en el desarrollo de la psoriasis, es decir, que el organismo no reconoce ciertas células como propias y las destruye, se recomienda el uso de in-munosupresores como la ciclosporina. Una opción para el tratamiento de la psoriasis cutánea –aprobado en el caso de la articular– es el empleo de anticuerpos monoclonales, es decir, sustancias que permiten al organismo destruir agentes que le resultan nocivos y que tienen una especificidad única.

# ✚ Vitiligo

El color de piel de un individuo está determinado por el pigmento llamado melanina, que se produce en las células llamadas melanocitos que se encuentran en la epidermis (ver fig. 12).

El vitiligo es un trastorno adquirido de causa desconocida que se caracteriza por manchas sin color en la piel, debido a la ausencia de células que producen pigmento en la zona afectada. Este padecimiento atañe a cerca de dos por ciento de la población y puede aparecer en cualquier momento de la vida, con una media de 20 años de edad.

Si bien no se sabe a ciencia cierta qué origina el vitiligo, se le relaciona con ciertas condiciones genéticas que inducen la muerte de la célula productora de melanina o autoinmunitarias, en las cuales el propio organismo destruye los melanocitos.

Desde el punto de vista clínico, el vitiligo se puede clasificar en localizado, generalizado y universal. El localizado a su vez se divide en focal, que afecta sólo un área específica del organismo; unilateral, con manchas sin pigmento de un sólo lado del cuerpo; o mucoso, que únicamente implica las mucosas (cavidad bucal, etcétera). El generalizado se segmenta en vulgar, con placas sin pigmento dispersas en todo el cuerpo; acrofacial, en cara y extremidades; y mixto, es decir, una combinación de los anteriores. Finalmente, el vitiligo universal se

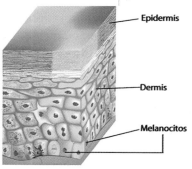

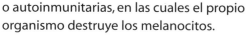

Epidermis

Dermis

Melanocitos

Fig. 12

refiere a una despigmentación completa o casi completa de todo el cuerpo.

El curso de la enfermedad suele iniciarse en forma insidiosa con manchas despigmentadas, especialmente en zonas que se exponen al sol durante el verano, cuando la exposición solar repetida aumenta el contraste entre la piel afectada y la sana. Con el tiempo la mancha sin pigmento se hace cada vez más evidente.

En algunos casos el ojo también puede verse afectado, ocasionando uveítis, condición que se asocia a un raro síndrome, o la presencia de lesiones sin pigmento en el fondo del ojo. A pesar de ello, la mayoría de las personas con vitiligo están por demás sanas.

En la actualidad no existe una cura para el vitiligo; los tratamientos están enfocados a repigmentar la piel y estabilizar el proceso de despigmentación. Se somete al paciente a tres sesiones por semana de radiación ultravioleta B de banda estrecha con psoralenos, que son sustancias que se activan con la luz UV o en casos seleccionados, derivados de la cortisona. Es necesario vigilar el aumento de riesgo para desarrollar cáncer de piel.

En los pacientes que no responden a la fototerapia puede optarse por un trasplante autólogo, es decir, se toma piel sin vitiligo de alguna región del cuerpo y se injerta en los sitios afectados.

En ciertas condiciones se opta por el tatuaje de las áreas sin pigmento y en otras, cuando el vitiligo está muy extendido, se puede despigmentar las zonas que quedan sanas, con los cuidados correspondientes para prevenir el desarrollo de cáncer de piel, como el uso de protectores solares y ropa adecuada para protegerse del sol. Nuevos enfoques terapéuticos incluyen el rayo láser y la llamada microfototerapia concentrada, entre otros. Algunos pacientes requieren de apoyo psicológico para sobrellevar su enfermedad.

# ✚ Pénfigo

El término pénfigo proviene de la palabra griega *pemphix* que significa ampolla.

El pénfigo es un trastorno de la piel considerado autoinmune, es decir, que el organismo no reconoce como propias ciertas proteínas de la piel y la mucosa, dando como resultado la producción de anticuerpos que separan las células de la capa más superficial de la piel, la epidermis. La media de edad de aparición del pénfigo es entre los 50 y 60 años.

El pénfigo se divide en varias formas:

• El pénfigo vulgar, en el cual aparecen ampollas y erosiones dolorosas en la mucosa de la cavidad bucal (ver fig. 13); en más de la mitad de los casos también hay lesiones en la piel. En el caso del pénfigo vulgar, los sitios más comunes para la aparición de las ampollas y las erosiones son el paladar y la garganta, produciendo ron-

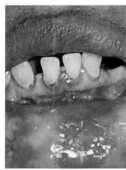

Fig. 13

quera y dificultad para tragar y en orden descendente, en los ojos, la mucosa de la nariz, la vagina, el pene, el ano y los labios. Al principio, el líquido en el interior de las ampollas es claro, pero puede volverse sanguinolento. Sin el tratamiento apropiado, el pénfigo vulgar puede ser mortal, ya que una amplia zona de la piel pierde su función de barrera, lo cual conduce a la pérdida de líquidos corporales o infecciones bacterianas. Una variante del pénfigo vulgar es el llamado pénfigo vegetante, en el cual las ampollas toman la forma de hongos y verrugas.

• El pénfigo foliáceo, que suele presentarse en la piel como un enrojecimiento que se despelleja y sobre el cual aparecen costras. El pénfigo también puede ser secundario a la ingesta de ciertos fármacos como la penicilina y algunos medicamentos inhibidores de la enzima convertidora de angiotensina, que se emplean para el tratamiento de la hipertensión arterial.

• El pénfigo paraneoplásico es aquél que aparece con tumores benignos o malignos, comúnmente los linfomas no Hodgkin y la leucemia linfocífica crónica (ver capítulo Enfermedades hematológicas).

En todos los tipos de pénfigo descritos hasta este momento, el autoanticuerpo responsable del daño a la piel es una inmunoglobulina G; no obstante, recientemente se describió una nueva forma de pénfigo en la cual el autoanticuerpo que ocasiona el daño celular es una inmunoglobulina A, la cual recibe el nombre de pénfigo Ig A.

El diagnóstico se confirma mediante la realización de una biopsia que muestra la separación de las células de la capa superficial de la piel. El tratamiento va enfocado a disminuir las defensas del individuo por medio del empleo de derivados de la cortisona u otros medicamentos inmunosupresores.

# + Calvicie

La calvicie se conoce en medicina como alopecia. Puede deberse a diferentes causas, pero sin duda la más común es la llamada alopecia androgénica masculina, es decir, aquella que ocurre en los hombres por acción hormonal.

El pelo nace del llamado folículo piloso, que es una estructura bien organizada que se ubica en la capa media de la piel llamada dermis (ver fig. 14). El folículo piloso se conoce también como unidad pilosebácea, compuesta por el folículo y la glándula sebácea.

En condiciones normales una persona pierde de 50 a 100 cabellos al día. El pelo crece 3 milímetros al día o 1 centímetro al mes y cada folículo piloso cuenta con su propio ciclo de crecimiento, independientemente de sus folículos vecinos.

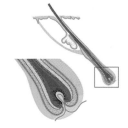

Fig. 14

La alopecia areata es un tipo de calvicie que se presenta en forma de zonas sin pelo o con pelo muy corto en la cabeza (ver fig. 15), y se asocia con un trastorno autoinmune, en el cual el propio organismo destruye las estructuras responsables de la formación de pelo. En algunos casos coincide con rinitis alérgica, asma y dermati-

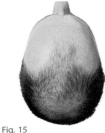

Fig. 15

tis atópica. La pérdida de pelo en la alopecia areata puede seguir un patrón en forma de parches ovalados, abarcando la zona arriba de las orejas y la nuca o toda la cabeza. En ocasiones, la alopecia areata puede mejorar por sí sola, pero el tratamiento incluye la administración de sustancias que regulan la respuesta inmunológica del individuo, derivados de la cortisona o la aplicación sobre las zonas sin pelo de lociones con agentes vasodilatadores y bloqueadores del calcio que aumentan el crecimiento del vello como el minoxidil.

Las alopecias cicatrizales son aquellas secundarias a quemaduras, infección o diseminación del cáncer procedente de otras regiones del cuerpo, así como al lupus eritematoso sistémico, y el tratamiento depende de la causa que la origine.

Por mucho, el tipo de calvicie más común es la alopecia androgénica masculina que afecta a más de 200 millones de personas en el mundo.

Tanto genes como hormonas juegan un papel preponderante en el desarrollo de este tipo de alopecia, en la cual el factor hereditario es decisivo.

La pérdida de cabello en los hombres está relacionada con la hormona llamada dihidro-testosterona. La hormona relacionada con el aumento de la masa muscular, el crecimiento del pene y el escroto, el cambio de la voz, así como el comportamiento sexual masculino, la testosterona se convierte en dihidrotestos-terona por la acción de una enzima llamada 5-alfa-reductasa, cuyo subtipo dos se encuentra en los folículos pilosos del cuero cabelludo, el pelo de la barba y el pecho, en el hígado y en la glándula prostática. El déficit genético de 5-alfa-reductasa protege contra la calvicie masculina.

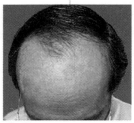

Fig. 16

Existen diversos patrones de calvicie masculina que van desde "entradas pronunciadas" en la frente o las sienes, hasta la pérdida de cabello generalizada exceptuando arriba de la nuca y las orejas (ver fig. 16).

En la actualidad existen dos medicamentos aprobados para el tratamiento de la calvicie masculina: el minoxidil, que se aplica sobre el cuero cabelludo, y una sustancia que se toma por vía oral y que inhibe la acción de la enzima 5-alfa-reductasa, reduciendo la pérdida de pelo en 90 por ciento de los hombres.

Otra opción para la calvicie masculina es el microtrasplante de cabello, que consiste en quitar tiras de cabello de la parte de la cabeza que no se queda calva del propio paciente, e implantarlas en las zonas sin pelo (ver capítulo Procedimientos estéticos).

Se ha propuesto que los varones calvos tienen mayor riesgo de desarrollar la enfermedad arterial coronaria (ver capítulo Cardiología).

# ✚ Cáncer de **piel**

La piel es el sitio más frecuente para la aparición de cáncer en el ser humano; los tipos más comunes son el carcinoma basocelular, en primer lugar, y el epidermoide, en segundo.

Ambos tumores tienen que ver con la exposición a la radiación ultravioleta del sol y ocurren principalmente en personas de tez y ojos claros, sobre todo en pelirrojos.

Uno de los factores que recientemente se descubrió que está ligado al desarrollo de cáncer de piel es una mutación en el gen supresor Patch, que en condiciones normales protege contra el desarrollo de carcinoma basocelular.

El carcinoma basocelular es una proliferación de células anormales en la capa de células basales de la epidermis (ver fig. 17). Puede tener varias presen-

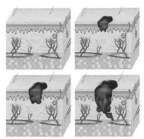

Fig. 17

taciones, pero la más común es una placa enrojecida que crece lentamente o una perla de lento crecimiento con presencia de diminutos vasos sanguíneos (ver fig. 18).

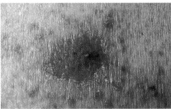

Fig. 18

El carcinoma epidermoide proviene de los queratinocitos de la epidermis y suele invadir la dermis. También puede llegar a la grasa, al músculo, al hueso y a los ganglios linfáticos cercanos y lejanos. La forma de presentación del carcinoma epidermoide es un nódulo ulcerado, es decir, una bolita con una herida que no cicatriza (ver fig. 19).

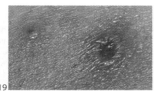

Fig. 19

Tanto el carcinoma basocelular como el epidermoide son más comunes en las regiones del cuerpo expuestas al sol: orejas, cara, cuello y manos, principalmente.

El tratamiento del carcinoma basocelular consiste en quitar la lesión, ya sea por legrado y electrodisecación, mediante cirugía con bisturí, criocirugía (congelar la lesión con nitrógeno líquido), y terapia con láser. El carcinoma epidermoide debe removerse quirúrgicamente y tratar al paciente con radiación, especialmente en el caso de invasión a los ganglios linfáticos. La elección del método terapéutico dependerá de la profundidad de la lesión así como la invasión a ganglios linfáticos y otros tejidos.

El pronóstico del carcinoma basocelular suele ser excelente y, en el caso del epidermoide, mientras más temprano se detecte mayor será el índice de curación.

El tipo más peligroso de cáncer de piel es el melanoma maligno que deriva de las células de la piel encargadas del pigmento, llamadas melanocitos (ver fig. 20). Este tipo de cáncer es muy peligroso

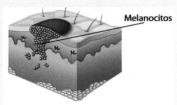

Melanocitos

Fig. 20

debido a su capacidad de invadir otros órganos y ocasionar la muerte del paciente cuando no se trata oportunamente.

Los factores de riesgo que predisponen al desarrollo de melanoma maligno son la exposición a radiación solar, especialmente a temprana edad y en personas de piel clara, y la herencia.

El melanoma maligno se divide en cuatro subtipos. El más común es el llamado melanoma de extensión superficial, que representa 70 por ciento de todos los melanomas. Éste empieza como una mancha de color café a negro con límites irregulares.

Es más común en el tronco en los hombres y en las piernas en las mujeres. El llamado melanoma nodular es el segundo tipo más frecuente de melanoma y, aunque puede aparecer en cualquier parte del cuerpo, predomina en el tórax, la cabeza y el cuello. Suele parecer un nódulo o bolita de color negro azulado que a veces puede sangrar. En tercer lugar se encuentra el melanoma de tipo lentigo maligno, que suele aparecer en la séptima década de la vida en zonas de la piel dañadas por el sol como la nariz, las mejillas, como una mancha de color café a negro. Finalmente, el tipo menos común de melanoma es el tipo lentiginoso acral, que aparece también en la séptima década de la vida sobre todo, y en palmas de las manos, plantas de los pies y alrededor de las uñas. Este tipo de cáncer también afecta a personas con piel oscura de origen africano o asiático (ver fig. 21).

El melanoma tiene la capacidad de desarrollar metástasis, es decir, de diseminarse a otros órganos como los ganglios linfáticos,

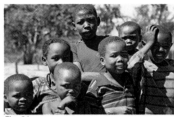
Fig. 21

pulmones, hígado, huesos y cerebro.

El diagnóstico de este tipo de melanoma se realiza mediante la visualización de la piel con microscopio (técnica llamada dermatoscopía), y se confirma con el estudio, por parte del patólogo, de la lesión extirpada quirúrgicamente. Cuando la lesión es demasiado extensa para ser extirpada por completo, se realiza una biopsia, es decir, se toma un fragmento de tejido con la finalidad de que el patólogo determine el tipo de células malignas, en caso de existir.

El tratamiento del melanoma incluye la extirpación quirúrgica de éste. En la actualidad se propone la administración de terapia adyuvante con modificadores de la respuesta biológica como el interferón alfa. En casos muy selectos, las metástasis se tratan con radioterapia, aunque también se opta por

quitar los tumores que se desarrollan en otros órganos. En el caso del cerebro se puede optar por la llamada radiocirugía con rayos gamma.

El pronóstico del paciente con melanoma maligno es directamente proporcional a la etapa en que se encuentra al momento del diagnóstico. Si bien en etapas iniciales es curable, en estadíos avanzados resulta altamente letal.

# Oftalmología

# Oftalmología

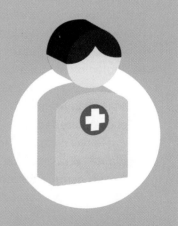

Diane Pérez

# ✚ Conjuntivitis

La conjuntiva es una fina membrana mucosa transparente que recubre la superficie interna de los párpados y la esclerótica, terminando donde inicia la córnea, que es la estructura transparente que, como carátula de reloj, recubre la parte del ojo que tiene color, llamada iris, y la pupila, que es el orificio negro a través del cual entra la luz a la parte posterior del ojo (ver fig. 1).

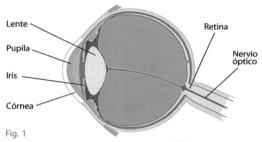

Lente
Pupila
Iris
Córnea
Retina
Nervio óptico

Fig. 1

La conjuntivitis es la inflamación de la conjuntiva. Si bien existen varias causas, entre las más comunes figuran las alergias y las infecciones.

La conjuntivitis alérgica, también conocida como conjuntivitis de la fiebre del heno, es una inflamación de la conjuntiva ocasionada por agentes externos como polen, polvo o cualquier sustancia a la cual sea alérgico el individuo. Las manifestaciones clínicas incluyen enrojecimiento y comezón en el ojo y alrededor del mismo, así como lagrimeo (ver fig. 2). El diagnóstico se confirma mediante un raspado de la conjuntiva en el cual se muestran numerosos eosinófilos, que son los glóbulos blancos cuyo número se ele-

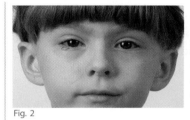

Fig. 2

va en presencia de alergias. El tratamiento de la conjuntivitis alérgica consiste en la eliminación, en la medida de lo posible, de la exposición a la sustancia que ocasiona la alergia. Además, se recomiendan compresas frías en los ojos, medicamentos antihistamínicos tanto por vía oral como tópicos, es decir, en los ojos, para contrarrestar la reacción alérgica, y en ocasiones se requiere del uso de derivados de la cortisona en el ojo para controlar la inflamación.

Otro tipo de conjuntivitis común es la queratoconjuntivitis primaveral, que se da en personas alérgicas y se acompaña de intolerancia a la luz, comezón, sensación de tener una basurita en el ojo y puede haber una ligera caída de los párpados superiores. La córnea también se encuentra inflamada. Es más común en varones y suele iniciar antes de los 10 años de edad, con una duración aproximada de 4 a 10 años. Aunque son frecuentes las agudizaciones de la enfermedad durante la primavera, las manifestaciones clínicas pueden estar presentes todo el año. El diagnóstico se confirma mediante un raspado de la conjuntiva mostrando abundantes eosinófilos y puede haber un incremento de histamina (una sustancia que se libera cuando existe una alergia) en la lágrima. El tratamiento consiste en tratar de evitar lo que origina la alergia, como trasladar al niño a otro lugar de vivienda (algo muy difícil de llevar a cabo), medicamentos antiinflamatorios derivados de la cortisona en el ojo en forma de gotas, así como otras sustancias enfocadas a reducir la reacción alérgica y disminuir el enrojecimiento del ojo.

Las conjuntivitis infecciosas pueden ser ocasionadas por bacterias, virus y hongos.

Las conjuntivitis bacterianas suelen iniciar de manera abrupta en uno o ambos ojos con enrojecimiento y formación de lagañas verdosas, con pus, sobre todo por las mañanas, en que el paciente puede amanecer con el ojo pegado. Las bacterias más comúnmente asociadas a este tipo de conjuntivitis son el Haemóphilus influenzae, que puede estar asociada a infección de vías respiratorias altas o de oído, el Estreptococo dorado, el Estafilococo pneumoniae, la Neisseria gonorrhoeae, presente con infecciones genitales, y Neisseria meningitidis, que puede estar acompañada de infecciones de vías respiratorias o meníngeas (ver capítulos correspondientes). La enfermedad suele contraerse por tocar-

se los ojos con las manos contaminadas. El diagnóstico puede realizarlo el oftalmólogo a simple vista o requerir de un raspado conjuntival para determinar, mediante un cultivo, la bacteria que ocasiona la infección. El tratamiento consiste en la aplicación de medicamentos antibióticos en forma de gotas en ambos ojos, aunque sólo uno sea el afectado. En casos graves, principalmente por Neisseria gonorrhoeae, puede ser necesario administrar antibióticos inyectados o por vía oral.

La conjuntivitis también puede ser ocasionada por una bacteria llamada Clamidia trachomatis que ocasiona una cicatrización de la conjuntiva llamada tracoma (ver fig. 3). Es

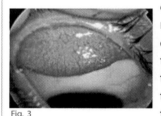

común en recién nacidos de madres con infección genital por clamidia. El tratamiento consiste en antibióticos tanto por vía oral

Fig. 3

como directamente en el ojo.

Las conjuntivitis virales pueden ser ocasionadas por diversos tipos de virus, entre ellos los adenovirus tipos 1, 2, 3 y 4. Los pacientes suelen presentar enrojecimiento de los ojos. Cuando son responsables otros subtipos de este virus, el padecimiento ocular puede asociarse a infección de la garganta y epidemias. Otros virus que también son capaces de ocasionar conjuntivitis son el del herpes simple, el de Epstein Barr y el del molusco contagioso. Las manifestaciones clínicas suelen ser enrojecimiento de los ojos e inflamación de los ganglios linfáticos que se encuentran por delante de las orejas. El tratamiento consiste en la aplicación de compresas frías y gotas para mejorar los síntomas y reducir el enrojecimiento.

Las conjuntivitis micóticas, es decir, por hongos, son ocasionadas con mayor frecuencia por Cándida albicans. Los pacientes presentan parches blancos en las conjuntivas que recubren los párpados. Hay enrojecimiento de los ojos y secreciones con pus. El diagnóstico se confirma mediante un cultivo de la conjuntiva y el tratamiento consiste en la aplicación de medicamentos contra los hongos (antimicóticos).

# ✚ Trastornos de **la refracción**

La miopía, el astigmatismo y la hipermetropía son los defectos visuales más comunes.

35 por ciento de la población presenta alguno de estos llamados trastornos de la refracción ocular, que son hereditarios.

En el caso de la miopía, el ojo tiende a ser más grande de lo normal y la luz que entra por la pupila se refleja antes de la retina, que es la porción del ojo que lleva el haz de luz hacia el cerebro en forma de impulso nervioso (ver fig. 4). El paciente con miopía ve bien de cerca, pero no de lejos.

En la hipermetropía ocurre lo contrario, el ojo tiende a ser más pequeño de lo normal, por lo cual el haz de luz que entra por la pupila se refleja por delante de la retina y el paciente no ve bien ni de lejos ni de cerca (ver fig. 4).

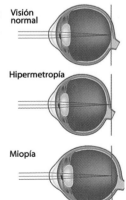

Fig. 4

En el astigmatismo, la córnea, que es la estructura transparente que, como carátula de reloj, recubre la pupila y la parte del ojo que tiene color llamada iris, tiene una curvatura dispareja ocasionando que el haz de luz no se refleje en un punto fijo y la persona vea una imagen distorsionada, tanto de lejos como de cerca (ver fig. 5).

El nivel de gravedad de estos defectos refractivos se mide en dioptrías: a mayor dioptría, peor es la visión. Para diagnosticarlos se requiere, por un lado, que el paciente lea la llamada cartilla de Shnellen, es decir que sea capaz de leer a una distancia determinada las letras que el optometrista le muestra.

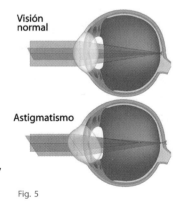

Fig. 5

Posteriormente, con un aparato se realiza un estudio de refracción ocular para confirmar el número de dioptrías que tiene el paciente y así elaborar sus anteojos o lentes de contacto.

Hoy en día existe la llamada cirugía refractiva para corregir los defectos refractivos. Este procedimiento implica una intervención con rayo láser en la córnea. Para realizar este procedimiento, es necesario someter al paciente a estudios de topografía y paquimetría corneal que consisten en determinar el aspecto y el espesor de la córnea, respectivamente. La córnea tiene un grosor aproximado de 500 micras y cuenta con varias capas. En la cirugía refractiva se levanta una de las capas de la córnea, con rayo láser se realiza el procedimiento que establece la computadora específicamente para cada paciente y se regresa el colgajo a su lugar. La recuperación del paciente suele ser rápida y representa pocas molestias.

# ✚ Trasplante de **córnea**

La córnea es la estructura transparente que, como carátula de reloj, recubre la parte del ojo que tiene color y el orificio central llamado pupila (ver fig. 6).

Cuando la córnea se torna opaca, impide la visión y con frecuencia se requiere de un trasplante. Otra indicación de trasplante puede ser el queratoconoco, que consiste en una deformidad de la córnea, la cual tiene forma de cono, ocasionando que el paciente tenga una visión borrosa.

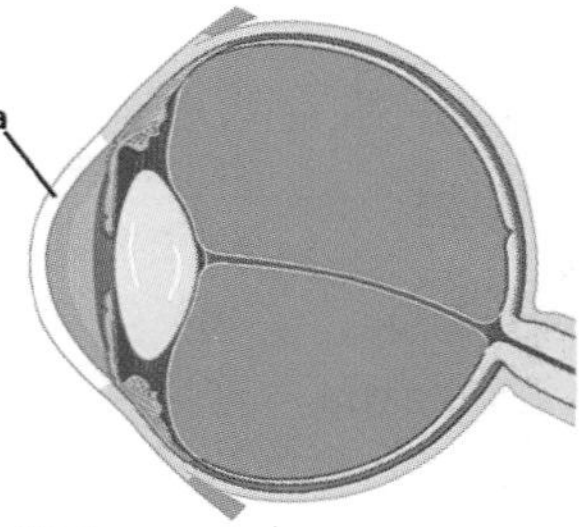

Actualmente el trasplante de córnea se realiza con anestesia local, se extirpa la córnea dañada y se coloca la del donante

Córnea

Fig. 6

(generalmente un cadáver) en el lugar de la anterior y se sutura. Hoy en día, dependiendo del padecimiento, una cornea puede servir para varios pacientes, porque pueden trasplantarse únicamente las capas requeridas del órgano. La recuperación del paciente se da entre cuatro y seis semanas.

En la actualidad, el porcentaje de rechazo del trasplante de cornea es cercano a cero.

# ✚ Presbicia

La presbicia, o vista cansada, es la disminución de la capacidad de ver de cerca y ocurre con el paso de los años.

Para enfocar de cerca, el ojo pone en marcha un mecanismo de acomodación que permite que la imagen que vemos se forme con nitidez en la retina.

El cristalino juega un papel para enfocar de lejos y de cerca. Conforme pasa el tiempo, el cristalino va perdiendo esa capacidad de acomodación y la persona no puede ver bien de cerca. Característicamente, el individuo comienza a extender el brazo para leer las letras pequeñas y le cuesta trabajo ensartar el hilo en una aguja. Esta condición normal, se presenta a partir de los 40 años de edad. De ahí que a partir de la quinta década de la vida, la mayoría de las personas necesite anteojos para ver de cerca.

Hoy en día se cuenta con una opción quirúrgica para contrarrestar la presbicia, llamada queratoplastía conductiva, que consiste en modificar el tamaño de la córnea para que el paciente pueda ver de cerca sin anteojos.

Si bien las personas con miopía suelen desarrollar presbicia a una edad más tardía, lo común es que los emétropes, es decir, aquellos que han gozado de buena visión a lo largo de su vida, requieran de anteojos o la queratoplastía conductiva para contrarrestar su vista cansada.

# ✚ Cataratas

Las cataratas son las opacidades del cristalino.

El cristalino es una estructura transparente, biconvexa y sin vasos sanguíneos, localizada detrás del iris, que es la parte del ojo que tiene color (ver fig. 7). El cristalino tiene aproximadamente nueve milímetros de diámetro en el adulto y un espesor antero-posterior de 4 a 5 milímetros. El cristalino es responsable de una cuarta parte del poder refractivo del ojo, lo cual equivale a 15 dioptrías en promedio.

Las cataratas representan la primera causa de ceguera reversible en la población mundial. Tres de cada cuatro personas mayores de 75 años, y la mitad de las personas entre 64 y 75 años de edad, padecen cataratas.

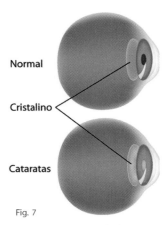

Normal

Cristalino

Cataratas

Fig. 7

Aunque la causa principal de las cataratas es el paso de los años, es posible encontrar este padecimiento en adultos jóvenes, incluso en niños recién nacidos. Factores de riesgo asociados con el desarrollo de cataratas son la diabetes mellitus, exposición a radiación ultravioleta, medicamentos, como los derivados de la cortisona, principalmente, y traumatismos, así como padecimientos oculares, como el glaucoma, entre otros. La llamada catarata congénita es aquella con la que nace un bebé y se presenta en uno de cada 2 mil recién nacidos. La catarata congénita se asocia principalmente a ciertas infecciones maternas durante el primer trimestre de embarazo, como toxoplasmosis, rubeola, citomegalovirus, herpes simple o zóster y sífilis (ver capítulo Enfermedades infecciosas). Otras condiciones como síndrome de Down o de Marfán también pueden acompañarse de cataratas congénitas.

Las cataratas se manifiestan por una lenta y progresiva disminución de la visión. El paciente puede tener la impresión de ver a través de un velo, no enfocar adecuadamente y tener dificultad para diferenciar las tonalidades de los colores. Hasta que finalmente pierde la visión del ojo afectado.

Si bien las cataratas pueden apreciarse a simple vista, ya que la pupila se ve opaca y grisácea, en etapas tempranas es el oftalmólogo, con una lámpara de hendidura, quien determina el grado de opacidad del cristalino.

El tratamiento de elección es la cirugía. Anteriormente, era necesario esperar a que la catarata "madurara", es decir que el cristalino se tornara completamente opaco antes de realizar la intervención. Hoy en día, la facoemulsificación permite la eliminación de la catarata desde sus primeras manifestaciones sin tener que esperar a que el paciente pierda la totalidad de la visión del o los ojos con catarata.

La facoemulsificación se realiza mediante una diminuta incisión en la córnea o la esclera y se introduce una aguja activada por ultrasonido, se destruye la catarata y se extrae mediante aspiración. Posteriormente se coloca el lente intraocular. La cirugía suele ser rápida, con una pronta recuperación del paciente.

La facoemulsificación puede realizarse tanto con anestesia local como general y el paciente regresa a su casa el mismo día de la intervención.

# + Glaucoma

El glaucoma es una de las principales causas de ceguera irreversible en el mundo.

Esta enfermedad se caracteriza por una elevación de la presión dentro del ojo por arriba 20 milímetros de mercurio (mmHg), hasta un nivel que produce un daño irreversible en las fibras del nervio óptico.

En el interior del ojo circula un líquido denominado humor acuoso que es un líquido transparente que se encarga de la nutrición de las estructuras internas del ojo y además permite que la luz pase a través de él. El equilibrio entre la producción y la salida del humor acuoso mantiene constante la presión intraocular. Cualquier obstrucción a la salida de éste, ocasiona un incremento de la presión dentro del ojo.

Este trastorno se divide en glaucoma de ángulo abierto, agudo o crónico, y glaucoma de ángulo cerrado, agudo o crónico. El más común es el glaucoma crónico de ángulo abierto o glaucoma primario de ángulo abierto, que suele presentarse después de los 40 años de edad en personas diabéticas, hipertensas o con antecedentes familiares del padecimiento. En etapas iniciales, el paciente con glaucoma de ángulo abierto comienza a notar que su campo visual (lo que ve hacia los lados) se empieza a restringir. El enfermo se tropieza con el escalón, no nota una puerta abierta, etcétera. Conforme el nervio óptico se va lesionando por la presión que se ejerce sobre él, se pierde la visión paulatinamente hasta llegar a la ceguera total.

El glaucoma de ángulo cerrado se acompaña de un dolor agudo muy intenso que se irradia, es decir, que se extiende a la órbita y a la mitad de la cabeza del lado del ojo dañado, representando una urgencia oftalmológica.

El diagnóstico de glaucoma se realiza mediante la medición de la presión intraocular y la valoración del nervio óptico con un oftalmoscopio. El tratamiento consiste en la aplicación de gotas para contraer la pupila, o bien, la cirugía, que consiste en facilitar el drenaje del humor acuoso mediante la colocación de válvulas.

La clave para tratar el glaucoma radica en el diagnóstico temprano de la enfermedad, a fin de controlarla y evitar que el paciente pierda la visión.

# ✚ Trastornos de **la retina**

La retina es la parte posterior del ojo que se comunica con el cerebro a través del nervio óptico (ver fig. 8).

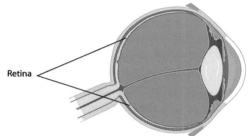

Retina

Fig. 8

La retina está formada por varias capas de células nerviosas que se comunican entre sí. Las células sensibles a la luz son los llamados conos y bastones, de los cuales depende la capacidad para ver a colores. Los bastones funcionan en condiciones de baja luminosidad y son responsables de la visión en blanco y negro, mientras que los conos se activan con alta luminosidad y de ellos depende la visión a color. En la parte posterior de la retina se ubica la mácula, una mancha de color amarillo donde se encuentra el mayor número de células fotorreceptoras, dicha mácula es la responsable de la visión fina, es decir, del detalle de lo que vemos.

La retina puede verse afectada por varias condiciones, desde sofisticadas enfermedades hasta infecciones por bacterias, virus y hongos pero, sin duda, entre las condiciones más comunes que afectan la retina figuran la diabetes mellitus y la hipertensión arterial.

La retinopatía diabética representa la primera causa de ceguera no reversible en México. Lo que ocurre es que no llega suficiente sangre a la retina y las células nerviosas de la retina comienzan a morir. Para contrarrestar este efecto se forman nuevos vasos sanguíneos que se rompen con facilidad, ocasionando hemorragias.

Desafortunadamente, cuando el paciente comienza a perder la visión es demasiado tarde; de ahí la importancia de que todo paciente diabético, consulte al oftalmólogo para valorar el estado de su retina mediante un examen de fondo de ojo o una fluorangiografía, que consiste en la inyección de un colorante a la sangre del brazo, para después tomar fotografías de la retina. Una vez diagnosticada la retinopatía diabética es posible frenar su evolución, pero no revertir el daño existente. Se emplea la llamada fotocoagulación retiniana, que consiste en la aplicación de rayo láser a las áreas de la retina que no reciben oxígeno, con la finalidad de detener la pérdida visual. En casos avanzados, es posible aplicar una inyección de un derivado de la cortisona al vítreo (ver fig. 9) a fin de reducir la inflamación y mejorar la visión del paciente. Sin embargo, lo ideal es que los pacientes diabéticos no lleguen a estos extremos, lle-

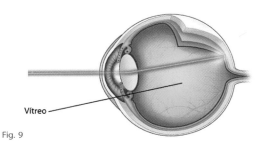

Vítreo

Fig. 9

vando un buen control de su glucosa, es decir, el azúcar de la sangre.

La retinopatía hipertensiva consiste en hemorragias en la retina e hinchazón de ésta a causa de un incremento de la tensión arterial (ver capítulo Corazón), lo cual ocasiona pérdida de la visión. Se trata con medicamentos para disminuir la presión.

El desprendimiento de retina es la separación de la retina de sus capas de soporte. Existen varias causas de desprendimiento de retina, como tener grados altos de miopía, diabetes mellitus o por un traumatismo, condición común principalmente en hombres menores de 40 años de edad. Los pacientes pueden presentar visión borrosa, ver mos-

cas que vuelan (a causa de hemorragias) o pérdida de la visión. El tratamiento suele ser quirúrgico.

Un trastorno poco común de la retina es la llamada retinitis pigmentaria, relacionado con varios defectos genéticos que afectan los fotorreceptores del ojo, es decir, los conos y los bastones de la retina. Se calcula que la retinitis pigmentaria se presenta en 1 de cada 3700 individuos. Los pacientes refieren ceguera nocturna y disminución progresiva de la visión periférica, lo que provoca que se tropiecen con facilidad o tiren las cosas que están a su alrededor. Además existen lesiones tanto en el vítreo como en la retina. El diagnóstico se confirma mediante la realización de estudios para valorar los campos visuales, así como una angiografía fluoresceínica. No existe cura para este padecimiento y el tratamiento consiste en dar medicamentos para reducir el cúmulo de líquido en la mácula, aunque éste sólo tiene utilidad en ciertos pacientes.

# ✚ Padecimientos de **los párpados**

Los párpados son las estructuras que cubren los ojos y están formados por músculo, cartílago y grasa, cubiertos de la piel más fina del cuerpo (ver fig. 10) por fuera y recubiertos de conjuntiva en la parte que toca el globo ocular.

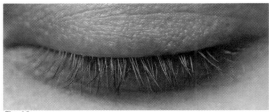
Fig. 10

Los párpados superiores tienen aproximadamente cien pestañas, mientras que los inferiores 50. Cerca de la nariz se encuentra el orificio por el que salen las lágrimas formadas en la glándula lagrimal.

Entre los padecimientos más comunes de los párpados se encuentra el llamado entropión, que consiste en una inversión de los párpados de tal forma que las pestañas tocan el globo ocular provocando irritación y una sensación de cuerpo extraño en el ojo (ver fig. 11). El tratamiento consiste en lubricación del ojo, uso de lentes de contacto para proteger la córnea y corrección quirúrgica.

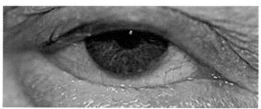
Fig. 11

La ptosis es la caída del o los párpados superiores. Puede deberse a una mala función de los músculos elevadores del párpado, a una lesión del nervio que lleva la señal a éstos, una enfermedad en la que ocurre daño muscular y nervioso como la miastenia gravis (ver capítulo Sistema nervioso) o un golpe directo al párpado. Es posible que ocurra ptosis palpebral después de una aplicación inadecuada de toxina botulínica para tratar las arrugas y se paraliza por unos meses el músculo elevador del párpado. El tratamiento consiste en la aplicación de piridostigmina (que puede proporcionarse cuando el paciente fue inyectado inadecuadamente con toxina botulínica y tiene ptosis, o en los casos de miastenia gravis) o corrección quirúrgica.

Otro trastorno sumamente común es la blefaritis, es decir, la inflamación de los bordes palpebrales. Existen dos causas fundamentales: una infección bacteriana por estafilococo y seborrea. Los pacientes con blefaritis experimentan irritación, comezón, quemazón, lagrimeo y enrojecimiento de los ojos. Es común que los pacientes pierdan algunas pestañas o que éstas sean rodeadas por una costra similar a la lagaña. El tratamiento consiste en la aplicación de compresas calientes sobre los ojos. Lavar los párpados con champú suave de bebé y en los casos en que la causa sea una infección bacteriana, aplicar pomadas antibióticas.

El orzuelo se refiere a la inflamación o infección de las glándulas que producen sebo en los párpados llamadas glándulas de Meibomio. Se le conoce popularmente como perrilla y consiste en una especie de barro (ver fig. 12), generalmente ocasionado por una bacteria

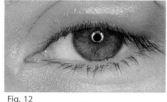
Fig. 12

de la familia de los estafilococos. Cuando se bloquea el orificio de salida de este "barro", puede formarse un chalacio, que se ve como un nódulo hinchado y rojo. El chalacio puede aparecer sin que haya orzuelo y no ser infeccioso. El tratamiento consiste en aplicación de compresas calientes, lavar los párpados con champú para bebé y aplicar una pomada antibiótica. Cuando estas medidas no son suficientes, se requiere del drenaje quirúrgico de la lesión.

# ✚ Estrabismo

El estrabismo es la condición en la cual los ojos de la persona no dirigen la mirada hacia el mismo sitio.

Existen varios tipos de estrabismo, dependiendo de los músculos responsables de mover el globo ocular que se encuentren afectados.

La ambliopía u ojo vago es una condición en la cual hay desviación de un ojo; se presenta en 2.5 por ciento de la población general y se desarrolla entre los 6 y 9 años de edad. Con la ambliopía el paciente presenta una disminución de la agudeza visual de un ojo.

Los ojos cruzados o endotropías (ver fig. 13) pueden deberse a varias causas: una de ellas la endotropía congénita, que suele desarrollarse a los seis meses de edad, es hereditaria y afecta a uno por ciento de los niños. La

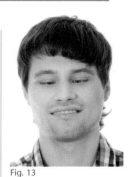
Fig. 13

endotropía puede ser ocasionada por padecimientos del sistema nervioso central como hidrocefalia, parálisis cerebral, encefalitis y síndrome de Down, entre otras. La desviación hacia dentro de los ojos también puede ser causada por una lesión de los nervios craneales por golpes, tumores, diabetes e infecciones, entre otras condiciones.

La exodesviación es cuando la mirada de cada ojo se va hacia los lados del cuerpo (ver fig. 14) ; ésta puede ser congénita, es decir, presentarse desde el naci- miento y desaparecer a los 6 meses de edad, o adquirida, ya sea por un golpe, enfermedad o tumor.

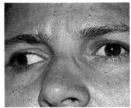

Fig. 14

Las desviaciones, ya sean hacia arriba o abajo, están presentes desde el nacimiento o bien, pueden ser adquiridas. El tratamiento de la ambliopía consiste en tapar el ojo sano mediante un parche hasta que el enfermo tenga una buena visión. En los casos de desviaciones hacia el centro, laterales o verticales, en ciertas condiciones se pueden emplear lentes, pero generalmente el tratamiento es quirúrgico.

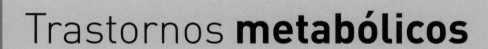

Trastornos **metabólicos**

# Trastornos **metabólicos**

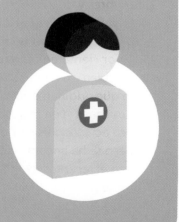

# ✚ Obesidad

La obesidad se ha vuelto una epidemia con severas consecuencias para la salud del individuo. México ocupa el
primer lugar mundial en obesidad infantil y el segundo en
obesidad del adulto.

El método empleado con mayor frecuencia para conocer el nivel de sobrepeso de una persona es calcular su índice de masa corporal, que se obtiene dividiendo el peso en kilos por la talla en metros al cuadrado. Se considera que una persona con una masa corporal entre 25 y 30 kilos por metro cuadrado tiene sobrepeso, y por arriba de 30, obesidad.

En la actualidad es posible medir el índice de grasa corporal, que permite ver el porcentaje de grasa en el cuerpo, mediante impedancia bioeléctrica. Un índice de grasa corporal normal en hombres va de 13 a 17 por ciento y en mujeres de 20 a 27 por ciento. Se habla de sobrepeso con un índice de grasa corporal de 17 a 25 por ciento en hombres y de 27 a 31 por ciento en mujeres, y obesidad cuando el índice es mayor a 25 por ciento en hombres y por arriba de 31 por ciento en mujeres.

Si bien existen trastornos del metabolismo que originan obesidad, la causa más común consiste en malos hábitos dietéticos y poca actividad física. Además, en el paciente obeso se ha encontrado que existe un defecto en el receptor de la leptina, una hormona que se produce en las células grasas y avisa al cerebro que se ha llegado a la saciedad; sin embargo, esto se puede revertir con una alimentación saludable.

El sobrepeso en los niños incrementa sustancialmente el riesgo de padecer obesidad en la edad adulta.

La obesidad es un factor de riesgo para numerosos padecimientos como la diabetes y las enfermedades del corazón, de ahí la importancia de prevenirla evitando comer alimentos con alto contenido en grasa y azúcares, disminuyendo el consumo de alcohol e incrementando la actividad física. Es fundamental que la actividad física se realice a una frecuencia cardiaca adecuada para nuestra edad a fin de quemar el exceso de grasa, y esto se logra con la siguiente fórmula: 180 menos la edad +/- 5; por ejemplo, una persona de 40 años debe ejercitarse idealmente una hora al día a una frecuencia cardiaca que oscile entre 135 y 145 latidos cardiacos por minuto.

En ocasiones, para lograr bajar de peso se recomienda la ingesta de ciertos medicamentos que inhiban el apetito a nivel del sistema nervioso central, pero estos necesariamente deben tomarse bajo supervisión médica.

Cuando hay obesidad mórbida, es decir, excesiva, que no responde a una baja ingesta de calorías, al incremento de la actividad física, ni a medicamentos y pone en riesgo la vida del individuo, se recomienda la cirugía bariátrica, la cual se divide en tres tipos de procedimiento: el restrictivo, el que disminuye la absorción de los alimentos y una combinación de ambos.

Las técnicas restrictivas están enfocadas a reducir el tamaño del estómago y abarcan la colocación de una banda gástrica, la gastroplastía y el balón intragástrico (ver fig. 1).

Entre los procedimientos que disminuyen la absorción, el más empleado es la derivación biliopancreática. La finalidad de este procedimiento es incrementar la eliminación de grasa y el exceso de calorías a través de la materia fecal.

Las técnicas mixtas incluyen el llamado *bypass* gástrico, donde se realiza un reservorio gástrico pequeño que se conecta al yeyuno, es decir, la penúltima porción del intestino delgado (ver fig. 1).

Estos procedimientos pueden realizarse mediante cirugía de mínima invasión, es decir, cirugía laparoscópica, con la introducción del instrumental quirúrgico a través de diminutos orificios por el abdomen, así como un laparoscopio, que es un tubo con una cámara al final para visualizar el procedimiento que se realiza en un monitor (ver fig. 2).

Al reducir el tamaño del estómago también disminuyen los niveles de grelina, una hormona relacionada con el apetito.

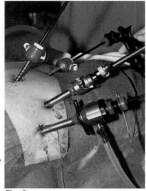

Cuando estos procedimientos se combinan con terapia psicológica, Fig. 2

asesoría nutricional y ejercicio, los resultados suelen ser satisfactorios.

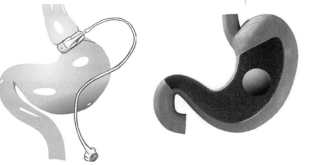

Banda gástrica          Balón gástrico          Bypass gástrico

Fig. 1

#  Diabetes

La diabetes mellitus consiste en un grupo de padecimientos cuyo denominador común es un incremento del nivel de azúcar en la sangre; este padecimiento representa la primera causa de muerte en México.

En condiciones normales, los carbohidratos que ingerimos contienen azúcar que se absorbe del aparato digestivo y pasa a la sangre, recibiendo el nombre de glucosa. Todas las células del cuerpo requieren de azúcar (glucosa) como fuente de energía para funcionar.

Sin embargo, para que las células puedan captar esta glucosa de la sangre, necesitan una hormona llamada insulina que se produce en el páncreas, concretamente en las células beta del páncreas. La insulina funciona como una llave de acceso que permite el paso de la glucosa a las células. Cuando no existe suficiente insulina, o ésta es de mala calidad, el azúcar o glucosa no puede entrar a las células y se acumula en la sangre, condición llamada hiperglucemia. Los niveles normales de glucosa en ayuno son menores a 100mg/dl. Una glucemia por arriba de 126mg/dl en ayuno se considera diabetes.

La diabetes mellitus se divide en dos grandes grupos: la diabetes mellitus tipo I, que se debe a un padecimiento en el cual el organismo destruye las células del páncreas que son las encargadas de producir insulina; y la tipo II, que ocurre por un conjunto de factores propios del individuo, así como ambientales, que llevan a una producción de insulina de mala calidad o insuficiente para lograr que el azúcar de la sangre penetre a las células.

Otro tipo de diabetes mellitus es la gestacional (ver capítulo Ginecología y obstetricia). Cabe destacar que cualquier padecimiento que influya en los niveles de insulina en el organismo puede ocasionar diabetes.

El denominador común de todos los tipos de diabetes es que el paciente tendrá niveles altos de azúcar en la sangre.

La diabetes tipo II es mucho más común que la tipo I, y entre sus factores de riesgo figura una predisposición genética a padecer la enfermedad. Se considera que cuando los 2 padres tienen diabetes, el individuo cuenta con un riesgo 40 por ciento mayor de desarrollarla, que una persona sin estos antecedes. El sobrepeso, especialmente la grasa que se encuentra en el abdomen, también es un factor de riesgo de la diabetes tipo II; de ahí que sea fundamental que los hombres tengan una cintura menor de 90 centímetros y las mujeres por debajo de 80 centímetros. Otra condición asociada con el desarrollo de diabetes tipo II es la vida sedentaria. Está demostrado que el ejercicio baja los niveles de azúcar en la sangre y evita el sobrepeso.

En el caso de la diabetes tipo I, los individuos nacen con una función normal de las células beta del páncreas; sin embargo, debido a una autodestrucción, estas células se van perdiendo al cabo de meses o años, disminuyendo o eliminando la producción de insulina por parte del páncreas, lo cual ocasiona elevación de la glucosa en la sangre.

En la diabetes tipo II, el páncreas trabaja arduamente para producir la insulina suficiente que permita mantener bajos los niveles de glucosa en la sangre; a pesar de ello, con el paso del tiempo, las células beta del páncreas se cansan y comienza a subir el azúcar de la sangre, inicialmente después de comer. Después disminuyen los niveles de insulina y aumenta la producción de glucosa por parte del hígado, dando como resultado diabetes. En las personas con obesidad abdominal, es decir, en los "panzones", las células de grasa de esta parte del cuerpo ejercen una acción hormonal mediante la liberación de leptina, adiponectina y ácidos grasos, que favorecen la resistencia a la insulina, en la cual hay una disminución de la capacidad de la insulina de actuar adecuadamente a nivel de los órganos, principalmente hígado y músculos, para favorecer la captación de glucosa.

Los síntomas característicos de la diabetes son sed intensa, ganas frecuentes de orinar, incremento del apetito y pérdida de peso. La mayoría de las personas comienzan con la resistencia a la insulina, que no provoca manifestaciones clínicas.

La diabetes mellitus tiene varias complicaciones que se dividen en agudas y crónicas. Las complicaciones agudas son la cetoacidosis diabética, que se presenta cuando los niveles de glucosa oscilan entre los 250 y los 600 mg/dl, y el llamado estado hiperosmolar hiperglucémico, que suele ocurrir con niveles de glucosa entre 600 y 1200 mg/dl. La cetoacidosis diabética se acompaña de náuseas, vómito, sed, deseo frecuente de orinar, dolor abdominal y sensación de falta de aire. En el estado hiperosmolar hiperglucémico el paciente se encuentra profundamente deshidratado, con la presión arterial baja, confundido o incluso en coma. Ambas condiciones deben tratarse en el hospital en una unidad de terapia intensiva y, aun con el tratamiento apropiado, la muerte en el estado hiperosmolar hiperglucémico llega a presentarse en 15 por ciento de los casos.

Las complicaciones crónicas de la diabetes consisten en el daño a numerosos órganos. En el ojo se produce la llamada retinopatía diabética, que consiste en una pérdida de la visión a causa del daño ocasionado a los diminutos vasos sanguíneos de la retina (ver capítulo Oftalmología). Esta condición representa la primera causa de ceguera no reversible en México. En el riñón, la diabetes ocasiona insuficiencia renal y es el primer factor causal de que una persona requiera de diálisis. La llamada neuropatía diabética ocurre en 50 por ciento de los pacientes con diabetes y ocasiona pérdida de la sensibilidad en algún miembro, hormigueos y dolor quemante, que suele empezar en los pies y seguir por el resto de las piernas. El daño neurológico en la diabetes también puede originar una poliradiculopatía, la cual se caracteriza por daño en los nervios intercostales, lumbares o femorales con dolor en tórax, abdomen, cadera o piernas. Cuando la diabetes daña un nervio de la cara, es común que el paciente presente visión doble. En caso de que los nervios que no dependen de nuestra voluntad se vean afectados, es decir, los llamados autónomos, el paciente puede presentar hipotensión, parálisis del estómago o la vejiga, sudoración excesiva o, al contrario, falta de sudor. Una complicación común de la diabetes en los hombres es la disfunción eréctil. En general, la diabetes ocasiona un riesgo de disminución del aporte sanguíneo a nivel de todos los órganos al favorecer la aterosclerosis, es decir, el depósito de la placa de ateroma (ver capítulo Aparato circulatorio) en el interior de las arterias. De ahí que la diabetes sea uno de los principales factores de riesgo para el desarrollo de infartos.

En primera instancia, el tratamiento de la diabetes consiste en llevar una dieta balanceada en la que los carbohidratos tengan un alto contenido de fibra, de tal forma que su índice glucémico sea bajo, ya que la fibra impide que el azúcar que contienen pase rápidamente a la sangre. Otro elemento clave en dicho tratamiento es la actividad física. Es necesario que el individuo haga por lo menos 30 minutos de ejercicio aeróbico de preferencia todos los días, pues el ejercicio disminuye los niveles de azúcar en la sangre.

Cuando estas medidas son insuficientes, se recomiendan medicamentos que disminuyen los niveles de glucosa, o bien, la administración de insulina, que hoy en día se sugiere no solamente para los pacientes con diabetes tipo I, sino también para quienes viven con diabetes mellitus tipo II.

# ✚ Problemas **suprarrenales**

Las suprarrenales o adrenales son 2 glándulas que se encuentran arriba de ambos riñones (ver fig. 3).

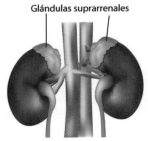

**Glándulas suprarrenales**

Fig. 3

Estas glándulas son las encargadas de la secreción de hormonas como la adrenalina, que nos permite estar en estado de alerta en caso de peligro y estimula la velocidad del metabolismo, permitiéndonos hacer uso de la energía que se encuentra en la grasa. Además, de las suprarrenales depende la secreción de la aldosterona, hormona responsable del balance de líquidos y electrolitos en el organismo, así como el cortisol y otras hormonas que tienen que ver con el metabolismo de los carbohidratos que ingerimos. Cuando existe una hiperactividad de las glándulas suprarrenales se produce el llamado síndrome de Cushing y cuando, por el contrario, hay una función insuficiente de las mismas, sobreviene el síndrome de Addison.

## Síndrome de Cushing

El síndrome de Cushing es el conjunto de manifestaciones clínicas que se presentan cuando existen niveles elevados de la hormona llamada cortisol en el organismo. Las glándulas suprarrenales producen cortisol en respuesta a señales enviadas desde la hipófisis, que es una glándula que se encuentra en la base del cráneo (ver fig. 4).

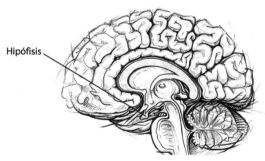

Hipófisis

Fig. 4

Entre los trastornos que pueden ocasionar un aumento de la producción de cortisol figuran un tumor en la hipófisis o las glándulas suprarrenales, al ingerir medicamentos que contienen cortisona o sus derivados por períodos prolongados, como ocurre en pacientes que han recibido trasplantes o que tienen padecimientos reumatológicos (ver capítulo correspondiente).

Las manifestaciones clínicas del síndrome de Cushing son la llamada cara de luna llena, que se refiere una forma redonda de la cara, enrojecimiento de las mejillas, incremento del vello, acné, depósito de grasa sobre las vértebras ocasionando la denominada joroba de búfalo en la espalda, aumento de peso, alteraciones del ritmo menstrual en las mujeres, formación de estrías en la piel, hipertensión, osteoporosis y diabetes.

El diagnóstico se confirma mediante la medición de los niveles de cortisol en orina, así como estudios de imagen como resonancia magnética y tomografía computarizada de las glándulas suprarrenales.

El tratamiento está encaminado a eliminar la causa. Si hay un tumor en la hipófisis hay que extirparlo, igualmente si existe un cáncer en las suprarrenales, hay que sacarlo y complementar con radio y quimioterapia. Cuando el síndrome de Cushing se debe a la ingesta prolongada de cortisona o sus derivados, se revierte al suspender el uso del medicamento, pero es fundamental que la dosis del fármaco se reduzca paulatinamente.

## Enfermedad de Addison

La enfermedad de Addison se refiere a la deficiencia primaria de hormonas de las suprarrenales. La también llamada insuficiencia secundaria suele deberse a una ingesta prolongada de medicamentos derivados de la cortisona, siendo ésta más común que el síndrome de Addison.

El síndrome de Addison ocurre por una destrucción progresiva de las glándulas suprarrenales por infecciones como tuberculosis, histoplasmosis o criptococosis, entre otras, así como padecimientos autoinmunes en los cuales el propio organismo destruye las glándulas suprarrenales.

Los síntomas del Addison incluyen debilidad, aumento del pigmento de la piel, pérdida de peso, falta de apetito, náusea, vómito, presión arterial baja, pigmentación de las mucosas y, con menor frecuencia, dolor abdominal, diarrea y desmayos.

Para producir el cortisol, las glándulas suprarrenales requieren de una hormona que proviene de la hipófisis llamada corticotrofina (ACTH). En los pacientes con enfermedad de Addison, los niveles de cortisol se encuentran bajos, mientras que los de ACTH están elevados, a diferencia de insuficiencia secundaria en la cual los niveles de ACTH se encuentran bajos.

El diagnóstico se confirma mediante un estudio en el que se estimula la glándula suprarrenal con ACTH y se demuestra que los niveles de cortisol permanecen bajos a pesar de la estimulación. El tratamiento consiste en la administración de hidrocortisona (cortisol), tanto en la enfermedad de Addison como en la insuficiencia secundaria.

# ✚ Padecimientos de **la tiroides**

La glándula tiroides se encuentra en el cuello frente a la tráquea y está formada por dos lóbulos, derecho e izquierdo, unidos por un istmo (ver fig. 5).

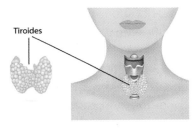

Tiroides

Fig. 5

En la glándula tiroides se producen las hormonas tiroideas T3 (triiodotironina) y T4 (tiroxina) por estimulación de otra hormona, la estimulante de la tiroides, que proviene de la hipófisis. Estas hormonas requieren de yodo para su síntesis; son las responsables del consumo de oxígeno por parte de los tejidos y, por lo tanto, del metabolismo basal. Las hormonas tiroideas ayudan a regular el crecimiento y desarrollo, la frecuencia cardiaca, la tensión arterial, la temperatura corporal y la tasa metabólica del cuerpo, es decir, la velocidad con la que los alimentos se convierten en energía.

Cuando existe exceso de hormonas tiroideas se produce hipertiroidismo. Asimismo la persona tiene aumento de la frecuencia cardiaca, está sudorosa, intolerante al calor, está irritable, nerviosa, cansada, pierde peso con facilidad a pesar de tener gran apetito, tiene diarrea y tiende a ser hiperactiva porque su metabolismo está acelerado. Los ojos de las personas con hipertiroidismo generalmente son saltones por retracción de los párpados y las mujeres suelen tener trastornos de la menstruación. Entre las causas más comunes de hipertiroidismo se encuentra la llamada enfermedad de Graves, que es más frecuente entre personas de 20 a 50 años de edad. Otras causas de hipertiroidismo son la tiroiditis, es decir, la inflamación de la glándula, así como tumores tanto en la tiroides como en la hipófisis. El diagnóstico se confirma mediante exámenes de sangre para determinar los niveles de hormonas tiroideas, así como estudios para medir la captación de yodo por parte de la tiroides. El tratamiento consiste en la administración de medicamentos que reducen la síntesis de hormonas tiroideas o destrucción de tejido tiroideo mediante la administración de yodo radiactivo. En ocasiones se requiere cirugía.

Por el contrario, cuando hay bajos niveles de hormonas tiroideas en el organismo ocurre hipotiroidismo. El paciente tiende a engordar a pesar de tener poco apetito, piel seca, cansancio, sensación de tener frío, pérdida de cabello, dificultad para concentrarse, mala memoria, estreñimiento, ronquera, y ritmo cardiaco lento porque el metabolismo está disminuido.

Entre las causas más comunes de hipotiroidismo están la deficiencia de yodo en la dieta, una enfermedad autoinmune llamada tiroiditis de Hashimoto, y condiciones inducidas que ocasionan una disminución de los niveles de hormonas tiroideas, como la administración de medicamentos o cirugías de la glándula tiroides.

El hipotiroidismo se presenta en 1 de 4 mil recién nacidos. En estos casos el niño puede desarrollar ictericia, es decir, una coloración amarillenta de la piel, así como dificultad para alimentarse, disminución del tono muscular, lengua de gran tamaño y retraso en la maduración de los huesos. Si no recibe tratamiento oportuno, el pequeño puede tener daño neurológico permanente. Para detectarlo a tiempo, es necesario que a los recién nacidos les realicen un examen de sangre para medir la tiroxina y la hormona estimulante de la tiroides. El tratamiento consiste en la administración oportuna de hormona T4.

Cuando existe hipotiroidismo, la glándula tiroides puede estar aumentada en su tamaño, condición conocida como bocio, que ocurre cuando no se consume suficiente yodo. Hoy en día en México es poco común el bocio endémico gracias a que el agua contiene yodo y las personas consumen sal de mesa, que también es yodada. Otra condición que ocasiona un incremento en el tamaño de la glándula tiroides es la llamada tiroiditis de Hashimoto, una enfermedad autoinmune en la cual existe inflamación de la tiroides y ocurre en cuatro de cada mil mujeres, así como en 1 de cada mil hombres, principalmente orientales, probablemente por factores genéticos.

El tratamiento del hipotiroidismo consiste en la administración de una terapia de remplazo de hormona tiroidea con levotiroxina.

El cáncer de tiroides es el tumor maligno más común del sistema endócrino. Su tratamiento depende del tipo y la extensión del tumor e incluye cirugía, terapia para suprimir la hormona estimulante de la tiroides, así como la administración de yodo radiactivo.

# ✚ Acromegalia y **gigantismo**

La acromegalia y el gigantismo ocurren por un exceso de secreción de hormona de crecimiento, que se produce en la parte anterior de la glándula pituitaria, es decir, la hipófisis, que se encuentra en la base del cráneo (ver fig. 6).

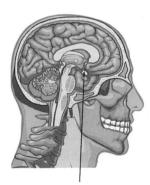

Hipófisis

Fig. 6

Si el exceso de hormona de crecimiento sobreviene en la edad adulta, cuando los huesos ya terminaron su crecimiento, se desarrolla acromegalia. Si esta condición aparece en la juventud, cuando los cartílagos de crecimiento de los huesos largos no se han cerrado, el paciente presenta gigantismo.

En la acromegalia los huesos comienzan a crecer a lo ancho. De igual manera, aumenta el tamaño de las manos y los pies, crece el mentón, ocasionando prognatismo, también crecen los arcos supraciliares, es decir, los huesos que están por arriba de los ojos, así como la nariz. Todo esto da una apariencia tosca a la cara. Además la voz se torna grave y ronca.

En el gigantismo existe un crecimiento exagerado del individuo, alcanzando estaturas por arriba del promedio y desarrollando grandes manos y pies (ver fig. 7).

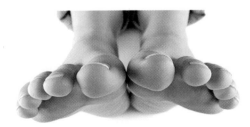

Fig. 7

No obstante, las manifestaciones de la acromegalia y el gigantismo no sólo son externas; los pacientes también padecen cansancio, hipertensión arterial y colesterol alto, además del crecimiento de los órganos internos como el corazón, el hígado y los riñones. 60 por ciento de los pacientes con acromegalia presenta apnea del sueño y 25 por ciento desarrolla diabetes mellitus. La esperanza de vida de los pacientes se reduce en un promedio de 10 años cuando no se trata la causa.

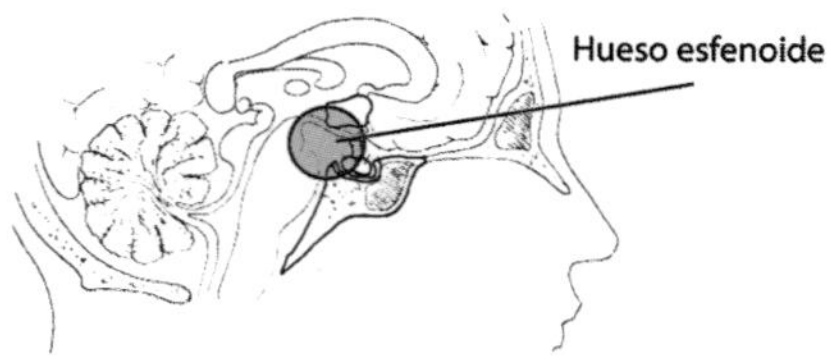

El diagnóstico temprano se hace con exámenes de laboratorio para medir distintas hormonas, entre ellas la de crecimiento y el llamado factor de crecimiento insulinoide tipo 1. Además, son de utilidad los estudios de imagen como la resonancia magnética para ubicar el tumor en la hipófisis.

El tratamiento consiste en cirugía para extraer el tumor a través del hueso esfenoides (ver fig. 8) y en algunos casos, cuando el tumor es muy grande, se dan medicamentos que hacen las funciones de la somatostatina, una hormona que inhibe la secreción de la hormona de crecimiento. A veces se recomienda la radiación gamma (gamma *knife*) para eliminar el tumor.

Hueso esfenoide

Fig. 8

# Talla **baja**

Cada individuo cuenta con una curva de crecimiento desde el nacimiento hasta la edad adulta (ver fig. 9).

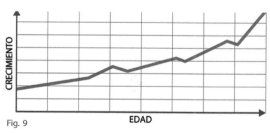

Fig. 9

En condiciones normales esta curva depende de la herencia de cada persona. Asimismo, para calcular la estatura de un niño cuando llegue a la edad adulta hay que sumar 6.5 centímetros en los niños y restar 6.5 centímetros en las niñas a la estatura promedio de los papás. Se considera que un niño tiene talla baja cuando su estatura se encuentra por debajo del percentil tres de la curva de crecimiento de la población.

Entre las causas más comunes de talla baja figuran mutaciones genéticas, baja ingesta de calorías, mala nutrición, diabetes no controlada, insuficiencia renal crónica y factores emocionales.

Las manifestaciones de la deficiencia de hormona de crecimiento en niños incluyen, además de la talla baja, un tamaño de pene pequeño, aumento de la grasa corporal, voz aguda y propensión a la hipoglucemia, es decir, a presentar niveles bajos de azúcar en sangre.

El diagnóstico de deficiencia de hormona de crecimiento se confirma mediante estudios de laboratorio que miden los niveles de hormona de crecimiento bajo ciertos estímulos como el ejercicio y una disminución del azúcar en la sangre inducida por insulina, entre otros. También resulta de utilidad una resonancia magnética para visualizar la glándula pituitaria o hipófisis.

El tratamiento consiste en la administración de hormona de crecimiento recombinante, así como corregir otros trastornos hormonales, en caso de que exista un problema en la hipófisis.

En los adultos, la deficiencia de hormona de crecimiento suele deberse a un daño en la hipófisis y ocasiona que el paciente tenga poca energía, baja concentración, pobre autoestima, aislamiento social, aumento de la grasa corporal, acumulación de la grasa en el tronco, disminución de la masa muscular y baja capacidad para hacer ejercicio, aumento de las grasas en la sangre e hipertensión entre otras manifestaciones.

El diagnóstico se confirma mediante un examen de laboratorio para medir la liberación de hormona de crecimiento ante una baja de azúcar en la sangre inducida por insulina.

Una vez que se establece el diagnóstico de deficiencia de hormona de crecimiento en un adulto, sin margen de error, se le administra remplazo hormonal. Las contraindicaciones para la administración de la hormona de crecimiento incluyen la presencia de un tumor, hipertensión intracraneal, diabetes no controlada y problemas de la retina.

# ✚ Osteoporosis

La osteoporosis es la debilidad del esqueleto que hace más propensas a las personas a padecer fracturas.

El calcio y el fósforo son dos minerales esenciales para la formación de hueso. Si una persona no obtiene suficiente calcio o si el cuerpo no absorbe suficiente calcio de la dieta, se puede afectar la formación del hueso y los tejidos óseos.

Una de cada cinco mujeres mayores de 50 años presenta osteoporosis, y cerca de la mitad tendrá una fractura de cadera, de muñeca o de vértebras.

Entre los factores de riesgo para el desarrollo de osteoporosis figuran la herencia, la complexión delgada y la vida sedentaria, es decir, la falta de ejercicio. Además, está demostrado que la ingesta de ciertas sustancias que interfieren con la absorción del calcio, como el tabaco, el alcohol y el café, también juegan un papel primordial. Pero una clara relación causa efecto se encuentra en la disminución de hormonas femeninas a partir de la menopausia.

El diagnóstico se confirma mediante un estudio de rayos X conocido como densitometría, el cual valora la matriz del hueso en gramos por centímetro cuadrado (ver fig. 10).

El tratamiento incluye medidas generales como evitar la ingesta de bebidas que contengan cafeína o alcohol y suspender el tabaquismo. Es necesario aumentar el consumo de calcio en la dieta e ingerir medicamentos

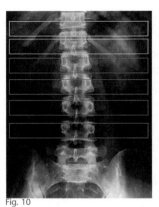
Fig. 10

enfocados a retrasar la pérdida de hueso. Los adultos de 19 a 50 años de edad deben consumir un gramo de calcio al día, mientras que después de los 50, requerirán de un gramo con 200 miligramos de calcio al día. En ciertos casos, cuando la paciente no tiene factores de riesgo para desarrollar cáncer de mama, se valora la posibilidad de administrar la llamada terapia hormonal de remplazo, que implica la administración de hormonas femeninas después de la menopausia.

# ✚ Hemocromatosis **hereditaria**

El hierro es un elemento necesario en el cuerpo para que se forme la sangre.

Muchos de los productos que ingerimos contienen hierro, ya sea de manera natural o como suplemento, por la gran trascendencia de este elemento para el adecuado funcionamiento del organismo. Sin embargo, existen padecimientos en los cuales el organismo no es capaz de metabolizar el hierro y éste se acumula, resultando dañino. Tal es el caso de la hemocromatosis hereditaria, un exceso de hierro en el cuerpo.

Es un padecimiento que supone la mutación de los genes que controlan la absorción del hierro. En condiciones normales, estos genes funcionan limitando la absorción de hierro, pero hay alteraciones que hacen que se absorba más hierro del que se debe y que conduce a que se acumule en el organismo y dañe el hígado, el corazón, los pulmones, los testículos y el páncreas, entre otros.

Cuando el hierro se acumula, el paciente comienza a tener una coloración obscura de la piel, dando la impresión de estar bronceado por el sol. Al afectarse el páncreas, el enfermo con hemocromatosis desarrolla diabetes (ver inciso Diabetes Mellitus).

La enfermedad afecta principalmente a los hombres ya que, gracias a la menstruación, el hierro no puede acumularse en grandes cantidades en las mujeres.

El diagnóstico se realiza mediante pruebas de sangre para medir la saturación de transferrina, la ferritina y el hierro sérico y se confirma al hacer pruebas de ADN que permiten identificar la mutación genética.

La hemocromatosis hereditaria no tiene cura. Si el paciente ya se identificó como portador de la enfermedad y está sobrecargado de hierro, debe someterse a sangrías una vez a la semana, sacando medio litro de sangre en cada ocasión, hasta lograr que el indicador de la cantidad de hierro que se llama la saturación de transferrina disminuya por debajo de 30 por ciento. Con este tratamiento se logra una excelente esperanza de vida.

# Aparato músculo-esquelético

# Aparato **músculo-esquelético**

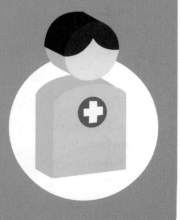

# ✚ Fracturas

Una fractura es la deformación o pérdida de continuidad lineal de un hueso, producida por fuerzas que exceden su elasticidad.

La fuerza aplicada al hueso puede ser directa, como un golpe directo a un hueso que lo rompe en el sitio del impacto, o indirecta por torsión, que ocasiona una fractura a cierta distancia de donde se aplicó la fuerza.

Las fracturas se clasifican desde el punto de vista anatómico, dependiendo de la porción del hueso que resulta dañada en: epifisiarias, metafisiarias o diafisiarias, porque ocurren en la epífisis, la metáfisis o la diáfisis del hueso en cuestión (ver fig. 1).

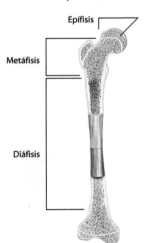

Fig. 1

La fractura puede ser transversa, cuando la ruptura es perpendicular al eje longitudinal del hueso; en espiral, cuando la superficie rota tiene forma de espiral debido a una fractura ocasionada por torsión; es oblicua cuando la superficie rota esté en ángulo con la diáfisis del hueso; y conminuta, que se refiere a que hay más de dos fragmentos de hueso.

La fractura se considera desplazada cuando existe separación de los fragmentos de hueso, y se habla de una fractura no desplazada si el hueso está en un mismo plano, sin angulación ni separación (ver fig. 2).

Una fractura cerrada es aquella en la cual no sale el hueso por la piel, y la abierta es cuando el hueso rompe la piel (ver fig. 2).

La fractura llamada en rama verde se refiere a una fractura en la cual no hay una ruptura total del hueso (ver fig. 2).

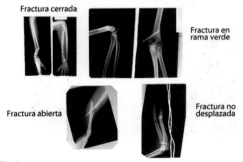

Fig. 2

Las manifestaciones clínicas de una fractura ósea son dolor, hinchazón, deformidad, presencia de moretón en la piel, inestabilidad y crepitación, es decir, el frote de dos fragmentos óseos.

El diagnóstico se confirma mediante una radiografía, tomografía computarizada o una resonancia magnética, y se debe proceder lo más pronto posible a reducir la fractura, es decir, volver a alinear el hueso, ya sea mediante tracción o cirugía, e inmediatamente después inmovilizar la zona. La mayoría de las fracturas suele resolverse en un lapso de 6 a 12 semanas.

# ✚ Luxaciones

Una luxación implica la separación de los extremos de 2 huesos conectados debido a la aplicación de una fuerza sobre los ligamentos que los sostienen.

Los ligamentos son fibras fuertes y flexibles que sostienen los huesos. En la articulación de la cadera, por ejemplo, puede salir la cabeza del fémur del sitio que le corresponde en el hueso pélvico (ver fig. 3). Una condición común en recién nacidos es la llamada luxación congénita de la cadera (ver capítulo Pediatría).

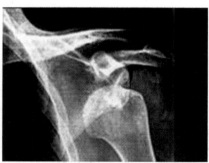

Fig. 3

Las manifestaciones clínicas de una luxación incluyen dolor, hinchazón, dificultad para mover la extremidad, deformación de la zona luxada y presencia de moretones.

El diagnóstico se confirma mediante la realización de una radiografía o una resonancia magnética y el tratamiento implica la reducción de la luxación por medio de una maniobra del ortopedista, la inmovilización de la zona afectada y medicamentos para controlar el dolor y relajar los músculos. En raros casos, se requiere de tracción o de cirugía, cuando la luxación es repetitiva.

# ✚ Esguinces

Un esguince es una elongación o ruptura de un ligamento y ocurre cuando una articulación es forzada a moverse en una posición no natural, como ocurre cuando uno se "tuerce" un tobillo.

Las manifestaciones clínicas de un esguince incluyen dolor, hinchazón, moretón y rigidez de la articulación afectada.

Se recomienda aplicar hielo en la zona afectada justo después de la lesión para reducir la inflamación, inmovilizar la zona y tomar medicamentos para aliviar el dolor. Los esguinces leves suelen resolverse en 7 a 10 días, mientras que los graves pueden requerir de 3 a 5 semanas.

## Dolor de espalda

El dolor de espalda es la segunda causa por la cual las personas consultan al médico, superado únicamente por la gripe. Entre las causas de dolor de espalda figuran los desbalances musculares, las hernias de disco y las fracturas vertebrales.

## Dolor de espalda de origen muscular

El dolor de espalda puede presentar a cualquier nivel, aunque es más común el que se origina en la parte baja, llamada zona lumbar, debido a que ésta soporta el mayor peso corporal.

La mayoría de los casos de dolor de espalda baja se debe a un desbalance muscular por la poca fuerza en los músculos del abdomen.

El dolor en la parte media de la espalda, conocido como dorsalgia, es más común en adolescentes que caminan ligeramente

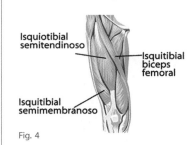

Isquiotibial semitendinoso

Isquitibial biceps femoral

Isquitibial semimembranoso

Fig. 4

encorvados y se debe a una contractura de los músculos isquiotibiales, en la parte posterior de los muslos (ver fig. 4). Esto ocurre porque el crecimiento de los huesos es más rápido que el de los músculos en los adolescentes, lo cual ocasiona una leve contractura.

El tratamiento de los dolores de espalda de origen muscular consiste en hacer los llamados ejercicios de Williams, (ver fig. 5) que están enfocados a fortalecer los músculos tanto de la espalda como del abdomen.

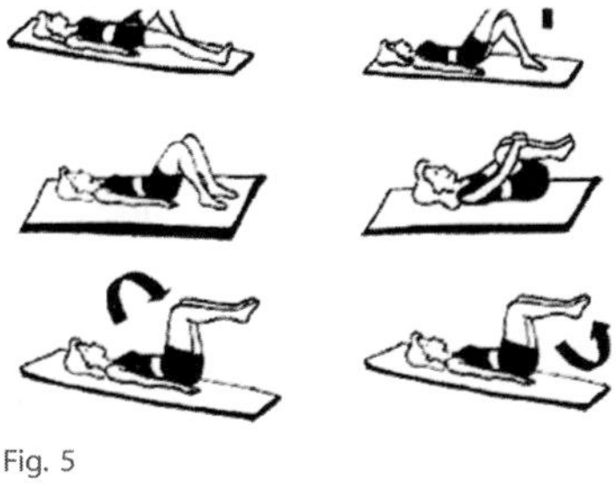

Fig. 5

## Protrusión de disco
(antes conocida como hernia de disco)

Las vértebras de la columna están separadas por discos llenos de una sustancia suave y gelatinosa, que suministra amortiguación a la columna vertebral (ver fig. 6). Estos dis-

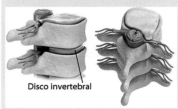

Disco invertebral

Fig. 6

cos se pueden salir de su lugar o romperse a causa de un traumatismo o un esfuerzo.

El disco que se encuentra entre cada cuerpo vertebral está rodeado de un anillo fibroso. Cuando este anillo fibroso sólo se expande y el disco sale de su lugar, se llama protrusión. Cuando el anillo fibroso se rompe y el disco sale completamente, la condición recibe el nombre de destrucción discal.

La mayoría de estas protrusiones se presenta en la parte inferior de la espalda o área lumbar de la columna. La protrusión discal lumbar se presenta 15 veces más frecuentemente que la cervical, es decir, la que afecta a las vértebras del cuello. Los discos cervicales resultan afectados en 8 por ciento de los casos, mientras que los discos de la espalda alta y media, es decir, los torácicos, en sólo 1 a 2 por ciento (ver fig. 7).

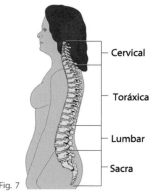

Cervical

Toráxica

Lumbar

Sacra

Fig. 7

Si el disco intervertebral sale de su lugar, puede comprimir raíces nerviosas que salen de la médula espinal. Esta compresión produce un dolor que se va a la pierna y es lo que las personas comúnmente lo conocen como "ciática", pues se comprime el nervio ciático; este dolor parece toque eléctrico, que inicia en la región lumbar, pasa por la nalga, después por la parte posterior del muslo hasta la región del pie o de la pantorrilla. El dolor puede acompañarse de adormecimiento o pérdida de fuerza de la pierna.

En etapas iniciales, el tratamiento de la protrusión discal es con base en relajantes musculares y fisioterapia; en casos más avanzados, se requiere cirugía. Existen diferentes tipos de intervención quirúrgica; entre los más comunes figura la radiofrecuencia, mediante la cual se deshidrata el disco y de esta forma se evita que esté en contacto con la raíz nerviosa. La cirugía consiste en retirar la parte del disco que está fuera de su lugar. Hay ocasiones en que es necesario quitar todo el disco y poner en su lugar una prótesis.

Para prevenir una hernia de disco hay que evitar cargar objetos muy pesados. Se recomienda cargar, como máximo, el peso que somos capaces de levantar con las piernas.

## Fractura de vértebra

Las fracturas más comunes son las ocasionadas por osteoporosis, es decir, por la disminución de la densidad ósea, común en las mujeres después de la menopausia. Entre los huesos que con mayor frecuencia se fracturan en estos casos figuran las vértebras dorsales (ver fig. 8).

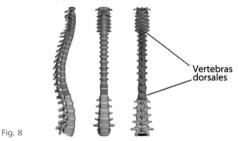

Vertebras dorsales

Fig. 8

Las fracturas de las vértebras son más frecuentes a partir de la sexta década de la vida y pueden llegar a ocasionar gran discapacidad, no solamente por el dolor, sino por el encorvamiento de la columna que limita la capacidad pulmonar propiciando problemas respiratorios.

Hoy en día, para corregir las fracturas de huesos vertebrales existe una técnica quirúrgica de mínima invasión que permite la reparación de la fractura con pequeñas incisiones por la espalda. Su nombre es cifoplastía con balón y consiste en reexpender el cuerpo de la vértebra rota por medio de la introducción de una aguja con un balón que se infla para abrir un espacio dentro del cual, posteriormente, se inyecta un cemento. Este procedimiento dura aproximadamente media hora, se realiza con anestesia general y el paciente puede abandonar el hospital el mismo día de la intervención.

# ✚ Dolor de **cuello**

Entre las causas más comunes de dolor de cuello figuran las de origen muscular por permanecer mucho tiempo frente a una computadora o leyendo, y después de un accidente automovilístico por el efecto conocido como latigazo, un fenómeno en el cual la cabeza se desplaza de un lado y la columna de otro, produciendo una contractura muscular y rectificación de la columna cervical.

El diagnóstico se confirma mediante estudios de imagen dinámicos que permiten valorar el funcionamiento de la columna cervical.

En los casos de latigazo, se recomienda inmovilizar el cuello del paciente con un collarín y emplear analgésicos y antiinflamatorios. Cuando se trata de una contractura muscular por mala postura, se recomienda masaje y analgésicos, y si el paciente tiene una protrusión de disco cervical el tratamiento es el mismo que en el caso de los discos intervertebrales de la columna dorsal (ver inciso anterior).

Para prevenir los dolores de cuello se recomienda usar una almohada cuyo ancho tenga la distancia entre el hombro y el cuello del individuo, así como evitar dormir boca abajo.

Además, es necesario tener una buena postura al estar frente a un escritorio, procurando colocar los documentos en un sujetador y el monitor de la computadora a nivel de los ojos.

# Medicina del **deporte**

# Medicina del **deporte**

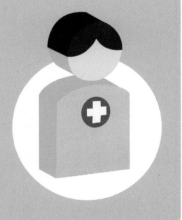

# ✚ Tipos de **ejercicio**

Existen básicamente 3 tipos de ejercicio: el aeróbico, el anaeróbico y el de flexibilidad. Antes de iniciar cualquier programa de ejercicio, es necesario consultar al médico para estar seguro de que se goza de buena salud.

## Ejercicio aeróbico

El ejercicio aeróbico es aquel que implica un incremento en el consumo de oxígeno y al realizarlo aumentan tanto la frecuencia cardiaca como la respiratoria.

Algunos ejemplos son andar en bicicleta, caminar, trotar o nadar. El ejercicio aeróbico contribuye a tener una buena condición física, es decir, un corazón fuerte, tener un aparato respiratorio sano y conservar la línea.

Se recomienda practicar ejercicio aeróbico todos los días un mínimo de 30 minutos, a una frecuencia cardiaca constante de 180 menos la edad del individuo, más/menos cinco. Es decir, que una persona de 40 años de edad deberá hacer ejercicio a una frecuencia cardiaca que oscile entre 135 y 145 latidos cardiacos por minuto. Para mejorar la condición física, es recomendable ejercitarse una hora al día a dicha frecuencia cardiaca.

## Ejercicio anaeróbico

El ejercicio anaeróbico es en el que se realizan actividades breves ejerciendo un alto nivel de fuerza. Al realizar ejercicios anaeróbicos se genera azúcar a través de un ciclo bioquímico conocido como gluconeogénesis que implica que, al estar por arriba de la zona aeróbica, la energía de la grasa no es suficiente y el organismo necesita tomar glucosa de las proteínas.

Ejemplos de ejercicio anaeróbico son el levantamiento de pesas o los *sprints*, es decir, correr muy rápido una distancia corta. Estos ejercicios contribuyen a aumentar la fuerza y el tamaño de los músculos.

## Ejercicios de flexibilidad

Los ejercicios de flexibilidad como los estiramientos contribuyen a mejorar la movilidad de los músculos y las articulaciones.

# ✚ Ejercicio en **los niños**

Los deportes ayudan a los niños a desarrollar destrezas físicas, a socializar, a formar parte de un equipo, a jugar limpio y a mejorar su autoestima.

Pero hay que ir poco a poco, sin forzarlos y con actividades propias para cada grupo de edad.

El ejercicio se recomienda desde muy temprana edad. Entre los 2 y los 5 años los niños deben ir adquiriendo habilidades como lanzar una pelota con las manos, patearla, aprender a flotar y correr. Entre los cinco y los 11 años de edad, niñas y niños pueden participar simultáneamente en ciertos deportes de competencia, pero siempre con fines recreativos. A partir de los 12 años, cuando comienzan a presentarse las características sexuales secundarias, es necesario separarlos por sexo en las competencias, ya que los varones cuentan con mayor resistencia y fuerza física.

Un niño sano puede hacer ejercicio hasta donde su condición física se lo permita, es decir, hasta que su cansancio supere los deseos de jugar o practicar un deporte y no sufra molestias por realizarlo.

En la adolescencia es posible confirmar las inclinaciones hacia determinado deporte, así como las facilidades de cada individuo, y comenzar a fomentar el deporte como un hábito que debe realizarse con disciplina y dedicación idealmente 4 veces a la semana durante 40 minutos.

# ✚ Lesiones comunes **en deportistas**

### Lesiones en futbolistas

El futbol es el deporte más popular del mundo. El número total de lesiones por futbol en la rodilla a nivel mundial es probablemente mayor que el de cualquier otro deporte.

Entre las lesiones más comunes en los futbolistas figuran los esguinces y las luxaciones de rodilla y tobillo (ver capítulo Sistema músculo-esquelético), así como las fracturas.

Las estructuras que se dañan comúnmente en las rodillas de los futbolistas son los ligamentos cruzados, tanto anteriores como posteriores, y los meniscos (ver fig. 1). El común denominador de este tipo de lesiones es el dolor, cuya intensidad varia dependiendo de la gravedad del daño.

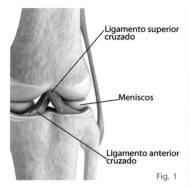

Fig. 1

Dependiendo del tipo de lesión, el tratamiento va desde la administración de medicamentos antiinflamatorios y reposo, hasta la inmovilización del área; o en casos extremos la cirugía, que puede realizarse mediante artroscopía, es decir, introduciendo los instrumentos a través de diminutos orificios a la altura de la articulación y visualizar el procedimiento en un monitor que permite ver la intervención realizada en los ligamentos cruzados y los meniscos.

La rehabilitación juega un papel fundamental para lograr que el jugador regrese a la cancha lo antes posible. En el caso de esguinces y desgarros, el paciente permanece 3 semanas inmovilizado, después de lo cual inicia su fisioterapia.

Cuando se trata de lesiones más agresivas, como rupturas de ligamentos o fracturas óseas, la recuperación dura un mínimo de seis semanas, además de la rehabilitación.

## Lesiones en corredores

Las lesiones más comunes en los corredores se deben generalmente a un entrenamiento excesivo que lleva a un sobre uso de músculos y articulaciones. Entre los problemas más frecuentes está el daño a la cintilla iliotibial, que es una banda que desciende por la parte lateral de la pierna, desde la cadera, cruza la rodilla y llega a la parte superior de la tibia (ver fig. 2). Es una banda que se contrae al momento de correr, y si los pasos del corredor son muy largos se con-

trae más, haciendo fricción en la parte lateral del fémur, lo cual ocasiona dolor, sobre todo en la cara lateral de la pierna. El dolor suele iniciar a los 2 o 3 kilómetros de la carrera y obliga al corredor a abandonarla. Una vez terminado el ejercicio, este dolor se manifiesta típicamente al bajar escaleras.

La segunda lesión en frecuencia en los corredores es un dolor en la cara anterior de la tibia y se debe a que una capa que rodea al hueso, que se llama periostio, se desprende por los constantes impactos, provocando la molestia.

Otra lesión común en corredores es la fasciitis plantar, que ocasiona un dolor en la planta del pie, el cual aparece por la mañana al dar el primer paso de forma muy intensa.

En los corredores, las articulaciones también pueden sufrir un desgaste prematuro debido al impacto frecuente. Cuando no se emplea una técnica apropiada al correr y la persona cae sobre los talones, la columna vertebral puede llegar a sufrir micro

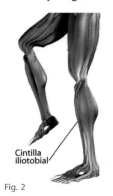

Fig. 2

impactos y lesionarse. La posición idónea para correr implica que el tronco esté siempre por delante de los pies, incluso al momento de dar los pasos.

Cuando sobreviene una lesión, es necesario suspender la actividad en la región lastimada y someterse a un tratamiento con base en medicamentos y fisioterapia.

### Lesiones en triatletas

El triatlón es un deporte individual y de resistencia que reúne tres disciplinas: natación, ciclismo y carrera a pie. El triatlón se caracteriza por ser uno de los deportes más duros que existen en el panorama competitivo internacional actual y conlleva una serie de riesgos en cuanto a lesiones del sistema músculo-esquelético. En el caso de la carrera, las lesiones más comunes se relacionan con cuatro causas fundamentales: distancia exce-

sivamente larga sin la preparación necesaria, aumento repentino de la velocidad, superficie de entrenamiento demasiado dura y falta de estiramiento después del ejercicio (ver inciso anterior).

Los problemas más comunes que enfrenta el triatleta durante la prueba de ciclismo incluyen dolor de espalda, principalmente en la región lumbar, por una postura inadecuada e inflamación de la próstata en los hombres.

Aunque la natación es el deporte en el que se registra menor riesgo de lesionarse, una mala técnica puede ocasionar el llamado pinzamiento subacromial, en el cual el tendón superior del manguito rotador, al pasar por debajo del hueso se pellizca, ocasionando inflamación y dolor.

La mayoría de estas lesiones cede con reposo, antiinflamatorios y, en algunos casos, fisioterapia.

# ✚ Alimentación apropiada **para el deportista**

La alimentación influye sustancialmente en el rendimiento de los deportistas.

Los alimentos que el deportista elige pueden marcar la diferencia entre el éxito y el fracaso, ya que un buen deportista puede no tener un desempeño satisfactorio si existen carencias en su alimentación.

Cualquier tipo de actividad deportiva incrementa el gasto de energía del organismo, de ahí que sea fundamental establecer un plan alimenticio apropiado para cada deportista.

El aporte complementario de carbohidratos durante el ejercicio contribuye a mejorar el rendimiento de resistencia. Lo que se busca es evitar la disminución de los niveles de azúcar en la sangre (glucosa). Los expertos recomiendan el consumo de 30 a 60 gramos de carbohidratos por hora.

El exceso de proteínas en la dieta es perjudicial en personas con trastornos hepáticos o renales. En individuos sanos que realizan entrenamiento aeróbico o contra resistencia se recomienda una ingesta que oscile entre 1.2 y 1.8 gramos de proteína por kilo de peso, ya que esta cantidad conserva el tejido muscular y mejora la recuperación después del ejercicio.

Si no hay carbohidratos disponibles o su disponibilidad es limitada, hay que disminuir la intensidad del ejercicio para que la mayor parte de las necesidades energéticas queden cubiertas por la oxidación de grasas. Dicho de otra manera, cuando se realiza un ejercicio no muy intenso, se logra la "quema de grasa" tan deseada entre las personas con sobrepeso.

Los micronutrientes son fundamentales para facilitar la transferencia de energía y la síntesis de tejido. De ahí la importancia de consumir las cantidades recomendadas de vitaminas tanto liposolubles (K, A, D, E) como hidrosolubles (B, C). Una alimentación balanceada aporta la cantidad necesaria de vitaminas para el deportista.

En cuanto a la hidratación, las cantidades diarias recomendadas de sodio oscilan entre los 1100 y 1300 miligramos, de potasio entre 1900 y 5600 miligramos y de magnesio de 350 miligramos.

El American College of Sports Medicine recomienda un consumo de 400 a 600 mililitros de agua dos horas antes de hacer ejercicio, independientemente del peso del individuo. Durante un ejercicio de menos de 90 minutos de duración es suficiente beber agua para rehidratarse. Cuando la persona hace ejercicio más allá de 90 minutos, es recomendable ingerir bebidas comerciales con carbohidratos y electrolitos. Y si una persona entrena en un clima cálido, es fundamental reponer las cantidades de sodio que pierde en el sudor.

# Reumatología

# Reumatología

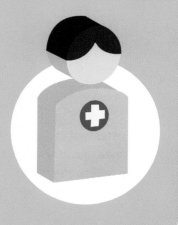

# ✚ Artritis

El término artritis se refiere a la inflamación de una articulación que se acompaña de cierto grado de hinchazón y
dolor.

Existen diversos tipos de artritis dependiendo de los grupos de edad. En los adultos mayores la más común es la llamada osteoartritis, mientras que en los jóvenes, especialmente en las mujeres, la que se presenta con mayor frecuencia es la artritis reumatoide.

# ✚ Osteoartritis

La osteoartritis es un padecimiento caracterizado por la
pérdida o la degeneración del cartílago articular que es el
responsable de que no exista un roce entre el hueso y la
articulación durante el movimiento.

En la osteoartritis suele presentarse un engrosamiento de la membrana sinovial (ver fig. 1).

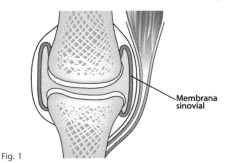

Membrana
sinovial

Fig. 1

La osteoartritis puede presentarse a partir de la sexta década de la vida, aunque es posible que inicie antes. Este padecimiento está presente en 68 por ciento de las mujeres mayores de 65 años de edad. Entre los factores de riesgo figuran golpes previos (especialmente fracturas óseas), displasia congénita, herencia y sobrepeso.

Las articulaciones que se ven afectadas con mayor frecuencia son las caderas, las rodillas, la columna vertebral y las articulaciones de los dedos.

El síntoma principal de la osteoartritis es dolor localizado en la articulación implicada. Típicamente, el dolor empeora con el uso de la articulación y mejora con el reposo, pero conforme la enfermedad progresa, tiende a volverse permanente, interfiriendo en ocasiones con el sueño del paciente. El individuo puede presentar rigidez de la articulación después de un período prologado de reposo, como por ejemplo al levantarse por la mañana, pero ésta suele desaparecer en un lapso de 20 minutos.

La articulación puede estar hinchada y el paciente, en ocasiones, siente un roce que refiere como "de hueso contra hueso". En etapas avanzadas suele haber grandes deformaciones (ver fig. 2).

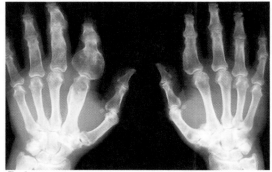

Fig. 2

El diagnóstico se confirma mediante una radiografía de la región afectada que muestra la lesión degenerativa característica con presencia de llamados osteofitos, que son proliferaciones óseas en los bordes de la articulación (ver fig. 3).

El tratamiento de la osteoartritis incluye descanso de la articulación afectada; la aplicación de calor sobre tal articulación suele reducir el dolor y mejorar la rigidez; ejercicios terapéuticos para fortalecer los músculos que la mueven y mantener la movilidad, medi-

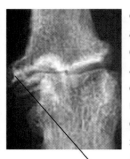

Osteofito

Fig. 3

camentos analgésicos antiinflamatorios no esteroideos, es decir, aquellos que no son derivados de la cortisona por vía oral; pérdida de peso y, en caso necesario, una inyección de antiinflamatorios derivados de la cortisona en el sitio afectado, así como el ácido hialurónico, cuando la terapia por vía oral ha fracasado.

Algunos suplementos nutricionales como la glucosamina y el sulfato de condroitina se sugieren como protectores de las articulaciones, pero las investigaciones a este respecto continúan.

La cirugía artroscópica, es decir, la introducción mediante diminutos orificios de un tubo con una pequeña cámara y el instrumental quirúrgico para la intervención, se reserva a pacientes que requieren un lavado de la articulación de la rodilla con debridación porque se les "atora" la articulación. Las prótesis articulares, particularmente de cadera y rodilla, también pueden aliviar el dolor y restituir la movilidad en ciertos casos.

El pronóstico de los pacientes con osteoartritis no siempre es malo, hay casos en que el padecimiento no progresa, o incluso tiende a involucionar ligeramente.

Diane Pérez

# ✚ Artritis **reumatoide**

La artritis reumatoide se considera una enfermedad auto-inmune, es decir, aquella en que se comienzan a producir anticuerpos que no reconocen las células del organismo como propias y las destruyen.

 La artritis reumatoide es más común en personas jóvenes, especialmente en mujeres, en una proporción de tres a uno respecto a los hombres. Ésta afecta entre 0.5 y 1 por ciento de la población mundial.

Aunque no se conoce la causa exacta de la artritis reumatoide, se asocia a diversos factores, entre ellos, la herencia, el tabaquismo, ciertas infecciones bacterianas y virales, como la infección por virus de Epstein Barr, el parvovirus y el de la rubeola, entre otros; así como a hormonas femeninas, como los estrógenos. 75 por ciento de las mujeres con artritis reumatoide perciben un alivio significativo de sus síntomas durante el embarazo.

Si bien la lesión principal es una inflamación de la membrana sinovial de la articulación que lleva a la destrucción del cartílago articular, es una enfermedad que afecta múltiples órganos y ocasiona anemia, debilidad, dolor y rigidez generalizados, así como pérdida de peso. Las pacientes suelen presentar nódulos en la piel, trastornos en los ojos en forma de conjuntivitis, también en los pulmones como inflamación de la membrana que los recubre, llamada pleura, inflamación de la arteria pulmonar, del pericardio y del músculo del corazón, al igual que de las arterias coronarias, que son las responsables de abastecer de sangre al corazón. Además, la paciente puede desarrollar otros padecimientos debido a la inflamación generalizada en el interior de los vasos sanguíneos, como el síndrome de Felty que consiste en artritis reumatoide crónica, aumento del tamaño del bazo y anomalías en las células sanguíneas.

El inicio de la enfermedad suele ser insidioso con cansancio, falta de apetito, debilidad generalizada y malestar general. Las manifestaciones clínicas de la artritis reumatoide abarcan una inflamación de las articulaciones pequeñas y medianas de las manos y las muñecas, en ambos lados y en forma simétrica. El paciente experimenta dolor, en especial durante el movimiento, rigidez, hinchazón de las articulaciones afectadas y limitación de la movilidad. La rigidez al despertar por la mañana es característica y suele durar una hora. Con el desarrollo de la enfermedad se puede presentar deformación de las articulaciones inicialmente de las manos y los pies; posteriormente se ven afectadas casi todas las articulaciones, con la excepción de la columna vertebral en sus porciones dorsal, lumbar y sacra (ver fig. 4).

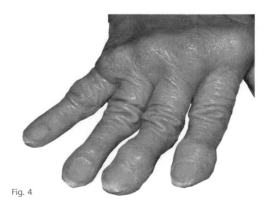

Fig. 4

Los pacientes pueden presentar fiebre y desarrollar las manifestaciones extraarticulares de la enfermedad.

No existe un estudio específico que permita establecer el diagnóstico de artritis reumatoide, aunque en la actualidad se realizan estudios de laboratorio que determinan la presencia del factor reumatoide, un anticuerpo presente en 70 por ciento de las personas con la enfermedad, pero que también se encuentra en personas con algunos otros padecimientos reumáticos, incluso en 5 por ciento de los individuos sanos. En ocasiones, se realizan exámenes del líquido sinovial y radiografías de las articulaciones afectadas.

El curso de la enfermedad es variable, pero en general un 50 por ciento de los enfermos presentará una discapacidad significativa 10 años después del inicio de la enfermedad.

La artritis reumatoide no se cura y el tratamiento está enfocado a aliviar el dolor, reducir la inflamación, proteger las estructuras articulares, mantener la función de éstas y controlar las afecciones del resto del cuerpo.

La terapia física es de utilidad al igual que el reposo. Ciertos aparatos pueden ser de gran ayuda para limitar la deformación articular. Los medicamentos que se dan inicialmente son los analgésicos antiinflamatorios no esteroideos para controlar el dolor y la inflamación, entre los más novedosos figuran los llamados inhibidores de la ciclooxigenasa 2 (COX-2), que tienen menores efectos gastrointestinales, es decir, de inflamación de la mucosa del estómago y el intestino disminuyendo el riesgo de desarrollar una úlcera. Existen otros medicamentos que, además de ser de utilidad, son más novedosos, a estos se les considera parte de la llamada terapia biológica, es decir, los fármacos que modulan la respuesta inmunológica y, por lo tanto, evitan el daño a la articulación.

En casos extremos se recurre a la cirugía con reemplazo de la articulación afectada, principalmente cuando se trata de cadera, rodilla u hombro.

#  Fiebre **reumática**

La fiebre reumática es un padecimiento secundario a una infección en la garganta por el estreptococo beta hemolítico del grupo A de Lancefield.

No se conoce a ciencia cierta por qué esta infección de garganta afecta a otros órganos.

El padecimiento es más común entre los 5 y los 15 años de edad y se calcula que alrededor de un 3 por ciento de los individuos que tienen una infección de garganta por este tipo de estreptococo desarrollará fiebre reumática.

Los síntomas de la fiebre reumática se engloban en los llamados criterios de Jones, que se dividen en mayores y menores. Los criterios mayores consisten en inflamación de las tres capas del corazón (pericardio, miocardio y endocardio) con lesión de las válvulas, especialmente la mitral, que puede llevar al cierre de ésta (ver capítulo Cardiología), presente en 60 por ciento de los casos de fiebre reumática. Otro criterio mayor es la llamada poliartritis migratoria, es decir, aquella inflamación de las articulaciones de los tobillos, las muñecas, las rodillas y los codos, que sobreviene en 75 por ciento de los pacientes con la enfermedad. El tercer criterio mayor es la llamada Corea de Sydenham, la cual consiste en una lesión del sistema nervioso que ocasiona movimientos extraños debidos a contracciones musculares involuntarias. Un criterio mayor más consiste en la presencia de nódulos debajo de la piel. Finalmente, el quinto criterio es un enrojecimiento de la piel, principalmente en el área del tronco.

Los criterios menores de Jones son fiebre, dolor articular, exámenes de laboratorio que sugieren la enfermedad, pero no son específicos para ésta y un electrocardiograma que tenga un intervalo prolongado entre las ondas P y R (ver capítulo Cardiología).

Para hacer el diagnóstico de fiebre reumática se necesita contar con 2 criterios mayores o 1 mayor y 2 menores, además de la evidencia de haber tenido una infección por el estreptococo beta hemolítico del grupo A de Lancefield.

El diagnóstico se puede apoyar en un cultivo de secreción de la garganta para demostrar la presencia del estreptococo, además de exámenes de sangre en los cuales existan niveles altos de anticuerpos contra dicho estreptococo.

El tratamiento consiste en la administración de antibióticos como la penicilina o en personas alérgicas, la eritromicina.

# ✚ Lupus eritematoso **sistémico**

El lupus eritematoso sistémico forma parte de las llamadas enfermedades autoinmunes en las cuales se producen anticuerpos que destruyen las células del organismo porque no las reconocen como propias.

Se presenta en aproximadamente 200 de cada 100 mil mujeres.

No existe una causa específica para desarrollar lupus, sin embargo, la enfermedad se asocia con genes que predisponen a la enfermedad. Además existen factores ambientales que coadyuvan a desencadenar lupus en personas predispuestas. Tal es el caso de la exposición a la radiación solar, las hormonas femeninas, ya que existe una mayor incidencia del padecimiento entre mujeres en edad reproductiva en una proporción de 9 a 1 respecto a los hombres. Aunque el lupus es mucho más frecuente en mujeres jóvenes, también puede presentarse en niños y personas de edad avanzada. El lupus es asociado en ciertos casos a factores dietéticos como la ingesta de grasas saturadas, algunas infecciones bacterianas y virales, así como al consumo de ciertos medicamentos.

El lupus eritematoso sistémico, como su nombre lo indica, afecta múltiples órganos y sistemas. Entre las manifestaciones clínicas más comunes figuran las que se presentan en la piel y las articulaciones. En la piel existe un enrojecimiento, principalmente en las mejillas en forma de alas de mariposa (ver fig. 5) y la

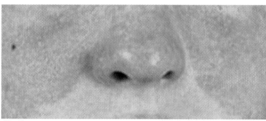

Fig. 5

formación de arañas vasculares; también puede haber caída de cabello o que éste se torne delgado y escaso. A nivel de articulaciones, la artritis es el signo más común con afectación de las articulaciones de las manos, las muñecas y los pies.

Las pacientes suelen presentar un gran cansancio, pueden tener fiebre, anomalías en la sangre como disminución de los glóbulos blancos, de los rojos y de las células responsables de la coagulación. Suele haber daño a nivel de los riñones, del corazón, de los pulmones ocasionando tos y dolor torácico, afectación del sistema nervioso con una destrucción de la vaina que recubre las neuronas, similar a la que ocurre en la esclerosis múltiple (ver capítulo correspondiente), daño de las células cerebrales por la falta de oxígeno al formarse émbolos e inflamación de éstas, entre otras. Las pacientes pueden presentar convulsiones, dolor de cabeza, mala memoria, trastornos psiquiátricos como depresión y en ocasiones ansiedad.

El curso de la enfermedad es variable y puede haber exacerbaciones y períodos de remisión de la enfermedad. En general, el embarazo suele disminuir la intensidad del padecimiento durante la gestación.

Una vez que el médico sospecha de la presencia de lupus, puede someter al paciente a diversos exámenes de sangre como los anticuerpos antinucleares o contra el ADN, que si bien no son específicos de la enfermedad, permiten sospecharla intensamente. También se hacen análisis de orina, que suelen mostrar la presencia de proteínas o los llamados cilindros, que son partículas diminutas que se forman en las estructuras renales llamadas túbulos.

No existe cura para esta enfermedad. El tratamiento del lupus eritematoso sistémico va enfocado a disminuir la inflamación de los tejidos mediante medicamentos. El dolor articular y muscular se trata con medicamentos analgésicos antiinflamatorios no esteroideos, así como los derivados de la cortisona que además van a disminuir las defensas del paciente evitando que su propio organismo se dañe. En algunos casos, se sugiere la administración de medicamentos contra el paludismo y otros empleados contra el cáncer que ayudan a frenar el deterioro del paciente con lupus.

Además es fundamental que las pacientes con lupus no se expongan a la luz solar o lo hagan con la protección apropiada y procuren descansar lo más posible para evitar la intensa fatiga.

# ✚ Síndrome de **Sjögren**

El síndrome de Sjögren es una enfermedad autoinmune caracterizada por sequedad de ojos y boca debido a que existen anticuerpos que no reconocen a las células de las glándulas exócrinas, es decir, las que producen secreción que sale del cuerpo, como propias y las destruyen.

El síndrome de Sjögren puede ser primario o secundario a otros trastornos autoinmunes del tejido conjuntivo como lupus eritematoso o artritis reumatoide, entre otros. El síndrome de Sjögren se presenta entre 0.5 y 5 por cien-

to de la población, y en 90 por ciento de los casos afecta a las mujeres.

El principal factor de riesgo es una predisposición genética a padecer la enfermedad y ciertas infecciones como la mononucleosis infecciosa, ocasionada por el virus de Epstein Barr o la hepatitis C, ya que se ha demostrado la presencia de síndrome de Sjögren entre 57 y 77 por ciento de los pacientes con hepatitis C, y se ha detectado el virus de la hepatitis C entre el 6 y el 19 por ciento de los pacientes con síndrome de Sjögren.

Las manifestaciones clínicas son en primer lugar sequedad de los ojos, pues las glándulas lagrimales no producen lágrimas y esto ocasiona que el paciente tenga la sensación de cuerpo extraño en el ojo; sequedad de boca, por falta de funcionamiento de las glándulas salivales y con un incremento sustancial de caries; también puede haber sequedad nasal con sangrado por la nariz y formación de costras, daño pulmonar que se presenta como tos o dolor torácico, afectación a nivel de riñones, de esófago y estómago, hígado, páncreas y vasos sanguíneos con la formación de petequias en la piel. Además puede haber daño del sistema nervioso a nivel de pares craneales con pérdida de la audición, así como en nervios periféricos, con problemas para mover las extremidades, entre otras manifestaciones. Es posible que exista dolor en las articulaciones y los pacientes con síndrome de Sjögren tengan 40 veces más probabilidades de desarrollar un linfoma no Hogkin (ver capítulo Hematología).

Para confirmar el diagnóstico, el reumatólogo suele apoyarse en exámenes de sangre con la detección de anticuerpos antinucleares y estudios de orina.

El tratamiento consiste en la aplicación de lágrimas artificiales, medidas para humidificar el ambiente, extremar el cuidado de los dientes, administrar medicamentos que favorecen la secreción de las glándulas y analgésicos antiinflamatorios no esteroideos o derivados de la cortisona para tratar el dolor en las articulaciones. Cuando hay daño a nivel de nervios, el médico puede sugerir la ingesta de antidepresivos llamados tricíclicos.

# ✚ Fibromialgia

La fibromialgia es un síndrome caracterizado por dolor crónico y cansancio que afecta a dos por ciento de la población predominantemente femenina en una proporción de 8 a 1 respecto a la masculina.

Para hablar de fibromialgia es necesario que el paciente presente por lo menos 3 meses de dolor generalizado en ambos lados del cuerpo y dolor a la palpación en por lo menos 11 de 18 puntos predeterminados. Estos puntos se localizan en la nuca, el cuello, puntos específicos del tronco, las rodillas, los glúteos, los muslos y la cadera (ver fig. 6).

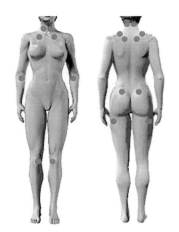

Fig. 6

El dolor llega a ser incapacitante interfiriendo con las actividades tan simples como lavarse los dientes, peinarse, etcétera. El dolor a menudo se genera en el esqueleto axial, es decir, el sostén principal del cuerpo que incluye el cráneo, columna vertebral, el esternón, las costillas y el hueso hioideo (ver fig. 7).

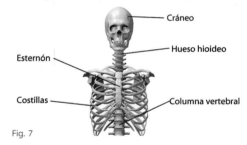

Cráneo

Hueso hioideo

Esternón

Costillas

Columna vertebral

Fig. 7

Otras manifestaciones clínicas de la fibromialgia incluyen cansancio extremo, depresión, trastornos del sueño, hormigueos, dolor de cabeza, ansiedad y síndrome de Reynaud, es decir, la contracción de los capilares de las extremidades que ocasiona que éstas se enfríen y tornen azuladas.

Si bien no se conoce una causa específica para el desarrollo de fibromialgia, se sabe que existe un desajuste a nivel del sistema nervioso autónomo con cambios en la secreción de neurotransmisores que ocasionan que las personas no puedan dormir y se irriten las terminales nerviosas encargadas de transmitir el dolor, lo cual provoca el dolor constante.

El diagnóstico de fibromialgia se hace con base en las manifestaciones clínicas debido a que no existe un examen que permita confirmar la presencia de la enfermedad.

La fibromialgia no tiene cura y no existe un medicamento capaz de erradicar el padecimiento. El tratamiento incluye la realización de ejercicio aeróbico, al principio muy leve, que sea tolerable a pesar del dolor; terapia cognitivo conductual que permite examinar la forma en que los individuos reaccionan a sus experiencias y reestructuran los hábitos inadecuados en este sentido; el empleo de cierto tipo de antidepresivos, como los llamados tricíclicos, así como algunos analgésicos.

La fibromialgia no es progresiva y a largo plazo no ocasiona daño orgánico, aunque sea difícil lograr que desaparezca.

# ✚ Polimialgia **reumática**

La polimialgia reumática es un padecimiento caracterizado por dolor en el torso y en la parte proximal de las extremidades (ver fig. 8).

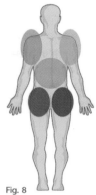

Fig. 8

Con frecuencia se asocia a la llamada arteritis de células gigantes, una inflamación de los vasos sanguíneos que afecta principalmente las ramas de las arterias carótidas que salen del cráneo (ver fig. 9). La arteritis de células gigantes daña a 33 de cada 100 mil personas mayores de 50 años, y la polimialgia reumática es dos o tres veces más común que la arteritis.

La edad promedio de inicio de la polimialgia reumática y la arteritis de células gigantes es de 70 años. Las mujeres son dos veces más propensas que los hombres. Aun-

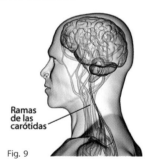

Ramas de las carótidas

Fig. 9

que el inicio de la enfermedad suele ser insidioso, evolucionando a lo largo de semanas o meses, en una tercera parte de los pacientes es muy brusco.

La polimialgia reumática inicia con malestar general, ligero incremento de la temperatura corporal, condición conocida como febrícula, y pérdida de peso. El dolor y la rigidez articulares, así como dolor muscular, se acompañan de cansancio y depresión. En la mayoría de los casos, las molestias comienzan en el hombro, en otros en la cadera o el cuello, primero de un lado y después de ambos. Los síntomas se centran en el esqueleto axial (ver fig. 10). Por la mañana suele haber una rigidez muy marcada aunque el dolor se presenta también durante la noche, despertando en ocasiones al

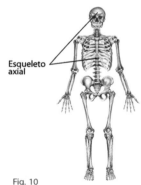

Esqueleto axial

Fig. 10

paciente cuando realiza un movimiento. En fases avanzadas puede haber atrofia de los músculos.

La arteritis de células gigantes se manifiesta como dolor de cabeza, trastornos de la visión y los mismos de la polimialgia reumática. El dolor de cabeza se presenta característicamente en las sienes, justo donde se encuentran las arterias temporales, aunque puede localizarse en cualquier lugar del cráneo. Los síntomas visuales son disminución o pérdida de la capacidad visual y visión doble. Además se puede presentar la llamada claudicación mandibular que implica falta de aporte sanguíneo a esa región de la cara con dificultad para masticar.

Alrededor de 40 por ciento de los pacientes con arteritis de células gigantes no presentan los síntomas característicos del padecimiento y pueden experimentar fiebre sin causa aparente (llamada fiebre de origen desconocido), trastornos neurológicos como demencia o problemas en la movilidad, problemas respiratorios que se manifiestan por tos, así como trastornos de grandes arterias como la aorta, que puede presentar aneurismas (ver capítulo Corazón y grandes vasos).

El diagnóstico se confirma mediante una historia clínica completa que puede apoyarse en exámenes de sangre los cuales denotan una severa inflamación en el organismo; en el caso de la arteritis de células gigantes, se debe realizar una biopsia de la arteria temporal para confirmar el diagnóstico.

El tratamiento consiste en la administración de derivados de la cortisona durante 1 ó 2 años en el caso de la polimialgia reumática, y por tiempo indefinido, en el caso de la arteritis de células gigantes.

# Hematología

# Hematología

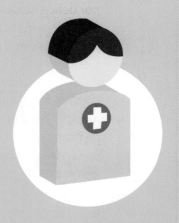

# ✚ Anemia

La anemia es la reducción de la cantidad de glóbulos rojos y de hemoglobina (la proteína que transporta el oxígeno), o de ambos.

> ✚ La anemia puede ser aguda o crónica, y es ocasionada por el aumento de la destrucción de células sanguíneas o la disminución en la formación de células de la sangre y pérdida sanguínea.

Anemias debidas a disminución en la producción de glóbulos rojos

1. Deficiencia de hierro: representa la causa más común y se asocia a pérdida de sangre, en las mujeres por menstruación o en caso de embarazo; y en los hombres por sangrado de tubo digestivo. Las causas menos comunes son cantidad insuficiente de hierro en la dieta o disminución de su absorción. El tratamiento de la anemia por deficiencia de hierro consiste en eliminar lo que ocasiona la pérdida sanguínea y restablecer las reservas de hierro.

2. Anemia de Cooley o Beta talasemia: consiste en un defecto de nacimiento que impide una producción adecuada de glóbulos rojos. El padecimiento se comienza a manifestar a partir de los seis meses de edad y requiere transfusiones sanguíneas. Los niños afectados desarrollan deformaciones óseas y falla de múltiples órganos a causa de la sobrecarga de hierro que se genera por las transfusiones y que puede llevar a la muerte por insuficiencia cardiaca.

3. Anemia por deficiencia de vitamina B12 y ácido fólico: la deficiencia de estas vitaminas ocasiona un defecto en la síntesis de ADN, lo cual altera todas las células del cuerpo. La deficiencia de vitamina B12 se presenta generalmente después de una cirugía en la que se extirpa el estómago y, en algunos casos, por infecciones virales. La deficiencia de ácido fólico es común en personas que abusan del alcohol y mujeres embarazadas que no toman suplementos. Estas anemias se acompañan de inflamación de la lengua, diarrea, falta de apetito, dolor abdominal y pérdida de peso. Los trastornos neurológicos como dolor en extremidades y cambios del comportamiento ocurren sólo en la anemia por deficiencia de vitamina B12. El tratamiento consiste en restablecer los niveles de vitamina B12 y, en su caso, de ácido fólico.

4. Anemia de las enfermedades crónicas: en padecimientos como cáncer, artritis reumatoide, lupus eritematoso sistémico, pielonefritis u otras enfermedades inflamatorias o infecciosas crónicas, existe un aporte inadecuado de hierro a los glóbulos rojos en desarrollo, dando lugar a la anemia.

5. Anemia aplásica: en estos casos existe una disminución en la producción de glóbulos rojos por parte de la médula a causa de infecciones, químicos como insecticidas que contienen benceno, ciertos medicamentos y radiación. Este tipo de anemia suele requerir un trasplante de médula ósea.

**Anemias por pérdida excesiva de glóbulos rojos**

1. Anemia por pérdida aguda de sangre: si bien la pérdida sanguínea lenta y de larga duración ocasiona anemia por deficiencia de hierro, una hemorragia en la que se pierde más de un litro de sangre ocasiona síntomas de depleción de volumen sanguíneo con aumento de la frecuencia cardiaca, disminución de la tensión arterial y choque. La anemia comienza a manifestarse de tres a cuatro días después de la hemorragia.

2. Anemia hemolítica: se refiere a un grupo de anemias que pueden ser hereditarias o adquiridas y en las cuales existe una destrucción de los glóbulos rojos por el propio organismo. Las hereditarias o intrínsecas se deben a un defecto en los glóbulos rojos, lo cual hace que no vivan de los 10 a 120 días que deberían. Las adquiridas o extrínsecas suelen deberse a un agente externo que puede ser un medicamento como la penicilina, el acetaminofén o los fármacos contra la malaria; infecciones como la hepatitis, el citomegalovirus, el virus de Epstein Barr y la bacteria llamada estreptococo beta hemolítico, entre otros; trastornos autoinmunes como el lupus eritematoso sistémico, la artritis reumatoide, la enfermedad hemolítica del recién nacido, etcétera. El tratamiento va dirigido a corregir el defecto que ocasiona la anemia.

Si bien cada tipo de anemia se acompaña de manifestaciones clínicas específicas, entre los síntomas comunes figuran cansancio, sensación de falta de aire, dolor de cabeza y dificultad para concentrarse.

El diagnóstico se establece mediante exámenes de laboratorio que permiten determinar las células típicas que acompañan cada tipo de anemia, y el tratamiento se enfoca a corregir los trastornos que la originan.

Diane Pérez

#  Hemofilia

## La hemofilia es un trastorno hemorrágico hereditario.

Los niños que tienen hemofilia carecen de la capacidad de detener una hemorragia debido a que su sangre presenta bajos niveles, o ausencia total, de unas proteínas específicas denominadas "factores de la coagulación", que son necesarias para evitar sangrados.

Las 3 formas principales de hemofilia son las siguientes: la hemofilia A, causada por una ausencia del factor VIII de coagulación. Aproximadamente 85 por ciento de los hemofílicos padece el tipo A de esta enfermedad. La hemofilia B, debida a una deficiencia del factor IX de la coagulación; y la llamada enfermedad de Von Willebrand, que es la deficiencia de un componente del factor VIII de la coagulación, denominado factor de Von Willebrand.

Las hemofilias A y B son enfermedades hereditarias que se transmiten por un gen situado en el cromosoma X. Una mujer portadora de hemofilia tiene el gen en uno de sus cromosomas X, y hay 50 por ciento de probabilidades de que pueda transmitir el gen defectuoso a su descendencia del sexo masculino. Los hombres que heredan ese gen defectuoso desarrollarán hemofilia y transmitirán dicho gen únicamente a sus hijas. La enfermedad de Von Willebrand, que es el trastorno hereditario hemorrágico más común, se transmite como un rasgo autosómico dominante, es decir, que pasa de padres a hijos por los cromosomas no sexuales, llamados autosomas; es suficiente que el niño reciba el gen de la enfermedad de uno de los padres para heredar el padecimiento, resultando afectados hombres y mujeres por igual.

La manifestación clínica más frecuente de ambos tipos de hemofilia y de la enfermedad de Von Willebrand es el sangrado. Son comunes los moretones y la presencia de sangre en orina y heces, sangrado de encías y nariz, así como sangrados menstruales abundantes en las mujeres en la enfermedad de Von Willebrand. Puede haber sangrado en las articulaciones, especialmente en los casos graves de hemofilias A y B.

El diagnóstico se confirma mediante exámenes de laboratorio llamados pruebas de coagulación. En la hemofilia A existe un aumento del tiempo parcial de tromboplastina, que mide el tiempo que toma a la sangre coagularse, así como una actividad coagulante deficiente del factor VIII de la coagulación. En la hemofilia B existe un incremento del tiempo parcial de tromboplastina y una actividad coagulante deficiente del factor IX de la coagulación. En la enfermedad de Von Willebrand, la prueba de coagulación alterada es el tiempo de sangrado, que suele ser más largo de lo normal, al igual que el tiempo parcial de tromboplastina.

Si bien la hemofilia no se cura, hoy en día es posible controlarla adecuadamente. En general, todos los pacientes con algún defecto de la coagulación deben evitar la ingesta de aspirinas, medicamentos antiinflamatorios no esteroideos y otras sustancias que interfieran con la agregación de las plaquetas, que son diminutas células que se pegan entre sí para evitar los sangrados. Para el tratamiento de la hemofilia A, hoy en día se administra un factor VIII de la coagulación producido por técnicas de ADN recombinantes, que es seguro y eficaz, y con el cual el paciente no corre el riesgo de infectarse por virus como el de la inmunodeficiencia humana o las hepatitis B y

C. En el caso de la hemofilia B, se cuenta con factor IX de la coagulación, también producido por técnicas de ADN recombinante. La enfermedad de Von Willebrand se trata con medicamentos que disminuyen el sangrado.

La terapia génica es altamente prometedora para el futuro tratamiento de la hemofilia. Gracias a los avances en el tratamiento de estos padecimientos, hoy en día una persona hemofílica tiene una esperanza de vida prácticamente igual a la de un individuo sano.

# ✚ Púrpura trombocitopénica **idiopática**

El término púrpura se refiere a la salida de glóbulos rojos de los vasos sanguíneos hacia la piel ocasionando petequias (diminutas lesiones rojizas menores a dos milímetros), lesiones purúricas (manchas rojas de dos milímetros a un centímetro), y equimosis o moretones (lesiones mayores a un centímetro).

La trombocitopenia es una cantidad disminuida de plaquetas en la sangre. Las plaquetas son diminutas células que al agregarse y pegarse unas con otras cuando existe una lesión, favorecen la coagulación de la sangre para evitar una hemorragia.

La púrpura trombocitopénica idiopática o inmunitaria, es un trastorno hemorrágico caracterizado por la presencia de muy pocas plaquetas en la sangre, debido a que éstas siguen siendo destruidas por el sistema in-

munitario. Idiopática quiere decir que se desconoce la causa exacta de la enfermedad; sin embargo, se han descrito ciertas teorías que relacionan su inicio con infecciones virales.

La púrpura trombocitopénica idiopática afecta con más frecuencia a mujeres que a hombres y es más común en niños que en adultos. En los niños afecta por igual a ambos sexos. Debido a que las plaquetas son necesarias para la coagulación de la sangre, los síntomas de la enfermedad están relacionados con la presencia de hemorragias tanto debajo de la piel como en las mucosas, ocasionando que el paciente presente moretones, sangrado por la nariz y al lavarse los dientes.

El diagnóstico se confirma mediante un examen de sangre llamado biometría hemática, que muestra una cuenta de plaquetas disminuida. La cifra normal de plaquetas debe oscilar entre 150 mil y 400 mil por microlitro de sangre y en la púrpura trombocitopénica idiopática puede llegar a estar por debajo de las diez mil.

El tratamiento está enfocado a disminuir o regular las defensas del paciente, con la finalidad de interrumpir la destrucción de las plaquetas. Se administran derivados de la cortisona y en algunos casos se requiere de una cirugía para quitar el bazo, que es un órgano muy activo en la respuesta inmunológica y el sitio principal donde se producen los anticuerpos que van a atacar las plaquetas en la púrpura trombocitpénica idiopática. Además, en el bazo se destruyen las plaquetas que han sido sensibilizadas por los anticuerpos.

Las personas con púrpura trombocitopénica idiopática deben evitar tomar aspirina, ibuprofeno y warfarina, ya que estos medicamentos interfieren con la función de las plaquetas y de la coagulación de la sangre, y puede haber sangrado. Con el tratamiento apropiado, el pronóstico de los pacientes suele ser bueno.

# ✚ Leucemia

La leucemia o cáncer de la sangre es la segunda causa de muerte entre los niños de 5 a 14 años de edad.

La palabra leucemia significa sangre blanca en griego. En esta enfermedad, los glóbulos blancos se producen en tal cantidad que la sangre llega a tener una apariencia blanquecina.

De acuerdo con su curso, las leucemias se clasifican en agudas y crónicas; y según el tipo de célula en linfoblásticas y mieloblásticas. Las linfoblásticas provienen de los linfocitos T o B, que circulan en los sistemas sanguíneo y linfático, coordinando la respuesta inmune y fabricando anticuerpos. Las mieloblásticas implican los mieloblastos, que dan lugar a los llamados granulocitos, que son los neutrófilos, basófilos y eosinófilos, que circulan matando y digiriendo las bacterias e intervienen en la respuesta inmune.

## Leucemia linfoblástica aguda

La leucemia linfoblástica aguda es la más común en los niños, representando 60 por ciento de los casos de leucemia en personas menores de 20 años y 76 por ciento de todos los tipos de cáncer en los menores de 15 años de edad. Entre los factores de riesgo para el desarrollo de leucemia linfoblástica aguda se encuentra el síndrome de Down, y los hijos de mujeres que fueron sometidas a rayos X durante el embarazo tienen ligeramente mayor riesgo de desarrollar este tipo de leucemia.

La leucemia linfoblástica aguda es un cáncer de la sangre y la médula ósea, es decir, el tejido esponjoso que se encuentra en el centro de los huesos. En este tipo de leucemia demasiadas células madre de la médula ósea se convierten en el tipo de glóbulos blancos llamados linfocitos (T o B), pero estos linfocitos anormales son incapaces de combatir adecuadamente las infecciones. Además, conforme se incrementa el número de estos linfocitos, queda menos espacio para los glóbulos blancos sanos, para las plaquetas y para los glóbulos rojos.

Los síntomas pueden presentarse en forma insidiosa o repentina, incluyen fiebre, ya sea ocasionada por la propia enfermedad o por una infección agregada; cansancio a causa de la anemia (ver inciso correspondiente); en niños puede haber dolor de hueso o articulaciones y en adultos falta de aire y dolor en el pecho. Algunos síntomas menos comunes son dolor de cabeza, vómitos, alteraciones de las funciones mentales y disminución de la cantidad de orina. Ocasionalmente los pacientes inician con una infección o un sangrado que pone en peligro su vida. Los pacientes suelen presentar petequias, es decir, manchas rojas menores a dos milímetros en la piel, y moretones. Suele haber incremento

en el tamaño del hígado y el bazo, así como ganglios linfáticos inflamados.

El diagnóstico se confirma mediante exámenes de sangre, radiografía de tórax, estudio de líquido cefalorraquídeo, es decir, el que circula entre las membranas que recubren el cerebro, y examen de la médula espinal mediante una punción en el hueso, que puede ser la cadera o el esternón (ver fig. 1).

El tratamiento de la leucemia linfoblástica aguda incluye el control de las infecciones y las hemorragias, así como la administración de quimioterapia sistémica y del sistema nervioso central tanto con medicamentos como con radiación. En ciertos casos se requiere de un trasplante de médula ósea.

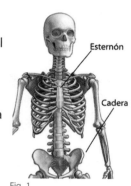

Esternón

Cadera

Fig. 1

Algunos pacientes con leucemia linfoblástica aguda tienen el llamado cromosoma Filadelfia, que es la traslocación de un brazo corto del cromosoma 9 con el 22, en los genes.

## Leucemia linfocítica crónica

La leucemia linfocítica crónica es un padecimiento común en personas mayores de 60 años, ésta es más común en hombres en una proporción de dos a uno respecto a las mujeres. Se caracteriza por la presencia de un cúmulo de linfocitos pequeños, de aspecto maduro en la sangre, el tejido linfoide y la médula espinal.

Más de 25 por ciento de los casos de leucemia linfocítica crónica no presenta síntomas al momento del diagnóstico; éste se sospecha por la inflamación de algún ganglio linfático no doloroso en el cuello o la axila. En ocasiones puede haber cansancio y en otras síntomas de rinitis por la presencia de células de la leucemia linfocítica crónica. En etapas avanzadas de la enfermedad, el paciente puede experimentar pérdida de peso, infecciones recurrentes, sangrado, anemia, fiebre e infecciones virales o bacterianas. Los pacientes suelen presentar crecimiento del bazo y el hígado.

El diagnóstico se confirma mediante exámenes de sangre, médula ósea y ganglios linfáticos.

El tratamiento consiste en quimioterapia, en ocasiones radioterapia y, en ciertos casos específicos, se valora la utilidad del trasplante de médula ósea.

## Leucemia mielógena aguda

La leucemia mielógena aguda es más común en el recién nacido, pero representa una proporción pequeña de los casos durante la infancia y la adolescencia. Es la forma de leucemia aguda más frecuente en adultos, representa 80 por ciento de los casos de leucemia. Se caracteriza por la proliferación de células blásticas anormales, principalmente en la médula espinal, y deterioro en la producción de células sanguíneas normales.

Entre los factores de riesgo para el desarrollo de la leucemia mielógena aguda figuran la exposición a radiación, benceno, ciertos medicamentos empleados en quimioterapia, así como algunas enfermedades tanto adquiridas como hereditarias.

Los síntomas de la leucemia mielógena aguda incluyen palidez, cansancio, debilidad, aumento de la frecuencia cardiaca y falta de aire. Los pacientes suelen presentar petequias, así como sangrados por la nariz, las encías y derrames en la conjuntiva de los ojos. Son frecuentes las infecciones en la piel.

El diagnóstico se realiza mediante exámenes de sangre y médula espinal. El tratamiento consiste en quimioterapia, radioterapia y trasplante de médula ósea, además del manejo de las infecciones, la anemia y el sangrado.

## Leucemia mielógena crónica

La leucemia mielógena crónica se caracteriza por el aumento en el número de granulocitos e inmadurez de los mismos, así como incremento en la cantidad de basófilos. Estos glóbulos blancos son anormales y no cumplen sus funciones de proteger contra las infecciones. La leucemia mielógena crónica tiende a tener fases de aceleración de la enfermedad que empeoran el caso.

En 90 por ciento de los pacientes con leucemia mielógena, está presente el llamado cromosoma Filadelfia, que como se apuntó, es la traslocación de un brazo corto del cromosoma 9 con el 22. La exposición a radiación ionizante puede aumentar la posibilidad de desarrollar leucemia mielógena crónica.

Las manifestaciones clínicas de los pacientes con este tipo de leucemia incluyen palidez, cansancio, disminución de la tolerancia al ejercicio, falta de apetito, molestias abdominales y sensación de estar lleno rápidamente al comer debido al aumento del tamaño del bazo, pérdida de peso y sudoración excesiva, anemia, manchas rojas en la piel, fiebre o infecciones frecuentes.

El diagnóstico se confirma mediante un examen de sangre y médula ósea. Para el tratamiento de la leucemia mielógena crónica existe un medicamento llamado Imatinib que se administra por vía oral; asimismo se emplean interferones, que son proteínas que modulan la respuesta inmune, la quimioterapia y el trasplante de médula ósea.

# ✚ Linfoma

Los linfomas constituyen el tercer tumor maligno en frecuencia durante la infancia, representando 13 por ciento de los cánceres diagnosticados anualmente en este grupo de edad.

Estos tumores se dividen en dos grandes grupos: la enfermedad de Hodgkin y los linfomas no hodgkinianos. En los menores de 15 años estos últimos constituyen 60 por ciento de los casos, mientras que al incluir a los jóvenes de hasta 18 años de edad se observa un ligero predominio de la enfermedad de Hodgkin.

## Enfermedad de Hodgkin

La enfermedad de Hodgkin tiene un pico de aparición en la tercera década de la vida, declinando a los 45 de edad, después de lo cual nuevamente tiende a incrementar.

Característicamente, la enfermedad de Hodgkin se manifiesta por la presencia de un ganglio linfático que creció de tamaño (ver fig. 2). El paciente no tiene dolor y puede o no desarrollar fiebre.

Existe pérdida de peso y sudores nocturnos. En la mayoría de los casos, los primeros ganglios que resultan afectados son los del cuello, pero cualquier ganglio del cuerpo puede sufrir daños.

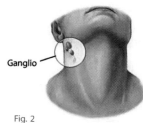

Ganglio

Fig. 2

El diagnóstico se confirma mediante una biopsia del ganglio afectado mostrando la presencia de las células características, llamadas de Reed-Sternberg, en un medio celular apropiado. Para evaluar el grado de extensión de la enfermedad es necesario realizar una linfangiografía, es decir, el estudio radiográfico del sistema linfático con la inyección de un medio de contraste, una tomografía computarizada, una biopsia de médula ósea, así como de hígado.

Las etapas de la enfermedad de Hodgkin consisten en lo siguiente: en la etapa I sólo una región de nódulos se encuentra afectada. La etapa II se caracteriza por la afectación de dos o más regiones nodales del mismo lado del diafragma. En la etapa III se encuentran afectados nódulos en ambos lados del diafragma con o sin lesión del bazo. Y la etapa IV consiste en presencia de células malignas en uno o más órganos que no constituyen el sistema linfático. Cada etapa se divide en A o B; A es cuando el paciente no tiene pérdida de peso, fiebre y sudores nocturnos y B es cuando sí los tiene.

El tratamiento para esta enfermada consiste en la administración de radioterapia de supervoltaje y quimioterapia en etapas iniciales. En estadíos avanzados, el tratamiento será con base en la quimioterapia.

## Linfomas no Hodgkin

Los linfomas no hodgkinianos son trastornos malignos de los linfocitos T o B y están frecuentemente asociados con el SIDA.

Entre los linfomas no hodgkinianos figura el llamado linfoma de Burkitt, que predomina en África tropical, siendo más común en niños o en adultos con SIDA, con un predominio femenino en una proporción de 2 a 1 respecto a los varones. Entre los factores de riesgo para el desarrollo de linfomas no Hodgkin, existen anomalías cromosómicas, así como infecciones virales por el llamado virus tumoral tipo C ARN o el virus de Epstein-Barr (ver capítulo Enfermedades infecciosas).

La localización primaria del padecimiento puede ser cualquier sitio del sistema linfático, así como cualquier órgano del cuerpo. Los síntomas de pérdida de peso, fiebre y sudores nocturnos indican mal pronóstico.

El diagnóstico se confirma mediante una biopsia ganglionar. Para conocer la extensión de la enfermedad, pueden ser útiles estudios de imagen como rayos X, tomografía computarizada y resonancia magnética.

El tratamiento consiste en la administración de quimioterapia y, en algunos casos, anticuerpos monoclonales, que son sustancias producidas en laboratorios que reconocen y se unen a sustancias específicas que están en la superficie de una célula cancerosa. En algunos tipos de linfomas no Hodgkin pueden emplearse los interferones, que modulan la respuesta inmunológica del enfermo, y en ciertos casos radioterapia.

# Ginecología y **obstetricia**

# Ginecología y **obstetricia**

# ✚ Embarazo **normal**

El embarazo ocurre cuando existe fecundación de un óvulo por parte de un espermatozoide.

Esto suele suceder 14 días antes de la menstruación, cuando la mujer ovula, es decir, cuando se libera el óvulo por parte del ovario. Si se tienen relaciones sexuales en esas fechas, los espermatozoides suben por la vagina, cruzan el útero y llegan a las trompas.

Generalmente, la fecundación tiene lugar en el tercio distal, es decir, el que se encuentra más cerca de la trompa de Falopio. El óvulo fecundado viaja por el resto de la trompa con destino al útero y se implanta en la capa más interna del mismo, llamada endometrio, la que, cuando no existe embarazo, se desprende durante la menstruación. Una de las primeras manifestaciones del embarazo es precisamente la falta de menstruación, momento ideal para realizar una prueba casera de embarazo, que detecta la cantidad de hormona gonadotropina coriónica humana en la orina. La confirmación se realiza mediante una prueba de embarazo en sangre, después de lo cual es fundamental consultar al ginecólogo quien realizará un tacto vaginal para notar los cambios en el cuello del útero propios del embarazo y calculará la fecha probable de parto, por medio de la llamada regla de Nagele, que consiste en restar tres meses a la fecha de última menstruación y sumar 7 días. Por ejemplo, si la fecha de la última menstruación fue el 10 de febrero, la fecha probable de parto es el 17 de noviembre.

Es fundamental que toda mujer en edad reproductiva tome un suplemento de ácido fólico, con la finalidad de evitar problemas del tubo neural en caso de embarazarse.

Una mujer embarazada no debe tomar alcohol, fumar o estar cerca de personas que fuman, ni ingerir estupefacientes. La cafeína puede tomarse con moderación (no más de 2 ó 3 tazas y de preferencia de café descafeinado) y si bien no existen contraindicaciones específicas para los edulcorantes, es preferible que el médico tratante decida si es o no conveniente para cada caso en particular. Cualquier medicamento debe ser previamente aprobado por el gineco-obstetra.

La dieta de la mujer embarazada debe incrementarse en un promedio de 300 calorías aproximadamente. Ligeramente menos durante el primer trimestre y ligeramente más durante el segundo. La dieta debe ser balanceada y contener alimentos con alto valor nutricional. Es necesario consumir 3 raciones diarias de proteínas como carnes, de preferencia magras, pescados, lácteos, claras de huevo, etcétera. La mujer embarazada debe ingerir 3 raciones diarias de alimentos ricos en vitamina C, principalmente frutas cítricas. Cuatro raciones de alimentos con calcio, principalmente lácteos y vegetales verdes.

Asimismo debe consumir un mínimo de 3 raciones de hortalizas y frutas amarillas, ricas en vitamina A como zanahorias, melón, etcétera. 2 raciones de otras frutas como plátanos, manzanas, coles de Bruselas, etcétera. De cereales integrales y legumbres se recomiendan de 6 a 7 raciones diarias: a ello hay que incluir trigo, avena, centeno, maíz, frijoles, etcétera. También alimentos ricos en hierro como la carne roja. Cuatro raciones de alimentos ricos en grasas, idealmente los que contengan ácidos grasos omega 3 como el salmón, especialmente en el tercer trimestre. Se recomienda evitar los alimentos salados o consumirlos con moderación con la finalidad de prevenir la hinchazón. Además, una mujer embarazada debe tomar un mínimo de 8 vasos de agua al día, así como el suplemento vitamínico que su médico le recomiende.

Las manifestaciones clínicas que pueden presentarse durante el embarazo varían en cada mes:

- En el primer mes la mujer puede experimentar cansancio, incremento del sueño, ganas frecuentes de orinar, náuseas con o sin vómito, e incremento de la salivación, acidez estomacal, gases, ascos y antojos, dolor y aumento del tamaño de los senos y oscurecimiento de la areola, es decir, la zona más obscura que rodea al pezón, así como inestabilidad emocional similar a la que experimenta antes de cada menstruación, como llanto fácil, cambios de humor e irritabilidad.

- En el segundo mes de gestación la mujer puede experimentar los mismos síntomas que en el primero, además de estreñimiento, dolor de cabeza ocasional, flujo vaginal blanquecino y desmayos. La futura mamá comienza a perder la cintura. A finales del segundo mes el útero tiene el tamaño de una manzana grande y el embrión de pocos centímetros ya contará con brazos, pies, dedos, ojos con párpados cerrados, orejas, punta de la nariz, lengua, así como presencia de todos los órganos y sistemas que deberán desarrollarse. En esta etapa la placenta está en formación (ver fig. 1).

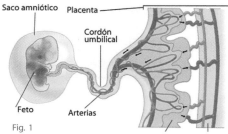

Saco amniótico — Placenta — Cordón umbilical — Feto — Arterias

Fig. 1

- En el tercer mes, además de los síntomas presentes en los dos primeros, comienza a existir un franco incremento del apetito, aumenta levemente el tamaño del abdomen y la inestabilidad emocional se hace más pronunciada. A finales del tercer mes el útero suele sentirse justo arriba del hueso del pubis en la parte baja del abdomen. El feto mide entre 6 y 6.5 centímetros y pesa 42 gramos, su cabeza sigue desproporcionadamente grande respecto al cuerpo, los ojos se ven más juntos, las orejas están mejor formadas al igual que las manos y comienzan a crece uñas muy suaves en los dedos. Se comienzan a formar las papilas gustativas en la lengua, está presente el reflejo de chupar y el bebé produce orina que excreta en el líquido amniótico, es decir, el líquido en el cual se encuentra y lo protege de los golpes externos. Los genitales externos ya están desarrollados y se puede saber el sexo del bebé (ver fig. 2).

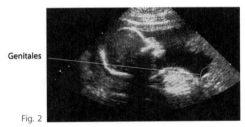

Genitales

Fig. 2

- En el cuarto mes comienza a disminuir la frecuencia urinaria, las náuseas y los vómitos, pero persisten el estreñimiento, la acidez, indigestión, gases, hinchazón, dolores de cabeza y se presenta congestión y sangrado nasal, así como sangrado de encías al lavarse los dientes, pueden aparecer várices en las piernas o hemorroides y un franco incremento del apetito. Al final del cuarto mes, la madre puede comenzar a sentir los movimientos fetales como si fueran gases. Disminuye la capacidad de concentración, los objetos se caen con frecuencia de las manos de la embarazada y se le olvidan las cosas.

Generalmente, ya se requiere de ropa de maternidad porque para finales del cuarto mes el útero tiene el tamaño de un melón y puede sentirse aproximadamente 3.4 centímetros por debajo del ombligo. El bebé mide 12 centímetros y pesa 140 gramos. El cuerpo crece de tal forma que tiene un aspecto más proporcionado respecto a la cabeza, comienza a aparecer el pelo temporal llamado lanugo, mueve brazos y piernas, puede chuparse el dedo, la placenta está completamente funcional proporcionando los nutrientes al bebé y, si es mujer, ya cuenta con útero y ovarios (ver fig. 3).

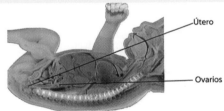

Útero

Ovarios

Fig. 3

- En el quinto mes de gestación, además de los síntomas presentes en el cuarto mes, el flujo vaginal se hace más abundante, pueden presentarse dolores abdominales debidos al estiramiento de los ligamentos, pueden percibirse calambres en las piernas, aumenta la frecuencia cardiaca, suele haber dolor de espalda, pueden aparecer cambios en la pigmentación de la cara con el característico "paño" y el abdomen y el ombligo se hace protuberante debido a que el fondo del útero está a la altura del ombligo de la madre. A finales del quinto mes el bebé mide entre 17.5 y 22.5 centímetros y pesa casi medio kilo. Sus músculos son más fuertes y es capaz de realizar movimientos coordinados. Sus oídos están bien desarrollados y puede comenzar a reconocer sonidos, permanece más tiempo despierto, tiene cejas y pelo y su piel está cubierta por una sustancia blanquecina llamada vérnix que lo protege del líquido amniótico y permitirá que se deslice con facilidad por el canal del parto. Si es hombre, los testículos comienzan a descender del abdomen hacia el escroto.

- En el sexto mes de embarazo, la actividad del feto es más notoria y es necesario que a lo largo de una hora la futura mamá cuente 10 movimientos de su bebé, de lo contrario debe avisar al médico. Durante el sexto mes la mujer puede presentar los mismos síntomas que durante el quinto mes, además de comezón en el abdomen debido al estiramiento de la piel. Es recomendable que la mujer humecte su piel con cremas y use ropa interior de algodón. A finales del sexto mes, el útero está 4 centímetros por arriba del ombligo y el bebé tiene el tamaño de una pelota de baloncesto, midiendo aproximadamente 30 centímetros y pesando un kilo. Puede abrir y cerrar los ojos, empuja sus piernas contra la pared uterina, es común que tenga

hipo y sus cuerdas vocales están desarrolladas. Con cuidados intensivos ya puede sobrevivir fuera del útero materno.

- En el séptimo mes, además de los síntomas anteriores, hay falta de aliento y se presentan las contracciones de Braxton Hicks en forma ocasional y la mujer siente cómo se pone duro su útero durante aproximadamente un minuto. Estas contracciones suelen ser indoloras. Puede salir calostro por los pezones, ya sea de manera espontánea o al presionarlos. Es común que la mujer sueñe con su bebé. Al final del séptimo mes, el fondo del útero se encuentra 11 centímetros por arriba del ombligo, el bebé mide 40 centímetros y pesa 1.5 kilos ya que comienza a incrementar su tejido adiposo, es decir, la grasa debajo de la piel. El lanugo comienza a desaparecer para sólo quedar en la espalda y los hombros, y empieza a crecer el cabello. Crece el cerebro y los pulmones comienzan a funcionar.

- Durante el octavo mes se presentan los mismos síntomas que en el séptimo con mayor posibilidad de agruras, especialmente si la futura mamá se acuesta justo después de cenar, y hay un aumento de la falta de aliento debido a que el útero crece y desplaza los pulmones, reduciendo la capacidad de expansión de estos. El bebé mide entre 45 y 50 centímetros y pesa entre dos y 2.5 kilos. El cerebro sigue creciendo y al tener menos espacio para moverse, el bebé da menos patadas; sin embargo, es fundamental que la mujer esté atenta y perciba los movimientos fetales, de lo contrario debe dar aviso inmediato a su médico.

- Durante el noveno mes se presentan los mismos síntomas que en el octavo, y hay un marcado incremento en la frecuencia urinaria debido a que la matriz comprime la vejiga. El útero se encuentra justo debajo de las costillas maternas y el bebé está listo para nacer.

La dilatación se divide a su vez en tres etapas: la precoz, de tiempo e intensidad variables, en la cual las contracciones suelen durar entre 30 y 45 segundos a intervalos de entre 5 y 20 minutos. La dilatación activa que dura entre dos y 3.5 horas con contracciones más intensas con una duración de 40 a 60 segundos cada 3 a 4 minutos. Generalmente, en esta etapa la mujer ya se encuentra en el hospital. La tercera etapa de la dilatación es la avanzada con contracciones intensas cada 2 o 3 minutos, con una duración de 60 a 90 segundos cada una. En dicha etapa la mujer siente una intensa presión en la parte baja de la espalda con ganas de pujar.

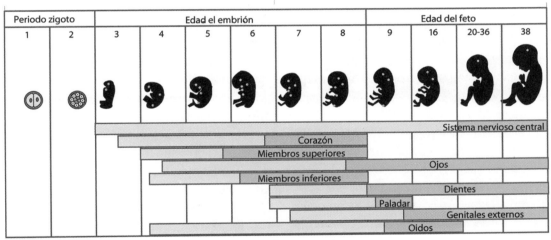

Fig. 4

Cuando se acerca el parto, las contracciones de Braxton Hicks son sustituidas por contracciones dolorosas.

El alumbramiento se divide en 3 fases: la dilatación del cuello de la matriz, la expulsión del producto y finalmente la expulsión de la placenta.

La segunda fase del parto consiste en el nacimiento del bebé. En condiciones habituales, cuando el bebé viene de cabeza, ésta es la que sale primero con la parte occipital cerca del hueso del pubis de la madre. En este momento, el médico valora la necesidad de realizar una episiotomía, es decir, un corte a nivel de periné para evitar un desgarro. Cuando sale la cabeza, el médico le aspira las secreciones de la nariz y la boca del bebé. Posteriormente salen los hombros, primero uno y luego el otro y el resto del cuerpo se desliza sin dificultad. El médico corta el cordón um-

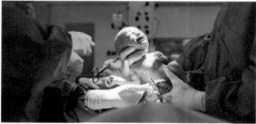

Fig. 5

bilical después de pinzarlo y haber dejado al bebé unos minutos por debajo del nivel de periné de la madre para que reciba la mayor cantidad posible de sangre de la placenta. En ese momento el gineco-obstetra pasa el bebé al pediatra-neonatólogo para su revisión de rutina y continúa con la tercera fase del alumbramiento (ver fig. 5).

La tercera fase del parto es la salida de la placenta, que puede durar entre 5 minutos y media hora. Las contracciones son menos intensas y el médico procede a coser la episiotomía. El gineco-obstetra observará que la placenta expulsada cuente con todos los elementos y no haya quedado algún tejido en el interior del útero.

Cuando existe alguna condición que indique cesárea, como desproporción entre el tamaño de la cabeza del bebé y la pelvis de la madre, cesárea previa, en algunos casos en que existe presentación de nalgas o sufrimiento fetal hay que realizarla, sin embargo

es importante que se haga todo lo posible por tener un parto vaginal, ya que la cesárea representa una cirugía cuya recuperación es más tardada y dolorosa que la de un parto vaginal. Las incisiones de cesárea suelen ser transversales o verticales arriba del pubis.

La anestesia durante el parto vaginal suele ser el llamado bloqueo epidural o de otros de los nervios que salen de la médula espinal para llevar sensibilidad a la región del aparato genital femenino. Los bloqueos deben ser realizados por un anestesiólogo quien hace una punción en la espalda para introducir la sustancia que controlará el dolor. De esta forma, la paciente sentirá las contracciones pero éstas no serán dolorosas.

Si bien es altamente recomendable la lactancia al seno materno por las defensas que transfiere al bebé y el vínculo que se crea entre madre e hijo, hay que destacar que toma tiempo acoplarse a la misma. Existen distintas posiciones en las cuales la madre puede amamantar a su bebé: en forma cruzada, en la posición de balón de futbol americano (recomendada en caso de cesárea), de cuna o de lado (ver fig. 6). La madre debe

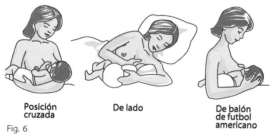

Posición cruzada     De lado     De balón de futbol americano

Fig. 6

introducir en la boca del bebé la areola completa, no solamente el pezón. De esta forma succionará adecuadamente y logrará sacar la leche. Cuando sólo se introduce el pezón en la boca del bebé no sale la leche y sólo se roza el pezón de la mama. Está demostrado que la leche materna es suficiente para la alimentación del bebé; sin embargo, existen condiciones en las cuales es necesario suspenderla, como es el caso de intolerancia a la lactosa o a la proteína de la leche. En cuyo caso, fórmulas que carecen de dichos elementos serán las apropiadas para la alimentación del bebé.

Una sensación de tristeza es común después del nacimiento del bebé y puede considerarse normal, aun cuando se trata de un embarazo deseado y planeado; sin embargo, cuando se trata de una depresión en que la mujer tiene pensamientos suicidas o rechazo hacia el bebé, es inminente consultar al psiquiatra ya que puede tratarse de depresión posparto, una condición peligrosa que puede poner en juego la vida tanto de la madre como de su bebé.

Mucho se dice del aumento de peso de una mujer durante la gestación. Si bien un incremento insuficiente puede ser factor de riesgo para un parto prematuro, el exceso de peso conlleva serios problemas de salud para la madre y su hijo. El incremento recomendable de peso durante un embarazo oscila entre los 10 y 14 kilos en promedio. Estos se dividen de la siguiente manera: el bebé pesa 3,500 gramos, la placenta 700 gramos, el líquido amniótico 800 gramos, el aumento del útero 900 gramos, el tejido mamario 500 gramos, el volumen de sangre de la madre 1,250 gramos, el líquido de los tejidos maternos 1,400 gramos y la grasa materna 3,200 gramos, sumando 12,250 gramos de aumento total de peso a lo largo de 9 meses, incrementando entre 1.4 y 1.8 kilos en el primer trimestre, entre 5.5 y 6.5 durante el segundo trimestre y 3.5 a 4.5 durante el tercer trimestre. Además, es importante destacar que no hay que tener grandes esperanzas de salir del hospital con el bebé en brazos habiendo recuperado la figura que se tenía antes del embarazo; eso tomará por lo menos una par de meses, en el mejor de los casos.

El ejercicio es recomendable durante el embarazo, aunque no debe ser extenuante. Hay que hacer ejercicio aeróbico, de relajación y estiramientos.

No se recomienda que una mujer embarazada duerma boca arriba o boca abajo. Es preferible que duerma de su lado izquierdo, con una almohada entre las piernas, con la finalidad de no comprimir la vena cava, que es la que recoge la sangre de miembros inferiores y la regresa al corazón.

Tener relaciones sexuales durante el embarazo no representa peligro para el bebé siempre y cuando no existan condiciones que lo impidan como sangrado, embarazo múltiple u otros. Es recomendable no tener relaciones sexuales durante las 6 semanas posteriores al parto.

# ✚ Complicaciones del **embarazo**

## A. Preeclampsia-eclampsia (enfermedad hipertensiva del embarazo)

La preeclampsia y la eclampsia representan las formas más graves de enfermedad hipertensiva del embarazo.

La preeclampsia complica de 5 a 7 por ciento de los embarazos. Se refiere al incremento de la presión arterial acompañada de otras manifestaciones clínicas. La preeclampsia es más común en mujeres jóvenes primerizas, con un segundo pico en mujeres primerizas mayores de 35 años de edad.

Otros factores de riesgo que predisponen al desarrollo de la preeclampsia son la mola hidatiforme (ver capítulo correspondiente), la diabetes mellitus, padecimientos de la glándula tiroides, enfermedad de los riñones, de los vasos sanguíneos y la historia familiar de preeclampsia, entre otros.

La preeclampsia se divide en leve y grave. En la preeclampsia leve, la presión arterial está entre 140/90 mmHg y 160/110 mmHg en dos ocasiones con intervalo de por lo menos 6 horas y con la paciente en reposo en cama. Existe excreción de proteínas en la orina y no se presentan síntomas.

La preeclampsia grave ocurre cuando la presión arterial es mayor a 160/110 mmHg en 2 ocasiones con intervalo de por lo menos seis horas y con la paciente en reposo en cama. Existe excreción de proteínas por la orina, disminución de la cantidad de orina, presencia de líquido en los pulmones, coloración azulada de la piel, dolor en la parte superior del abdomen o en el cuadrante superior derecho por inflamación de la cápsula que recubre el hígado, trastornos de la coagulación y retraso del crecimiento fetal.

Después de las 37 semanas de embarazo, los casos de preeclampsia leve requieren de una evaluación de la madurez del feto e inducción del parto cuando es posible. Antes de las 37 semanas se ordena reposo en cama y se evalúa al feto dos veces por semana hasta que madure y pueda procederse al parto. Cualquier evidencia de progresión de la enfermedad se considera una indicación para hospitalizar a la paciente y considerar el parto.

En la preeclampsia grave es necesario hospitalizar a la paciente. El parto está indicado con una edad gestacional de 34 semanas o más, confirmando la madurez pulmonar del feto. Es necesario que la mujer reciba tratamiento para controlar su presión arterial. Antes de las 34 semanas de gestación, se evalúa a la paciente y se busca acelerar la maduración del feto con la administración de derivados de la cortisona.

De una a tres de mil mujeres con preeclampsia desarrollará eclampsia, una condición grave que se acompaña de convulsiones y pone en peligro la vida de la madre y el feto.

El llamado síndrome de HELLP es una variante de preeclampsia que se caracteriza por destrucción de células sanguíneas, dolor en el cuadrante superior derecho del abdomen, náuseas, vómito y malestar general.

Para prevenir la preeclampsia, algunos médicos recomiendan la ingestión de dosis bajas de ácido acetilsalicílico. Además, se ha visto que mujeres que no usan anticonceptivos de barrera como el preservativo, tienen menor incidencia de preeclampsia, puesto que están en contacto con los antígenos del esperma paterno y están sensibilizadas a éstos.

## B. diabetes gestacional

La diabetes mellitus es la complicación más común del embarazo. Aproximadamente de 1 a 3 de cada mil embarazadas tenía diabetes antes de concebir. La diabetes gestacional se define como cualquier elevación de los niveles de azúcar en la sangre que se reconoce por primera vez en el embarazo. La diabetes gestacional se presenta en 4 por ciento de las mujeres embarazadas y una mujer que tuvo diabetes gestacional tiene 50 por ciento de riesgo de desarrollar diabetes mellitus tipo II en los siguientes 10 años y 60 por ciento de riesgo de presentar diabetes en su siguiente embarazo.

Conforme progresa el embarazo disminuye la sensibilidad a la insulina, que es la hormona que permite el paso de la glucosa al interior de las células, lo cual hace que a partir del segundo trimestre de gestación los niveles de glucosa se incrementen tanto en ayuno como después de comer.

Las concentraciones altas de azúcar en la sangre son tóxicas para el feto, incrementando los índices de mortalidad, así como las malformaciones congénitas. Estas malformaciones pueden presentarse en corazón, sistema nervioso central, riñones y aparato digestivo, pudiendo ser mortales o afectando severamente la calidad de vida del niño. Además, después de la formación de los órganos, los niveles altos de azúcar ocasionan un tamaño y peso grandes al nacer, acompañados de crecimiento excesivo de órganos internos.

Entre los factores de riesgo de la diabetes gestacional figuran la obesidad de la madre, diabetes previa y síndrome metabólico.

Es fundamental el control de los niveles de azúcar tanto antes como durante el embarazo. Una mujer con diabetes pregestacional debe tener niveles adecuados de hemoglobina glucosilada antes de concebir.

Las concentraciones de glucosa óptimas durante el embarazo son de 70 a 95 mg/dl en ayuno, inferiores a 140 mg/dl una hora después de comer y por debajo de 120 mg/dl dos horas después de comer.

Idealmente se busca controlar los niveles de azúcar con una dieta que contenga de 40 a 50 por ciento de carbohidratos, de 30 a 40 por ciento de grasas y 20 por ciento de proteínas, así como ejercicios de bajo impacto. En caso necesario se añade tratamiento con insulina.

Es fundamental monitorear los niveles de azúcar en la mujer embarazada así como el estado y edad gestacional del feto a través del ultrasonido. El corazón del feto debe evaluarse mediante estudio ultrasonográfico entre las 18 y 20 semanas de gestación.

Las mujeres con diabetes gestacional tienen mayor riesgo de desarrollar infección de vías urinarias, hinchazón y preeclampsia.

A la hora del parto, el obstetra debe procurar evitar el nacimiento traumático debido al gran tamaño del bebé.

## C. Aborto espontáneo

El aborto espontáneo es una complicación más del embarazo y se define como la pérdida del producto antes de las 20 semanas de gestación. El aborto espontáneo se presenta en 15 por ciento de los embarazos y 80 por ciento ocurre antes de los tres meses de gestación.

Entre las causas más comunes de aborto se encuentran las anomalías cromosómicas del producto, trastornos maternos, como infecciones por clamidia o gonorrea, entre otras, padecimientos metabólicos como la diabetes mal controlada o la hipertensión arterial, defectos uterinos que reducen el tamaño de la cavidad de la matriz, como defectos congénitos o miomas, trastornos inmunitarios en los cuales existe demasiada similitud inmunológica entre el padre y la madre, lo cual provoca que la mamá cree anticuerpos contra el bebé, y desnutrición grave. La exposición de la madre a traumatismos en el útero (por ejemplo, por arma de fuego), alcohol, nicotina y quimioterapia pueden favorecer un aborto.

El aborto espontáneo se divide en:

- Amenaza de aborto, que se manifiesta como sangrado antes de la semana 20 de embarazo y requiere de reposo en cama.
- Aborto inevitable, es decir, que además del sangrado antes de la semana 20 el cuello de la matriz está dilatado y borrado, sin que se expulsen los productos de la concepción. Debe considerarse la evacuación quirúrgica del útero.
- Aborto incompleto es aquel en el cual sólo se expulsa parte de los productos de la concepción y también suele requerirse la extracción quirúrgica del contenido uterino.
- Aborto completo, se refiere a la salida de todos los productos de la concepción y el ginecólogo debe examinar los productos de la concepción.
- Aborto fallido implica la muerte del feto sin la expulsión de los productos de la concepción y requiere la extracción del contenido uterino.
- Huevo frustrado o embarazo anembrionario, se refiere al desarrollo fallido del embrión por lo que sólo existe el saco gestacional. Se considera que el embrión se reabsorbió antes del diagnóstico por ultrasonido.
- Aborto recurrente, se define como 2 ó 3 pérdidas consecutivas del producto antes de las 20 semanas de embarazo.

- Aborto séptico, es decir, cuando existe una infección dentro del útero, se manifiesta por fiebre, secreción vaginal maloliente, dolor y molestia al hacer un tacto vaginal a la paciente en el cual se mueve el cuello de la matriz. Es necesario que la paciente reciba antibióticos y se le realice un legrado.

El embarazo múltiple con la pérdida de un feto y la conservación del otro se denomina gemelo evanescente y ocurre en 20 por ciento de los embarazos. Generalmente, el feto que no será viable se reabsorbe, lo cual pude ocasionar cólico o sangrado vaginal.

Es necesario que la paciente se someta a un estudio de sangre para determinar si tiene anemia a causa de la pérdida de sangre y conocer los niveles de hormona gonadotropina coriónica humana, que suelen descender en caso de aborto.

Entre las complicaciones del aborto figura la pérdida sanguínea que puede poner en riesgo la vida. Mientras más avanzado sea el embarazo, mayor será la hemorragia.

## D. Embarazo ectópico

El embarazo ectópico es la implantación de un huevo fertilizado en un sitio distinto al endometrio en el interior de la matriz. Es la principal causa de muerte en el primer trimestre del embarazo.

El embarazo ectópico se presenta en 95 por ciento de los casos en las trompas de Falopio y el restante 5 por ciento ocurre en el cuello de la matriz, los ovarios y el abdomen (ver fig. 7).

Entre los factores de riesgo para el embarazo ectópico figuran la existencia de infecciones de transmisión sexual previas que atacaron las trompas, anomalías genéticas del producto, someterse a fertilización *in vitro*, el empleo de anticonceptivos orales que sólo contienen progestina, el uso del dispositivo intrauterino, el tabaquismo y la edad materna avanzada.

Uno de los principales peligros del embarazo ectópico es su ruptura, que puede ocurrir a partir de las 6 semanas de embarazo, dependiendo del sitio donde está implantado el huevo. Después de la ruptura, el producto de la concepción puede reabsorberse o permanecer como una masa en la cavidad abdominal o en el fondo de saco. En el momento de la ruptura

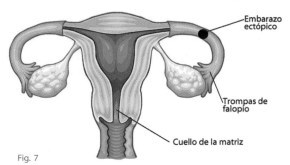

Embarazo
ectópico

Trompas de
falopio

Cuello de la matriz

Fig. 7

la paciente experimenta dolor, sangrado y, dependiendo de la pérdida sanguínea, puede sentir mareos o desmayarse.

Es común que una mujer no se dé cuenta de que tiene un embarazo ectópico ya que, generalmente, al ocurrir la implantación, puede tener un leve sangrado, que coincide con el momento en que esperaba la menstruación.

El diagnóstico de embarazo ectópico se establece mediante un ultrasonido. Muchos embarazos ectópicos se resuelven sin tratamiento. En ciertos casos, es necesario dar medicamentos que destruyen el trofoblasto. Cuando la paciente no es candidata a recibir tratamiento médico se procede a la cirugía.

El tratamiento quirúrgico inmediato está indicado cuando existe hemorragia. En las mujeres Rh negativas es necesario administrar la inmunoglobulina Rho.

## E. Enfermedad trofoblástica del embarazo

La enfermedad trofoblástica del embarazo, conocida también como embarazo molar, es uno de los tres padecimientos graves más comunes durante los primeros 3 meses de embarazo.

La mola completa ocurre porque un óvulo sin información cromosómica es fecundado por un espermatozoide con información cromosómica y se presenta en una de cada 750 mujeres gestantes. En la mola completa se desarrolla tejido placentario de manera desorganizada sin la presencia de un embrión.

La llamada mola incompleta es mucho menos común, presentándose en uno de cada 15 mil embarazos. En estos casos, el óvulo es fecundado por 2 espermatozoides, con lo cual puede haber un embrión, que resultará genéticamente anormal.

En ambas situaciones, la sintomatología es similar, con un gran crecimiento abdominal, desproporcionado en relación con la edad gestacional, hemorragia vaginal e intensa presencia de náuseas y vómito, ya que existen niveles muy altos de hormona gonadotropina coriónica humana.

El diagnóstico se confirma mediante la realización de un ultrasonido que permite visualizar el tejido en forma de racimo de uva, característico de la enfermedad trofoblástica del embarazo.

El tratamiento debe ser inmediato, aspirando el interior de la matriz para extirpar todo el tejido trofoblástico. Además, es fundamental tener un seguimiento ginecológico puntual de la paciente ya que entre 15 y 20 por ciento de las mujeres que han tenido un embarazo molar puede desarrollar la llamada enfermedad trofoblástica gestacional persistente, capaz de degenerar en un coriocarcinoma.

# ✚ Enfermedad fibroquística de **la mama**

La enfermedad fibroquística de la mama o mastopatía fibroquística es la condición benigna más común en las mujeres entre los 30 y los 50 años de edad, afectando a 60 por ciento.

Se refiere a la presencia de múltiples quistes de tamaño variable en el tejido mamario. Los síntomas incluyen consistencia desigual, irregular y densa del tejido mamario, usualmente más marcada en los cuadrantes externos, incomodidad persistente o intermitente en las mamas, sensación de congestión mamaria, sensibilidad que puede llegar a un intenso dolor, así como comezón en la areola y el pezón que desaparecen después de la menstruación (ver fig. 8).

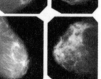

Fig. 8

El origen de esta condición es hormonal por el estímulo de las hormonas producidas por el ovario, especialmente los estrógenos. La dieta también juega un papel, debido a sustancias llamadas metilxantinas que se encuentran en el café, el té y el chocolate.

El diagnóstico se confirma por medio de un ultrasonido mamario y el tratamiento suele ser la eliminación de las metilxantinas de la dieta, y en caso necesario el médico puede recomendar la ingesta de aceite de prímula o algunos antiinflamatorios.

Hay que destacar que está demostrado que la enfermedad fibroquística de la mama no predispone al desarrollo de cáncer mamario.

# ✚ Endometriosis

El endometrio es la capa que recubre al útero o matriz en su interior y se desprende en cada menstruación (ver fig. 9).

La endometriosis es la presencia de este tejido fuera del interior del útero y afecta a 10 por ciento de la población femenina. La endometriosis se encuentra en 35 por ciento de las mujeres infértiles, es decir las que no pueden embarazarse.

Si bien no se conoce la causa exacta de la endometriosis, existen varias teorías; entre

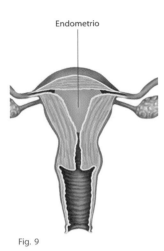

Endometrio

Fig. 9

ellas, el reflujo de sangre durante la menstruación, una disminución de la inmunidad celular, es decir que la actividad de las células asesinas naturales no es la adecuada para destruir el tejido endometrial en sitios donde no debe estar.

El tejido endometrial puede estar implantado en cualquier parte del cuerpo, pero los sitios más comunes son la superficie externa del útero, los ovarios, las trompas de Falopio, el intestino, la vejiga, los ureteros y el recto (ver fig. 10). En raras ocasiones se puede encontrar en pulmones o cerebro pudiendo ocasionar convulsiones durante la menstruación.

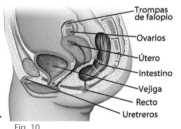

Trompas de falopio
Ovarios
Útero
Intestino
Vejiga
Recto
Uretreros

Fig. 10

La sintomatología característica de la endometriosis es el dolor intenso justo antes de la menstruación o con las relaciones sexuales, especialmente cuando existe penetración profunda. Este dolor se presenta principalmente en la parte baja del abdomen y en la espalda a nivel del sacro (ver fig. 11). También puede haber un ligero sangrado, como goteo, premenstrual.

La endometriosis puede presentarse como un quiste en el ovario llamado endometrioma, que debe tratarse debido al riesgo que tiene

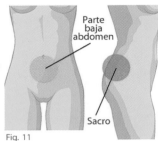

Parte baja abdomen

Sacro

Fig. 11

de torcerse o romperse y verter su contenido en la cavidad abdominal, causando peritonitis (el peritoneo es una gruesa membrana que separa unos órganos de otros en el interior de la cavidad abdominal).

El diagnóstico se confirma mediante una laparoscopía, es decir, un tubo con una cámara al final que se introduce por el abdomen. Además, existe un incremento de los niveles del antígeno CA125 en la sangre en mujeres con endometriosis.

El tratamiento depende de la gravedad del caso. En endometriosis leves, cuando no existe infertilidad, puede recomendarse observar la evolución del padecimiento. En casos más severos se sugiere la administración de medicamentos antiinflamatorios no derivados de la cortisona. También se pueden emplear hormonas enfocadas a interrumpir la menstruación. Cuando existe enfermedad grave acompañada de infertilidad se recomienda el tratamiento quirúrgico que puede ser conservador, extirpando únicamente el tejido endometriósico o, cuando la paciente ya no desea procrear, puede realizarse la extirpación de útero, trompas y ovarios.

Después de la cirugía definitiva puede existir recurrencia en 3 por ciento de los casos, mientras que con la cirugía conservadora la endometriosis suele regresar en 10 por ciento de los casos en un lapso de tres años, y hasta en 35 por ciento de los casos cinco años después de la intervención.

# ✚ Miomatosis **uterina**

El útero o matriz consta de tres capas: la interna, que se desprende en cada menstruación, llamada endometrio; la externa o perimetrio; y una central muscular llamada miometrio, que se encarga de las contracciones uterinas durante la menstruación como a la hora del nacimiento de un bebé (ver fig. 12).

El miometrio es donde se generan con mayor frecuencia los tumores benignos en la mujer y reciben el nombre de miomas o leiomiomas.

Se considera que los miomas están presentes en 60 por ciento de las mujeres mayores de 60 años y hasta en 40 por ciento de las que se encuentran en edad reproductiva.

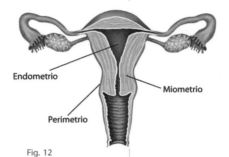

Endometrio

Miometrio

Perimetrio

Fig. 12

Entre los síntomas más comunes de la miomatosis uterina figuran los sangrados menstruales abundantes y prolongados, al grado de que son capaces de producir anemia en una paciente.

Además, las pacientes con miomas suelen cursar con gran inflamación abdominal, y cuando el tumor adquiere un tamaño grande comprime los órganos cercanos provocando otro tipo de manifestaciones como urgencia urinaria o estreñimiento.

El diagnóstico se confirma mediante la realización de un ultrasonido, y dependiendo de la edad de la paciente, del número de miomas y de su tamaño se escoge el tratamiento.

Cuando la mujer aún desea embarazarse y el número y tamaño de los miomas no son excesivos, se puede extirpar el o los tumores. Pero cuando la mujer no desea tener más hijos y los miomas ocasionan una gran sintomatología, se puede optar por la histerectomía, es decir, la extirpación del útero.

Aunque la miomatosis uterina se considera una enfermedad benigna, en raras ocasiones puede asociarse a malignidad, de ahí la importancia de consultar al médico y mantener los miomas bajo observación.

# ✚ Enfermedades de **transmisión sexual**

Las enfermedades de transmisión sexual se dividen en infecciones por hongos, parásitos, bacterias y virus.

Entre las infecciones por hongos figura la candidiasis, es decir, la infección por cándida albicans. La candidiasis afecta a 75 por ciento de las mujeres en algún momento de su vida y no necesariamente se transmite por contacto sexual. Es común el desarrollo de candidiasis después de la ingesta de antibióticos. Entre las manifestaciones clínicas, la mujer presenta secreción vaginal blanquecina parecida al queso *cottage*, comezón muy intensa en la vulva y ardor al orinar. El diagnóstico se realiza mediante un cultivo vaginal y el tratamiento consiste en óvulos o pomadas que contengan imidazoles. Consumir lactobacilos regularmente contribuye a la prevención de la candidiasis.

Una de las infecciones de transmisión sexual por parásitos más común es la tricomoniasis. El parásito que la ocasiona es Trichomonas vaginalis, cuyo período de incubación, es decir, del momento de la infección hasta la aparición de los síntomas, oscila entre 5 y 28 días. Las enfermas suelen presentar secreción vaginal con mal olor, ardor al orinar, dolor al tener relaciones sexuales y comezón. El diagnóstico consiste en la identificación del parásito en la secreción vaginal y el tratamiento incluye metronidazol por 7 días.

Entre las bacterias que ocasionan infecciones de transmisión sexual figuran la Gardnerella, Chlamydia, Mycoplasma y Ureaplasma, así como enfermedades como la gonorrea y la sífilis.

Gardnerella vaginalis es la causa más frecuente de infección bacteriana en mujeres en edad reproductiva. Las manifestaciones clínicas incluyen secreción vaginal de color grisáceo. El tratamiento de la infección por Gardnerella consiste en metronidazol por 7 días.

La bacteria llamada Chlamydia Trachomatis se puede adquirir por contacto sexual y sexo oral. La mujer suele presentar inflamación del cuello de la matriz que se puede hacer manifiesta en el Papanicolau o el ginecólogo la puede visualizar al hacer una colposcopía. La infección por Chlamydia puede ocasionar ardor al orinar y es capaz de provocar enfermedad inflamatoria pélvica e infertilidad (ver incisos correspondientes). La Chlamydia tiene la capacidad de generar el llamado linfogranuloma venéreo, que se presenta como una ampolla o úlcera en los labios, que aparece de 3 días a 3 semanas después del contacto con la persona enferma y no ocasiona dolor. De 2 a 6 semanas después del contagio aparece el llamado síndrome inguinal, con dolor en los nódulos linfáticos inguinales, fiebre, escalofríos, dolor muscular y articular, así como falta de apetito. En los recién nacidos de madre infectada, la Chlamydia puede ocasionar conjuntivitis y neumonía. El diagnóstico de la infección por Chlamydia se realiza mediante un cultivo vaginal y el tratamiento en el caso de la infección vaginal consiste en la toma de antibiótico por 7 días, en el caso de la enfermedad inflamatoria pélvica se administra por 2 semanas y cuando existe linfogranuloma venéreo el tratamiento incluye tres semanas de antibiótico, generalmente doxiciclina o tetraciclina.

Mycoplasma y ureaplasma son las bacterias más pequeñas y pueden ocasionar síntomas similares a otras infecciones genitales bacterianas, además de infertilidad. El diagnóstico se confirma mediante un cultivo y el tratamiento es con base en antibióticos, como la tetraciclina.

La gonorrea es una infección causada por Neisseria ghonorreae y se transmite por contacto sexual, sexo oral y de madre a hijo durante el parto (ver capítulo Oftalmología). Si bien la mujer puede no presentar síntomas, cuando existen suelen sobrevenir diez días después del contacto y consisten en secreción vaginal amarillenta y ardor al orinar. La gonorrea es causa de infección inflamatoria pélvica e infertilidad (ver incisos correspondientes). Cuando una mujer con gonorrea da a luz, el recién nacido puede desarrollar infección en el ojo, en las articulaciones o en todo su organismo. El diagnóstico de gonorrea se realiza mediante un cultivo vaginal y el tratamiento consiste en cefalosporinas de tercera generación.

La sífilis es ocasionada por la bacteria llamada Treponema pallidum y se divide en cuatro etapas: sífilis primaria, secundaria, período de latencia y sífilis terciaria. La sífilis primaria es una lesión llamada chancro sifilítico, que consiste en una ampolla o úlcera indolora que se presenta en el cuello uterino o los labios y desaparece en un lapso de 4 a 6 semanas. En la sífilis secundaria se presentan lesiones en la piel como manchas y ampollas llenas de pus, enrojecimiento de la zona afectada, generalmente el tronco, al principio, y después las palmas de las manos y las plantas de los pies, verrugas, fiebre, falta de apetito, así como dolor de cabeza y de garganta. Si la paciente no recibe tratamiento, un año después del contagio sobreviene el período de latencia en el cual no existen síntomas. Finalmente llega la sífilis tardía, en la cual puede no haber manifestaciones clínicas o síntomas neurológicos como dolor de cabeza, náusea, vómito, rigidez de nuca y convulsiones, embolia cerebral, trastornos de la personalidad, alucinaciones, dificultad para hablar, problemas de memoria, la llamada Tabes dorsal: que consiste en dificultad para caminar y pérdida de la sensibilidad a cambios de temperatura y al dolor. El diagnóstico se confirma mediante la realización de estudios en sangre (VDRL) y en líquido cefalorraquídeo, y el tratamiento consiste en la administración de penicilina.

Las principales enfermedades de transmisión sexual por virus son el herpes (ver capítulo Enfermedades infecciosas), el Virus del Papiloma Humano (ver inciso correspondiente), el SIDA y las hepatitis B y D (ver capítulo Enfermedades infecciosas).

# ✚ Enfermedad inflamatoria **pélvica**

La enfermedad inflamatoria pélvica es el término que se emplea para describir infecciones en los órganos reproductivos femeninos ubicados dentro de la pelvis, como ovarios, trompas y útero.

Entre las principales condiciones capaces de ocasionar la enfermedad inflamatoria pélvica, figuran una infección después de un parto o un aborto, e infecciones de transmisión sexual principalmente por bacterias como el gonococo, que ocasiona gonorrea y la Chlamydia, aunque también puede deberse a las bacterias que forman parte de la flora normal de la vagina.

Los síntomas más comunes de la enfermedad inflamatoria pélvica son dolor en la parte baja del abdomen o la espalda, que se extiende a las piernas. En la mayoría de las pacientes el dolor aparece poco después de iniciar o terminar la menstruación. Puede haber náuseas, vómito, dolor de cabeza y malestar general. A menudo hay secreción vaginal similar al pus y fiebre mayor a 38°C.

El diagnóstico se confirma mediante exámenes de laboratorio en sangre que muestran niveles elevados de glóbulos blancos debido a la infección, y un estudio de la secreción vaginal que muestra la presencia de las bacterias responsables de la enfermedad. El ultrasonido por vía vaginal es de utilidad para ver la inflamación y hacer el diagnóstico de padecimiento agudo o crónico.

Entre las principales complicaciones de la enfermedad inflamatoria pélvica figuran la infertilidad, la peritonitis, inflamación de la gran membrana que recubre algunos órganos abdominales llamada peritoneo y tromboflebitis, es decir, inflamación de las venas profundas de los miembros inferiores.

El tratamiento implica la toma de medicamentos antibióticos para combatir la infección. Cuando la paciente no responde a los medicamentos por vía oral, es necesario hospitalizarla. También debe tratarse a la pareja.

Es fundamental que el tratamiento sea oportuno a fin de evitar tanto la infertilidad como episodios recurrentes de enfermedad inflamatoria pélvica capaces de desencadenar la cronicidad del padecimiento.

# ✚ Infertilidad

## Las mujeres nacen con un determinado número de óvulos mientras que los hombres producen espermatozoides constantemente durante toda la vida.

En condiciones normales, la concepción ocurre cuando en el día 14 del ciclo menstrual de la mujer se libera un óvulo de uno de los ovarios. Si ese día hay un espermatozoide que logró llegar hasta el tercio de la trompa de Falopio cercano a dicho ovario, fertiliza el óvulo; este óvulo fertilizado viajará hasta el útero para implantarse en el endometrio (ver fig. 13) y al cabo de nueve meses nacerá un bebé.

La infertilidad es la incapacidad de concebir un hijo después de un año de tener relaciones sexuales sin protección y afecta de 15 a 20 por ciento de las parejas.

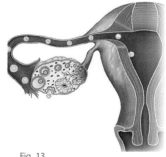

Fig. 13

Las causas se reparten equitativamente entre ambos sexos. El 40 por ciento corresponde a la mujer, 40 por ciento al hombre y en 20 por ciento de los casos el origen de la infertilidad es compartido. La infertilidad masculina puede deberse a varios factores: por un lado, a trastornos del esperma como problemas relacionados con su producción y maduración, principalmente por enfermedades infecciosas, antecedente de paperas y padecimientos hormonales, inmunológicos o genéticos. El estilo de vida también influye en la fertilidad. Condiciones como el varicocele también son causa de infertilidad, al igual que la ingesta excesiva de alcohol y el hábito de fumar, que pueden ser causa de un bajo recuento de espermatozoides. Del lado de la mujer, las causas más comunes son: endometriosis, adherencias en las trompas por infecciones que ocasionan enfermedad inflamatoria pélvica, trastornos hormonales y edad avanzada.

En la actualidad es posible realizar distintas opciones de reproducción asistida para lograr la concepción. Éstas se dividen en técnicas de baja complejidad y técnicas de alta complejidad.

Las de baja complejidad incluyen el coito programado, es decir, el monitoreo de la ovulación en la mujer y que tenga relaciones sexuales cuando está ovulando, o bien, después de una estimulación ovárica; y la inseminación artificial, que implica la introducción del esperma hasta la vagina, el útero o las trompas de Falopio, ya sea con esperma de la pareja o donado.

Las de alta complejidad son la fertilización *in vitro* convencional, que es simplemente poner juntos los óvulos con los espermatozoides previamente seleccionados en una concentración adecuada para que la fertilización se haga durante 18 a 24 horas, y la inyección intracitoplásmica del espermatozoide dentro del ovocito. Esta técnica se conoce como ICSI, por sus siglas en inglés. Se recomienda cuando los óvulos no son de la mejor calidad, ya sea porque tienen un recubrimiento, que se llama zona pelúsida, muy grueso, o la pareja tiene un semen que no tiene condiciones óptimas.

El ICSI se realiza en tres fases: la primera consiste en estimular la ovulación mediante un medicamento. Después se realiza la captación de los óvulos mediante una aspiración que se hace bajo anestesia y guiándose por ultrasonido. Se realiza una evaluación de los óvulos en el laboratorio y se seleccionan los mejores para que se les inyecte un espermatozoide preseleccionado que tenga una forma y movilidad adecuadas. Después de 48 a 72 horas los embriones se transfieren al útero

de la mujer lográndose el embarazo a término hasta en 55 por ciento de los casos.

Para lograr resultados óptimos, es necesario contar con un semen que sea adecuado, con más de 3 millones de espermatozoides de buena calidad, y un endometrio apropiado que tenga una línea de moco situada a la mitad del mismo (ver fig. 14), que es justamente el

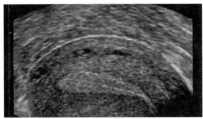

Fig. 14

interior del útero dentro de la matriz y donde se implantará el embrión.

Hoy en día es posible realizar el llamado diagnóstico genético pre-implantatorio para descartar numerosas enfermedades genéticas, especialmente aquellas que involucran un solo gen como la distrofia miotónica, la enfermedad de Huntington, la distrofia muscular de Duchenne, la fibrosis quística y la hemofilia, entre otras. Esto se realiza mediante técnicas de reacción en cadena de polimerasa, entre otras, extirpando una célula del embrión. Además se cuenta ya con los llamados microarreglos que permiten visualizar el genoma en su totalidad.

# ✚ Infección por virus del **papiloma humano**

La infección por el virus del papiloma humano (VPH) es sumamente común. Se considera que hasta 80 por ciento de la población adulta ha tenido contacto con alguno de los subtipos de VPH.

Si bien existen cientos de tipos de virus del papiloma humano, sólo alrededor de 20 afectan el aparato genital. Los tipos 6 y 11 son responsables de los llamados condilomas acuminados, verrugas que se presentan en los genitales. El virus del papiloma humano puede ocasionar lesiones en cualquier porción del aparato genital: cuello de la matriz, vagina y vulva. En ocasiones, se pueden extender al ano y al meato urinario, es decir, el orificio por el cual sale la orina. Si bien se pueden observar a simple vista, las lesiones por VPH se aprecian con mayor claridad mediante el colposcopio, un microscopio que se introduce por la vagina.

 El VPH se transmite por contacto sexual, infectando a ambos integrantes de la pareja. Si bien en muchos casos no provoca síntomas, la infección por VPH florida puede ocasionar secreción vaginal, comezón y sangrado después de las relaciones sexuales.

En mujeres con las defensas bajas, las lesiones suelen ser más aparatosas. Esto ocurre principalmente en diabéticas, embarazadas, pacientes con VIH o que hayan sido sometidas a un trasplante. Cuando una mujer con condilomas da a luz por vía vaginal, el bebé puede desarrollar papilomas en la laringe o, cuando es niña, en la vulva.

El tratamiento consiste en la congelación de las lesiones mediante criocirugía, las aplicaciones de medicamentos que matan las células como el 5-fluorouracilo y pomadas que mejoran las defensas a nivel de los genitales.

Hay que destacar que la infección por virus del papiloma humano se puede controlar, pero en la mayoría de los casos no se cura. Cuando bajan las defensas del individuo, las lesiones pueden recurrir.

Hoy en día existen vacunas contra el virus del papiloma humano tipos 6, 11, 16 y 18. Deben aplicarse 3 dosis a partir de los 9 años de edad en ambos sexos. La segunda aplicación se administra a los 2 meses de la primera y la tercera a los 6 meses. Sin embargo, hay que recalcar la importancia de evitar las prácticas sexuales riesgosas.

# ✚ Cáncer **cervicouterino**

El útero, conocido popularmente como matriz, es el órgano en el cual crece el producto de la gestación.

El útero consta de un fondo, un cuerpo y un cuello. El cáncer cervicouterino es el tumor maligno que se presenta en el cuello de la matriz, que recibe el nombre de cérvix (ver fig. 15).

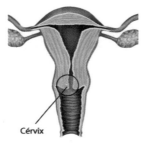

Cérvix

Fig. 15

El cáncer cervicouterino representa en la actualidad la segunda causa de muerte por tumor maligno en la mujer mexicana, justo después del cáncer de mama.

Entre los principales factores de riesgo para el desarrollo de cáncer cervicouterino figura el inicio de relaciones sexuales a temprana edad, múltiples parejas sexuales, infección por virus del papiloma humano tipo 16 y 18, principalmente, aunque también influyen los tipos 31, 33, 39, 45, 51, 52, 56, 58, 59, 69, 73 y 82, la multiparidad, es decir, el hecho de que la mujer tenga muchos hijos, el tabaquismo y la desnutrición.

Aunque tener infección por virus del papiloma humano no es sinónimo de cáncer, ésta se presenta en 99.7 por ciento de los casos de tumores malignos del cérvix. Los tipos oncogénicos del virus del papiloma humano modifican la información genética a nivel del núcleo de las células del cérvix, transformándolas en células malignas.

Si bien en etapas iniciales el cáncer cervicouterino no provoca síntomas, conforme se desarrolla puede generar flujo o sangrado por la vagina, principalmente después de la relación sexual. Conforme avanza la enfermedad, la paciente puede presentar pérdida del apetito y de peso, cansancio, dolor pélvico o de espalda, fuga de orina o heces por la vagina y fracturas de huesos.

Como la mayoría de los tumores malignos, el cáncer de cuello de la matriz se clasifica en etapas. Al principio, suele haber sólo cambios celulares que anteriormente recibían el nombre de displasia, y en la actualidad se denominan neoplasia intraepitelial cervical (NIC). En la etapa I, el cáncer está limitado al cérvix; en la etapa II está fuera del útero sin llegar a pared pélvica ni a tercio inferior de vagina; en la etapa III, invadió pared pélvica, tercio inferior de vagina, ganglios y ureteros, que son los tubos que llevan la orina desde los riñones a la vejiga; y en la etapa IV, el cáncer ha invadido ganglios, vejiga, recto u órganos distantes.

Por vía sanguínea o linfática, el cáncer puede diseminarse a pulmones, hígado y huesos.

El médico observa el cuello de la matriz y la presencia de cambios celulares mediante un microscopio llamado colposcopio, con la colocación de ácido acético en el cérvix, pero el diagnóstico se confirma mediante la realización de una biopsia, es decir, la toma de tejido para su examen patológico. Cuando el cáncer se ha diseminado a otros órganos, es necesario realizar estudios de imagen como tomografía computarizada, resonancia magnética, radiografía de tórax y pielografía intravenosa para ver el estado de los riñones y ureteros.

El tratamiento depende de la etapa en que se diagnostique el padecimiento. Cuando sólo hay cambios celulares se puede tratar mediante congelación, electrocirugía o rayo láser en el consultorio del ginecólogo o el oncólogo. En etapas I y II se opta por extirpar la matriz. En etapas III y IV se requiere de quimio y radioterapia.

Mientras más temprano se diagnostique el cáncer cervicouterino, mayores serán las probabilidades de curarlo, de ahí la importancia de que todas las mujeres se realicen un Papanicolau a los 18 meses de iniciar relaciones sexuales y lo repitan anualmente. El Papanicolau consiste en un raspado indoloro de las células del cuello de la matriz para ser observadas al microscopio a fin de detectar cualquier cambio.

Como se ha dicho, hoy en día existen vacunas contra el virus del papiloma humano tipos 16 y 18, que contribuyen sustancialmente a la prevención del cáncer cervicouterino. Además, es fundamental no tener relaciones sexuales riesgosas.

# ✚ Cáncer de **mama**

El cáncer de mama representa la primera causa de muerte por tumor maligno en las mujeres mexicanas.

Se refiere a la proliferación de células cancerosas en el tejido mamario. En México, las estadísticas demuestran que el cáncer de mama se presenta en mujeres diez años más jóvenes que en los Estados Unidos, con una mayor agresividad del padecimiento. Además, en la mayoría de los casos el diagnóstico se hace de manera tardía cuando ya no existe posibilidad de curación.

El cáncer de mama se presenta con mayor frecuencia en los conductos galactóforos, que transportan la leche, recibiendo el nombre de cáncer ductal, o en los lobulillos, donde se produce la leche después de concebir un hijo y recibe el nombre de lobulillar (ver fig. 16).

Entre los factores de riesgo para el desarrollo del cáncer mamario figuran: la exposición a los estrógenos; los llamados tumores

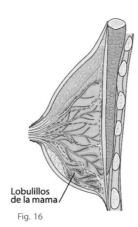

Lobulillos
de la mama

Fig. 16

hormono-dependientes, es decir, aquellos cuyo crecimiento depende de hormonas femeninas y tienen mejor pronóstico que los que no lo son, y los que tienen una sobreexpresión de una proteína llamada ERBB2 son más peligrosos. Entre 20 y 25 por ciento de los cánceres de mama sobre-expresan en la célula tumoral estos receptores que confieren una agresividad mayor al tumor. En algunos centros especializados en el mundo, es posible determinar si una mujer tiene o no esta sobre-expresión de los receptores erbB2 en la membrana de la célula tumoral.

Otros factores de riesgo para el desarrollo del cáncer de mama son la edad (más común en mujeres mayores de 40 años) y la herencia, ya que se sabe que existe una mayor predisposición de la enfermedad cuando la madre, hermanas, tías y abuela materna han padecido la enfermedad. La presencia de mutaciones de los genes BRCA1 y BRCA2 incrementa el riesgo en 80 por ciento. Otros factores de riesgo incluyen tener un inicio temprano de la menstruación y una menopausia tardía, el consumo de alcohol, no tener hijos o tener el primer hijo después de los 35 años de edad, someterse a terapia hormonal de remplazo, obesidad, una dieta rica en grasa animal y haberse sometido a radiación.

Este cáncer se clasifica según el tamaño del tumor, el nivel de invasión de los ganglios linfáticos y su diseminación a otros órganos. Las posibles etapas al momento del diagnóstico son las siguientes:

- Etapa 0: se refiere a un tumor que no ha salido del sitio original (ducto o lobulillo).
- Etapa I: un tumor de 2 centímetros o menos.
- Etapa II: un tumor de 2 a 5 centímetros con ganglios linfáticos afectados.
- Etapa IIIA: tumor mayor a 5 centímetros con ganglios adheridos entre sí o a tejidos cercanos.
- Etapa IIIB: cualquier tamaño con diseminación a ganglios, piel o tórax.
- Etapa IV: cualquier tamaño con diseminación a otros órganos. Los más comunes son huesos y pulmones, aunque también puede diseminarse a hígado y cerebro.

En etapas tempranas, el cáncer de mama no presenta síntomas. Conforme el tumor se desarrolla la mujer puede presentar cambio de tamaño o textura de la mama, modificaciones en la coloración de la mama, apariencia de cáscara de naranja en la piel de la mama y secreción por el pezón.

En etapas tardías, los síntomas pueden ser dolor óseo, dolor o molestia en la mama, úlceras en la piel, hinchazón de un brazo y pérdida de peso.

El diagnóstico de cáncer mamario se confirma mediante una biopsia. Cuando el cáncer se diagnostica estando aún dentro de los ductos o lobulillos es cien por ciento curable;

sin embargo, con el paso del tiempo tiende a extenderse hacia el resto del tejido mamario, a los ganglios linfáticos, que se determinan mediante la biopsia del llamado "ganglio centinela", que es el primer ganglio al que drena la zona cancerosa y la diseminación a órganos distantes. De ahí la importancia de la detección oportuna mediante la autoexploración mamaria mensual, que debe realizarse idealmente justo después de la menstruación o, en la mujer postmenopáusica, escoger un día del mes para la autoexploración. Ésta debe realizarse primero parada frente a un espejo, mirando las mamas para ver si existe algún cambio en la piel, posteriormente hay que poner el brazo del lado de la mama que se va a explorar detrás de la cabeza y explorar la mama con las yemas de los dedos con movimientos circulares alrededor del pezón, después de arriba hacia abajo y finalmente de fuera hacia dentro (ver fig. 17). Después hay que hacer lo mismo con la mama del otro lado y, por último, realizar dicha autoexploración estando acostada con una almohada bajo la espalda. Cualquier cambio de aspecto, textura o presencia de una bolita debe ser motivo para consultar al ginecólogo. Además, se recomienda hacer una mastografía anual a partir de los 40 años de edad, cuando no se tienen antecedentes familiares de la enfermedad, o 10 años antes del momento de diagnóstico de cáncer mamario en la pariente afectada. Por ejemplo, si a su madre le diagnosticaron cáncer de mama a los 46 años, debe iniciar la mastografía anual a partir de los 36 años de edad.

El tratamiento depende de la etapa en la que se diagnostica la enfermedad. En la etapa 0 se extirpa el tumor, en etapas I y II se quita un cuadrante de la mama con los ganglios a los cuales drena y radioterapia, en etapas III y IV se hace mastectomía radical modificada, es decir, se extirpa toda la mama, la membrana que recubre al músculo pectoral y algunos ganglios linfáticos y se da quimioterapia. En tumores hormono-dependientes se da hormonoterapia para suprimir el efecto de los estrógenos, y cuando la paciente tiene cáncer de mama que se ha diseminado a otros órganos y

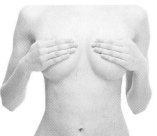
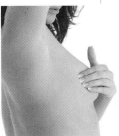
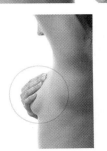
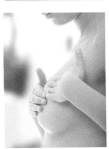
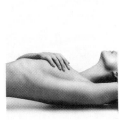

Fig. 17

que cuenta con sobre-expresión de los receptores ERBB2, es posible bloquear la actividad agresiva que confiere esta proteína al tumor, mediante un medicamento que se administra por vía oral. Además, hoy en día se cuenta con exámenes de diagnóstico genético que permiten predecir la gravedad del mismo así como su respuesta a la quimioterapia, lo cual permite ofrecer un tratamiento más personalizado a la paciente.

Si bien el cáncer de mama es mucho más común en las mujeres, los hombres no están exentos. De 100 casos, 99 corresponden a mujeres y 1 a hombres.

# ✚ Cáncer de **ovario**

Los ovarios son los órganos responsables de la producción de óvulos, es decir, las células sexuales femeninas que al ser fecundadas por un espermatozoide formarán un nuevo ser humano.

Cuando en estos órganos comienza a crecer un tumor maligno se genera el llamado cáncer de ovario (ver fig. 18).

El cáncer de ovario representa el 2 por ciento de los cánceres ginecológicos y se divide en 3 tipos: el epitelial, que es el del tejido que recubre el ovario y el más común, presentándose principalmente en mujeres después de la menopausia; el germinal, donde surgen las células de la ovulación, que suele aparecer en mujeres en edad reproductiva, y el menos común que es el del estroma. El cáncer de ovario puede diseminarse a otros órganos como útero, trompas de Falopio, a los intestinos, al hígado, al diafragma, que es el músculo que divide los órganos del abdomen de los del tórax, y a los pulmones.

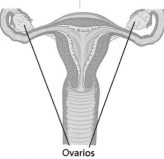

Ovarios

Fig. 18

No se conoce una causa específica para el cáncer de ovario; sin embargo, existen ciertos factores de riesgo que pueden asociarse a la enfermedad, como la obesidad y algunas alteraciones genéticas. La toma de pastillas anticonceptivas que inhiben la ovulación, ejerce protección contra el cáncer de ovario.

Los síntomas no son específicos y suelen aparece en etapas tardías de la enfermedad. Incluyen malestar general, cansancio, crecimiento y dolor en la parte baja del abdomen, así como estreñimiento y náuseas.

El diagnóstico requiere de la realización de un ultrasonido pélvico y exámenes de sangre para determinar marcadores tumorales como el CA125. El tratamiento del cáncer de ovario suele ser quirúrgico donde extirpan los ovarios, las trompas de Falopio, la matriz y los ganglios linfáticos a los cuales drenan dichos órganos. El pronóstico de la paciente dependerá de la etapa en que se encuentre el tumor.

# ✚ Cáncer de **endometrio**

El cáncer de endometrio es el tumor maligno que se origina en la capa que recubre el interior del útero y que se desprende en cada menstruación, llamada endometrio.

Entre los factores de riesgo para desarrollar cáncer de endometrio figuran la obesidad, el no tener hijos y el hecho de que la mujer tenga niveles altos de estrógenos y bajos de progesterona.

Los síntomas del cáncer de endometrio incluyen sangrados anormales, ya sea inter-menstruales o después de la menopausia.

Afortunadamente, el cáncer de endometrio suele diagnosticarse en etapas tem-pranas, antes de diseminarse a los ganglios linfáticos cercanos o a otros órganos como hígado o pulmones. El diagnóstico se confirma mediante la toma de una biopsia, es decir, un fragmento de tejido del tumor.

En etapas iniciales, el tratamiento es quirúrgico y en casos avanzados se administra radioterapia. Se ha demostrado que los anticonceptivos ejercen un efecto preventivo sobre el cáncer de endometrio, al igual que conservar la línea.

# ✚ Climaterio

El climaterio es la etapa de la vida de la mujer que comienza alrededor de los 45 años, en la cual comienza un descenso de la producción de hormonas femeninas.

El climaterio culmina con la menopausia, que es la última menstruación, que en promedio suele sobrevenir a los 52 años de edad. A partir de este momento, las mujeres dejan de secretar hormonas femeninas, condición que se acompaña de numerosos cambios tanto físicos como emocionales.

Después de la menopausia, las mujeres comienzan a sentir bochornos, es decir, sensación de calor, principalmente durante la noche; menor lubricación vaginal; disminución del apetito sexual; resequedad en la piel; y cambios emocionales con una fuerte tendencia a la tristeza.

También aumenta el riesgo de padecimientos cardiovasculares como infartos y aneurismas, suele haber un incremento en los niveles de colesterol, es decir, de grasas en la sangre, y se incrementa la posibilidad de desarrollar osteoporosis.

Además, se vuelve más difícil controlar el peso corporal y la piel y los músculos tienden a la flacidez. Si bien mucho depende de los hábitos que se hayan tenido durante la juventud en cuanto a alimentación y ejercicio, es posible también contribuir a un buen estado físico y emocional durante esta etapa de la vida.

Hoy en día está muy de moda la terapia hormonal de reemplazo, es decir, la administración de hormonas femeninas para contrarrestar los efectos de la suspensión de su producción. Sin embargo, ésta debe tomarse únicamente bajo una estricta supervisión médica, ya que en mujeres con cierta predisposición pueden contribuir al desarrollo del cáncer de mama estrógeno dependiente, que representa la forma más común de cáncer mamario.

Existen también los llamados fitoestrógenos, que son hormonas femeninas que provienen de plantas y ejercen un efecto similar a las hormonas sintéticas, aunque con una potencia menor. A pesar de tener un menor potencial oncogénico, es decir, productor de cáncer, deben tomarse bajo la supervisión de un especialista.

Pero, ¿qué cuidados deben tener las mujeres después de la menopausia? En cuanto a la alimentación, se recomienda que ésta sea rica en frutas, verduras, carnes magras y pobre en grasas de origen animal. Algunos médicos sugieren la ingesta de alimentos ricos en soya debido a que contiene sustancias parecidas a los fitoestrógenos. También es necesario consumir una dieta con un alto contenido de calcio, o bien tomar suplementos de calcio con la finalidad de disminuir la pérdida de masa ósea y evitar las bebidas que contengan cafeína.

El ejercicio es fundamental en todas las etapas de la vida y debe continuarse a un ritmo cardiaco acorde a la edad y la condición física de cada mujer.

Ahora bien, ¿a qué estudios deben someterse las mujeres después de la menopausia? Es necesario continuar con el papanicolau anual que debió iniciar al comienzo de la vida sexual; cada año, a partir de los 40, también debe realizarse la mastografía y mensualmente la autoexploración mamaria. Además, es altamente recomendable someterse a otros estudios como una química sanguínea, que permite la valoración de los niveles de colesterol en sangre, un estudio de sangre oculta en heces y en su caso una colonoscopía, para descartar trastornos del intestino grueso así como una densitometría para evaluar la masa ósea. Todo esto, por supuesto, bajo supervisión médica.

Sin duda, el climaterio es una de las etapas más difíciles en la vida de la mujer: comienza a perderse la juventud, los hijos hacen su vida y suelen sobrevenir malestares físicos y emocionales. Sin embargo, es mucho lo que hoy en día se puede hacer para contrarrestar las molestias del climaterio, así que consulte a su ginecólogo.

#  Anticoncepción

Un método anticonceptivo es un procedimiento mediante el cual se evita la fecundación o concepción al tener relaciones sexuales.

Los métodos anticonceptivos se clasifican, de acuerdo con el mecanismo de acción que tienen, en anticonceptivos hormonales, de barrera y otros como el dispositivo intrauterino.

Los anticonceptivos hormonales pueden administrarse por vía oral, inyectados o por medio de parches en la piel. Todos estos actúan de la misma manera al inhibir la ovulación mediante el bloqueo de la secreción de las hormonas luteinizante y folículo-estimulante. Estos anticonceptivos modifican al endometrio, que es la capa que recubre a la matriz en su interior y donde se implanta el huevo y tornan más espeso al moco del cuello de la matriz, lo cual dificulta el acceso del espermatozoide al interior de la misma. Al inicio de la anticoncepción hormonal, la mujer puede experimentar ciertas molestias como cansancio, hinchazón y dolor de cabeza que suelen mejorar con el uso continuo.

Como hormonal también figura la anticoncepción de emergencia, que implica la ingesta de anticonceptivos orales de combinación después de tener relaciones sexuales sin protección.

Entre los métodos de barrera figuran los preservativos, masculino y femenino que, además, cuando se emplean correctamente previenen las infecciones de transmisión sexual. También se dispone del diafragma, que tiene la forma de un anillo circular que se ajusta en el fondo de saco vaginal y cubre el cuello de la matriz.

Por su parte, el dispositivo intrauterino es un pequeño artefacto que se coloca al interior de la matriz y actúa provocando cambios en el endometrio y en las trompas uterinas. Este método puede ocasionar sangrados intermenstruales, sobre todo durante los primeros 3 meses después de su colocación.

Los métodos anticonceptivos se pueden dividir en temporales y definitivos. Los temporales son aquellos cuyo efecto se puede revertir abandonando su uso, y los definitivos son difícilmente reversibles o bien irreversibles. Como método definitivo en la mujer existe la oclusión tubaria bilateral o la ligadura de la trompas de Falopio, que puede revertirse. Existe otro método que no es reversible e implica la introducción de un dispositivo que se deposita en el interior del útero donde desembocan las trompas de Falopio; con el paso del tiempo, se forma tejido cicatrizal ocluyendo por completo el orificio que conecta el útero con las trompas y, por lo tanto, se impide el contacto entre el óvulo y el espermatozoide.

Entre los métodos anticonceptivos definitivos está la vasectomía. Procedimiento que se realiza en hombres y consiste en cortar los conductos deferentes, que son los tubos por los que pasan los espermatozoides después de su producción. La vasectomía puede revertirse mediante microcirugía.

Existen otros métodos que no requieren de colocación de artefactos o administración de hormonas. Aquí podemos mencionar el coito interrumpido, es decir, sacar el pene de la vagina antes de la eyaculación, y el método del ritmo, que implica no tener relaciones en los períodos fértiles de la mujer, pero la plena confiabilidad se obtiene sólo cuando la mujer está completamente segura de que va a menstruar, es decir, que tiene ingurgitación de las mamas, así como las molestias comunes del llamado síndrome premenstrual que incluyen dolor de cabeza, sensibilidad mamaria, dolor pélvico, irritabilidad y labilidad emocional. Puede contribuir al éxito el método de Billings, que se basa en la observación de los cambios del moco cervical, que se encuentra más filante, delgado y acuoso cuando existe ovulación, y espeso y opaco cuando ya no hay riesgo de embarazo.

# Pediatría

# Pediatría

# ✚ Cuidado del **recién nacido**

Al momento de nacer es necesario succionar las secreciones de la nariz del bebé y se le realiza la evaluación Apgar al minuto y a los 5 minutos de haber nacido.

El Apgar valora el tono de la piel, la frecuencia cardiaca, la respuesta a estímulos, la actividad y la intensidad del llanto. Un Apgar entre 7 y 10 puntos se considera de bueno a excelente, de 4 a 6 regular y menor a 4 inadecuado. Al momento de nacer un bebé a término debe pesar entre 2500 y 4000 gramos y medir de 45 a 55 centímetros. Hoy en día también se realiza un tamiz auditivo al recién nacido para valorar su audición.

El bebé recién nacido se somete a una toma de sangre del talón, se le administra vitamina K, se le ponen gotas de nitrato de plata en los ojos para prevenir infecciones por gonococo o clamidia (ver capítulo correspondiente) y se le mide la circunferencia de la cabeza, cuyo rango normal es de 32 a 37 centímetros.

Los recién nacidos tienen varios reflejos. El de Moro, que implica una extensión de brazos, piernas, dedos y arqueo de la espalda al escuchar un ruido fuerte; este reflejo permanece hasta los cuatro a seis meses de edad. El reflejo de Babinsky, en el cual el bebé hace dorsiflexión de su pie al pasarle la punta de un lápiz por la planta del pie, es decir, extiende su pie hacia arriba (ver fig. 1); este

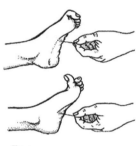

Fig. 1

reflejo permanece de 6 meses a 2 años de edad. El reflejo de búsqueda consiste en que al tocar la mejilla de un bebé, éste abre la boca y voltea la cabeza hacia ese lado para buscar el pezón que lo alimentará.

Tal reflejo dura de 3 a 6 meses. El reflejo de caminar consiste en poner al bebé en una superficie plana sosteniéndolo debajo de sus brazos y comenzará a dar pasos como si fuera a caminar, este reflejo dura aproximadamente 2 meses. El reflejo de prensión se refiere a que el bebé cierra los dedos cuando se le presiona la palma de la mano; este reflejo, que dura hasta los 3 o 4 meses de edad, puede ser lo suficientemente fuerte como para soportar el peso completo del bebé. El reflejo tónico del cuello ocurre cuando se voltea la cabeza del recién nacido hacia un lado, el brazo del mismo lado se estira mientras que el del lado contrario se dobla a la altura del codo; permanece de 6 a 7 meses.

La ausencia de estos reflejos o la permanencia de ellos más allá de lo habitual, debe alertar acerca de un posible trastorno neurológico.

Es bien sabido que la alimentación ideal para el bebé es la leche materna; ésta le proporciona los nutrientes que necesita además de las defensas de su madre, que contribuirán a evitar que contraiga ciertas enfermedades infecciosas. Sin embargo, existen condiciones en las cuales es necesario suspender la lactancia materna y entonces una opción es el empleo de fórmulas lácteas para recién nacidos.

Si bien la lactancia materna es un proceso natural que todas las mujeres son capaces de realizar, el inicio suele ser complicado, sobre todo para una madre primeriza. Es necesario destacar, como ya se dijo, que a la hora de poner el bebé al pecho, la madre debe lograr que toda la areola entre en la boca del pequeño, de lo contrario sólo succionará el pezón y, además de lastimarlo, no obtendrá la leche suficiente. La lactancia materna ofrece múltiples beneficios tanto para la madre como para

su hijo: lazos afectivos, una alimentación adecuada, libre de gérmenes y de fácil digestión. La lactancia materna se recomienda a libre demanda, es decir, cuando el bebé tiene hambre. Las especialistas en lactancia materna recomiendan no alternar con biberón para no confundir al bebé; sin embargo, es válido siempre y cuando el pediatra esté de acuerdo. Dar pecho al bebé requiere de una posición cómoda para la madre y ésta puede ser con el pequeño

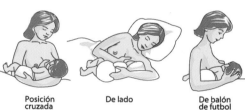

Posición cruzada    De lado    De balón de futbol americano

Fig. 2

recostado horizontalmente sobre el vientre materno (ver fig. 2), con ambos recostados paralelamente sobre una cama (ver fig. 2) o en posición de balón de futbol americano, es decir, con la cabeza del bebé de frente a la madre y el cuerpo del pequeño al costado materno (ver fig. 2); estas 2 últimas posiciones son altamente recomendadas en

mujeres que dieron a luz por cesárea.

Cuando se opta por el biberón, uno de los puntos más trascendentes es la esterilización, que se recomienda durante los primeros 6 meses de vida. Existen varios tipos de esterilización: entre las más seguras, figura la esterilización terminal, que consiste en lavar adecuadamente las botellas, chupones y roscas de los biberones y enjuagarlas sin que queden residuos de jabón, preparar la fórmula, cerrar los biberones sin apretarlos fuertemente y hervirlos durante 25 minutos. Cuando se enfríen hay que guardarlos en refrigeración hasta su consumo, que no debe exceder 48 horas.

Otras opciones de esterilización de biberones incluyen hervir cada parte de éstos o introducirlos en esterilizadores, ya sea eléctricos o de microondas. En estos casos es necesario esterilizar las pinzas con las cuales se van a armar a fin de evitar que se contaminen con las manos.

Después de cada alimento, es necesario hacer eructar

al bebé, poniéndolo en una posición erguida y dándole palmadas suaves en la espalda con la palma de la mano en forma cóncava, desde la parte baja de la espalda hacia arriba. De no expulsar el aire que ingiere al alimentarse, el bebé podría experimentar molestos cólicos.

Durante el primer mes, puede ser suficiente bañar al bebé de 2 a 3 veces por semana, sin sumergirlo hasta que el muñón del cordón umbilical se desprenda, lo cual puede ocurrir entre la primera y la cuarta semana después del nacimiento.

Según la Academia Americana de Pediatría, la posición de los bebés para dormir es boca arriba. Si bien es recomendable que mientras estén despiertos los bebés pasen cierto tiempo boca abajo, siempre debe ser bajo supervisión.

Las veces que evacua un bebé dependen de su alimentación. Cuando ésta es al seno materno, las heces suelen ser sueltas, explosivas y más frecuentes, pudiendo llegar hasta a 5 veces al día. Cuando el bebé es alimen-

tado con fórmula, éstas son menos frecuentes y de una consistencia menos líquida.

Al término del primer mes de vida, el bebé debe ser capaz de levantar ligeramente la cabeza cuando está acostado boca abajo y fijar su mirada en una cara conocida.

Al concluir el segundo mes, el bebé debe ser capaz de sonreír en respuesta a la sonrisa de sus padres, seguir con la mirada un objeto a 15 centímetros de distancia, responder al sonido de una campana ya sea llorando, con un sobresalto o quedándose quieto y emitir sonidos.

Finalizando el tercer mes, el pequeño, acostado boca abajo, tendrá la capacidad de levantar su cabeza 45 grados (ver fig. 3). A partir de esta etapa, es posible que un bebé alimentado con fórmula no requiera de alimento durante la noche (de 6 a 8 horas) y

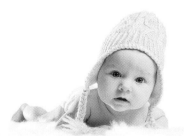

Fig. 3

es altamente recomendable que duerma en su propia habitación, cuando las condiciones así lo permitan.

Al cuarto mes, el bebé debe ser capaz de levantarse en un ángulo de 90 grados al estar boca abajo, reírse sonoramente y seguir un objeto en un arco de 180 grados a una distancia de 15 centímetros de su rostro. Si bien algunos pediatras recomiendan la ablactación, es decir, la introducción de alimentos sólidos a la dieta del bebé, a partir del cuarto mes de vida, es necesario confirmar que el pequeño está preparado para ello siendo capaz de levantar su cabeza y no rechazando con la lengua el alimento que se busca introducir a su boca.

Al término del quinto mes, el bebé puede sostener la cabeza al estar sentado, levantar su pecho estando boca abajo, darse vuelta al estar recostado, poner atención a objetos pequeños del tamaño de una pasa, alcanzar un objeto, sonreír espontáneamente y sostener un objeto ligero como una sonaja. El quinto mes suele ser adecuado para la introducción de papillas, inicialmente de vegetales como zanahorias, calabacita, chícharos, etcétera. Posteriormente se recomienda la introducción de frutas como la papilla de manzana cocida, la pera y el plátano. Es recomendable introducir un alimento a la vez en la dieta del bebé a fin de determinar la posible existencia de una alergia.

Al final del sexto mes el bebé podrá sostener su cabeza y su cuerpo cuando uno lo jala para sentarse y emitirá sonidos combinando consonantes con vocales. Es recomendable pronunciar las palabras lentamente frente al bebé y mostrar los objetos que mencionamos, a fin de que comience a relacionar el significado de las palabras.

Terminando el séptimo mes su hijo deberá ser capaz de permanecer sentado sin soporte y comer una galleta por sí mismo. En este momento, es recomendable pasar a alimentos de la segunda etapa, es decir, no colados, que contengan pedazos de alimento, siempre y cuando la textura sea suave y fácil de masticar.

Cuando concluye el octavo mes el bebé tendrá la capacidad de pasar un objeto de una mano a otra, tomar con la mano algo del tamaño de una pasa, voltear hacia una voz y buscar un objeto que cayó. Es recomendable dar al bebé alimentos que puede tomar con la mano y llevarlos a su boca, siempre y cuando se disuelvan en su boca para evitar un posible ahogamiento. A esta edad, el bebé puede empezar a pronunciar pa-pa o ma-ma, sin necesariamente estar claro en el significado de su vocalización.

Si bien algunos bebés parecen disfrutar el "juego rudo", es decir, que los lancen en el aire, no es una práctica segura ni recomendable por el riesgo que representa el hecho de que su cabeza sea aún grande y pesada en proporción a su cuerpo, y el cerebro pegue contra el cráneo con los movimientos bruscos. Además, puede presentarse un desprendimiento de la retina, que es la porción posterior del ojo que se comunica con el cerebro.

Al término del noveno mes, los niños deben ser capaces ir a la búsqueda de un juguete que está fuera de su alcance. Algunos logran sentarse por sí mismos desde una posición boca abajo, pararse con ayuda y llamar a papá o mamá. A esta edad comienza el temor hacia los extraños y los bebés no responden de manera amigable a una persona que no conocen.

Finalizando el décimo mes los bebés pueden pararse con apoyo, protestar cuando les quitan un juguete y jugar a esconderse detrás de las manos o de un trapo y reaparecer diciendo "cucú".

Concluido el décimo primer mes, el bebé debe tener la capacidad de tomar un objeto del tamaño de una pasa entre el pulgar y el índice. Además, debe entender el significado de la palabra "no", aunque no siempre la obedezca.

Al año de edad el bebé podrá caminar agarrando los muebles, incluso pasar de un mueble a otro permaneciendo unos instantes sin sostén. Algunos bebés tendrán la capacidad de aplaudir, permanecer parados por unos instantes y decir mamá o papá refiriéndose a la persona en cuestión.

Si bien la dentición suele iniciar en promedio a los 7 meses de edad, desde los 3 meses pueden comenzar a asomarse. Los primeros dientes en aparecer son los incisivos, posteriormente el primer molar, luego los caninos y finalmente el tercer molar (ver fig. 4). El comienzo de la dentición suele causar irritabilidad en el bebé debido a que ocasiona comezón en las

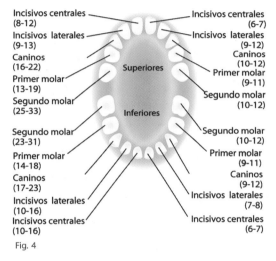

Incisivos centrales (8-12)
Incisivos laterales (9-13)
Caninos (16-22)
Primer molar (13-19)
Segundo molar (25-33)

Superiores

Incisivos centrales (6-7)
Incisivos laterales (9-12)
Caninos (10-12)
Primer molar (9-11)
Segundo molar (10-12)

Inferiores

Segundo molar (23-31)
Primer molar (14-18)
Caninos (17-23)
Incisivos laterales (10-16)
Incisivos centrales (10-16)

Segundo molar (10-12)
Primer molar (9-11)
Caninos (9-12)
Incisivos laterales (7-8)
Incisivos centrales (6-7)

Fig. 4

encías, aumento de la salivación, tos, diarrea, rechazo del alimento, febrícula y sueño ligero. Es posible aliviar las molestias con alimentos o bebidas frías, proporcionar algo que puedan morder que esté esterilizado y guardado en el refrigerador, y en ocasiones se puede administrar un analgésico, para lo cual es necesario consultar al pediatra. Desde el momento de su aparición es necesario limpiar los dientes del bebé, ya sea con una gasa estéril o con un cepillo especial para bebé y un poco de agua hervida. Hay que realizar el aseo dental después de cada alimento y antes de dormir.

Los niños necesitan dormir determinado número de horas de acuerdo con su edad. Los recién nacidos requieren de 16 a 20 horas de sueño; al tercer mes, el bebé necesita de 14 a 15 horas diarias de sueño; al sexto mes, requiere de diez a 12 horas durante la noche y de 2 a 4 horas de siesta. Al primer año de vida debe dormir de 13 a 14 horas, de las cuales 1 ó 2 horas serán de siesta. A los 3 años de vida los niños requieren de 10 a 12 horas de sueño. Los pequeños en edad escolar, durante los dos primeros años de primaria deben dormir 9 a 10 horas; en el tercer y cuarto años por lo menos de 8.5 a 9 horas, y a partir del quinto año de primaria entre 8 y 8.5 horas, hábitos que deberán permanecer hasta la edad adulta.

Es necesario cuidar el entorno del bebé cuando duerme a fin de evitar que esté rodeado de ruido, temperaturas extremas o cualquier situación que pueda interferir con un descanso reparador. Recordemos que durante el sueño profundo se libera hormona de crecimiento, vital para el crecimiento y desarrollo del bebé.

Los bebés prematuros, es decir, los que nacieron antes de las 37 semanas de gestación, condición que ocurre entre 8 y 10 por ciento de los embarazos, los cuidados dependerán del estado de madurez del bebé, principalmente de su peso al nacer. Puede ser necesario que permanezca en una unidad de cuidados intensivos o, si puede sobrevivir por sí solo, es posible que vaya a casa, en cuyo caso los cuidados serán muy similares a los de un recién nacido a término.

Cuando el grupo sanguíneo de la madre es Rh negativo y el bebé es Rh positivo, en el momento que entran en contacto la madre comienza a generar anticuerpos que pueden dañar al bebé a nivel sanguíneo y cerebral o incluso causarle la muerte. Es posible prevenir esta condición mediante la administración de una vacuna a la madre antes del nacimiento del bebé, lo cual será de utilidad para evitar la condición en embarazos ulteriores.

# Bebé **prematuro**

El bebé prematuro o pre término es aquel que nace antes de las 37 semanas de gestación. Esta condición suele asociarse con un peso menor a 2500 gramos y se presenta en 7.6 por ciento de los nacimientos.

La sobrevida de estos niños está directamente relacionada con el peso al nacer. Entre los que pesan de 500 a 600 gramos sólo 20 por ciento logra sobrevivir, mientras que entre los que pesan de 1250 a 1500 gramos la sobrevida asciende a 90 por ciento, gracias a los avances en las unidades de cuidados intensivos neonatales.

Los embarazos múltiples conforman alrededor de 15 por ciento de los nacimientos prematuros, pero existen factores relacionados tanto con la madre como con el producto, para la terminación espontánea del embarazo antes de las 37 semanas. En el caso de los factores atribuibles a la madre figuran la preeclampsia, es decir, tensión arterial elevada durante la gestación; trastornos del corazón o los riñones, infecciones vaginales o del tracto urinario e ingesta de drogas como, por ejemplo, la cocaína, y mala nutrición.

Los niños que pesan entre 1 y 1.5 kilos tienden a no tener tono muscular con poco movimiento de sus extremidades. Su voz y su reflejo de Moro son débiles y tienen poco apetito. Entre 1.5 y 2 kilos, los bebés tienen buen tono muscular cuando son estimulados y su reflejo de Moro es adecuado. Algunos pueden alimentarse al seno materno. Entre 2 y 2.5 kilos los prematuros suelen parecer bebé de término con llanto vigoroso y buen tono muscular.

Los bebés prematuros suelen tener más vello corporal (lanugo), respiración irregular con pausas, dificultad respiratoria con propensión a infecciones pulmonares, dificultad para alimentarse pues no logran coordinar el acto de tragar con la respiración o no cuentan con la fuerza suficiente para succionar, tienen menor cantidad de grasa corporal, cartílago del oído suave y flexible, piel delgada y transparente, así como características en los genitales: clítoris grande en las niñas y escroto pequeño y testículos sin descender en los varones.

Entre los principales riesgos de los bebés prematuros figuran los problemas respiratorios, neurológicos, de la visión y de los riñones. En los últimos años se han registrado grandes avances en el manejo de los bebés prematuros, con excelentes resultados tanto en materia de sobrevida como de calidad de vida. Dependiendo del grado de inmadurez, los bebes prematuros pueden atenderse en una unidad de cuidados intensivos neonatales en casos severos, o en una sala de recién nacidos de alto riesgo donde se les coloca en una incubadora que controla su temperatura corporal. Se les puede colocar una sonda de alimentación en el estómago. En los bebés de muy bajo peso puede ser necesario alimentarlos a través de una vena, y si el infante tiene problemas respiratorios se le puede colocar una sonda en la tráquea y un respirador que le ayudará a inhalar el oxígeno que su organismo necesita.

#  Muerte de **cuna**

La muerte de cuna o síndrome de muerte infantil súbita (SMIS o SIDS, por sus siglas en inglés) representa la principal causa de muerte en los bebés entre 2 y 4 meses de edad, afectando hasta a 5 de mil nacidos vivos aparentemente sanos.

No se conoce la causa, pero la muerte de cuna se asocia a problemas del sistema nervioso central en los mecanismos encargados de controlar la respiración y el ritmo cardiaco, así como a defectos propios del aparato respiratorio o del sistema cardiovascular. Existen diversos factores de riesgo relacionados con la muerte de cuna; entre ellos figuran la prematurez y el tabaquismo de la madre.

Para prevenir la muerte de cuna, se recomienda acostar al bebé boca arriba para dormir, no cobijarlo en exceso y no dejar peluches en su cama. Hoy en día existen dispositivos que ayudan a detectar oportunamente el síndrome de muerte infantil súbita, permitiendo percatarse de que el bebé deja de respirar mediante la activación de una alarma.

# ✚ Reflujo

La regurgitación de cierta cantidad de leche en los bebés hasta los 6 meses de edad se considera normal y se puede reducir proporcionando una menor cantidad de alimento al bebé y haciéndolo eructar correctamente.

Sin embargo, hay casos en los cuales esta condición se acompaña de vómito, falta de ganancia de peso, tos y problemas respiratorios.

Para establecer la magnitud del problema, puede ser necesario someter el bebé a estudios para valorar su PH esofágico, así como a otros estudios a fin de determinar la causa de su reflujo.

En la mayoría de los casos, el reflujo se resuelve con el crecimiento y al introducir alimentos sólidos. Por ello es recomendable sostener al bebé en posición vertical de 20 a 30 minutos después de alimentarlo y elevar la cabecera de su cuna. A veces es necesario administrarle medicamentos para reducir la producción de ácido en su estómago o incrementar su motilidad intestinal.

# ✚ Vacunación

Gracias a los esquemas de vacunación se ha logrado erradicar enfermedades altamente incapacitantes como la poliomielitis, o devastadoras como la tuberculosis.

- La vacuna BCG (bacilo de Calmette-Guérin) contra la tuberculosis se administra en dosis única al nacer.
- La vacuna contra la hepatitis B se debe aplicar al nacer, a los 2 y a los 6 meses de edad.
- La pentavalente acelular protege contra difteria, tétanos, tos ferina, poliomielitis e infecciones por Haemophilus

influenza b, se administra a los 2, 4, 6 y 18 meses de edad.
- A los 4 años de edad se administra un refuerzo contra difteria, tétanos y tos ferina, también llamada pertussis.
- La vacuna contra rotavirus se administra a los 2 y 4 meses de edad.
- La neumocócica conjugada, que protege contra infecciones ocasionadas por

neumococo, se aplica a los 2 y 4 meses de edad.

- La vacuna contra la influenza se administra a los 6 y 7 meses de edad, después de lo cual se revacuna anualmente hasta los 35 meses.

- La vacunación contra sarampión, parotiditis (paperas) y rubeola debe administrarse al año de edad y a los 6 años, al igual que la vacuna contra la varicela.

- La vacuna contra la hepatitis A se administra al año de edad y la segunda dosis 6 meses después de la primera.

- La vacuna contra el virus del papiloma humano se recomienda entre los 11 y 12 años, aunque se puede dar desde los 9 en 3 dosis; la segunda se da 2 meses después de la primera y la tercera, 6 meses después de la primera dosis.

- La vacuna contra el meningococo se administra en dosis única entre los 11 y 12 años de edad.

# ✚ Desnutrición y **mala nutrición**

La desnutrición es la consecuencia de una ingesta insuficiente de nutrientes como carbohidratos, grasas y proteínas.

La mala nutrición es un balance inadecuado en el aporte de estos nutrientes.

La forma más grave de desnutrición es el llamado marasmo, que consiste en una ingesta calórica insuficiente que lleva a la incapacidad del niño de ganar peso, con pérdida de la turgencia de la piel, tornándose ésta arrugada y sin grasa debajo de ésta. El abdomen de los niños con marasmo puede ser plano o abultado, se presenta atrofia de los músculos con falta de tono en los mismos y puede haber hinchazón generalizada. La temperatura corporal suele estar baja, al igual que el pulso y el metabolismo basal. Inicialmente, el niño está inquieto, posteriormente pierde el ánimo y el apetito. También suele presentar estreñi-

miento, aunque puede haber heces frecuentes con presencia de moco.

La desnutrición proteica se conoce como síndrome de Kwashiorkor. Al estar creciendo, los niños requieren de un balance positivo de nitrógeno. Los niños que no consumen suficientes proteínas (carne de res o de cerdo, pollo, pescado y lácteos) y tienen una ingesta inadecuada de calorías, corren el riesgo de desarrollar el síndrome de Kwashiorkor, cuyos síntomas incluyen somnolencia, apatía e irritabilidad. Conforme progresa el padecimiento, presentan retraso del crecimiento, pérdida de músculo, mayor susceptibilidad a infecciones e hinchazón. Puede existir disminución de la función renal, oscurecimiento de la piel y cabello delgado y escaso.

El tratamiento consiste en corregir la deshidratación y administrar los nutrientes necesarios. Pero no toda mala nutrición se acompaña de un bajo peso; el niño puede experimentar cansancio, irritabilidad, inquietud, mayor susceptibilidad a infecciones y pobre desempeño escolar.

# ✚ Obesidad **infantil**

La obesidad infantil es una condición sumamente común, determinada por la relación entre el peso y la estatura del niño.

Entre las causas de obesidad figuran, por un lado, la falta de actividad física y, por otro, la alimentación inadecuada en calidad y cantidad. Hoy en día los niños pasan más tiempo jugando frente a una computadora o con videojuegos, que corriendo y practicando deportes. Además, consumen grandes cantidades de alimentos con muchas calorías y poco valor nutritivo.

Pero, ¿por qué es tan relevante la obesidad infantil? La grasa corporal, es decir, el tejido adiposo, tiene dos formas de crecimiento: hiperplásico, que se refiere a un aumento en el número de células de grasa llamadas adipocitos e hipertrófico, que implica un incremento en el tamaño de cada una de estas células. Ambos tipos de crecimiento ocurren desde el segundo trimestre de vida intrauterina hasta pasada la pubertad, entendiendo por ésta el tiempo en el cual las características físicas y sexuales del individuo maduran. La multiplicación de adipositos es especialmente significativa durante el primer año de vida y después existe una disminución de la velocidad de multiplicación, hasta que termina la pubertad. En la edad adulta no existe crecimiento hiperplásico, permaneciendo únicamente el hipertrófico. En otras palabras, el número de células de grasa va a aumentar hasta que termina la pubertad, después de lo cual sólo aumentará su tamaño. De ahí la importancia de evitar la obesidad infantil, ya que un niño con muchas células adiposas tendrá mayor dificultad para permanecer delgado en la edad adulta. Además, un niño obeso tiene mucha mayor probabilidad de desarrollar diabetes tipo II en la edad adulta.

Para prevenir el sobrepeso infantil es necesario enseñar a los niños buenos hábitos alimenticios. Incluir frutas, verduras, cereales integrales y carnes en las comidas, y evitar las golosinas y los refrescos. Además, es necesario inculcar en ellos el hábito de hacer ejercicio todos los días, al principio en forma de juegos y, conforme crecen, fomentar la práctica de un deporte que les agrade y para el cual tengan facilidad.

# Diarrea

La diarrea es una condición común en los niños que consiste en un incremento en la frecuencia, fluidez y cantidad de materia fecal ocasionada, en la mayoría de los casos, por infecciones virales, bacterianas o parasitarias, aunque también existen otras condiciones menos comunes capaces de ocasionar diarrea en los niños.

El diagnóstico se confirma mediante un estudio de las heces que determina el microorganismo causal de la diarrea. El tratamiento va enfocado a corregir la deshidratación y, cuando se trata de bacterias, valorar la necesidad de administrar antibióticos. Si la causa principal son parásitos, se requieren medicamentos antiparasitarios.

Hervir el agua y desinfectar correctamente los vegetales que se consumen crudos ayudará a prevenir las diarreas bacterianas y parasitarias.

# Infección por **rotavirus**

El rotavirus es la causa más común de diarrea en niños menores de dos años de edad.

Este padecimiento es más frecuente durante los meses de invierno.

El período de incubación de la enfermedad, es decir, el tiempo que transcurre entre el contacto con el virus y la aparición de los síntomas, oscila entre 3 y 8 días. Las manifestaciones clínicas incluyen vómito y diarrea, que suelen estar precedidos de una infección de las vías respiratorias con catarro, dolor de garganta o infección en el oído. La diarrea suele ser muy intensa y llevar al bebé a la deshidratación. Los síntomas por lo general duran una semana.

El diagnóstico se confirma mediante un examen de materia fecal que muestra la presencia del virus. El tratamiento consiste en revertir la deshidratación, ya sea por vía oral si el bebé la tolera, o a través de una vena. En la actualidad se cuenta con una vacuna contra el rotavirus que debe administrarse por vía oral en 2 dosis a los 2 y 4 meses de edad.

# ✚ Crup

El crup es una inflamación de las vías aéreas superiores y las cuerdas vocales (ver fig. 5) que ocasiona dificultad respiratoria y tos perruna.

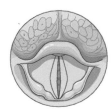

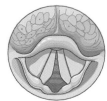

Fig. 5

Es más común entre los 3 y los 5 años de edad. El crup suele ser ocasionado por infecciones virales como el virus de la parainfluenza, los adenovirus, el virus sincicial respiratorio, el de la influenza y el responsable del sarampión. Los casos no virales se deben generalmente a la bacteria que ocasiona la difteria o al Haemophilus influenzae.

El crup ocasiona una severa obstrucción de las vías respiratorias, que provoca una marcada falta de aire, disminución de la oxigenación y, en casos extremos, la muerte. La obstrucción puede ocurrir a nivel de la epiglotis, la laringe y los bronquios (ver fig. 6). Los pacientes presentan aleteo nasal, es decir, que sus narinas se mueven con el esfuerzo que representa inhalar, tiros intercostales, que se refieren a que los músculos que se encuentran entre las costillas se hundan cuando el niño jala aire, y puede haber fiebre alta.

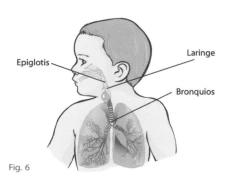

Epiglotis

Laringe

Bronquios

Fig. 6

Para confirmar el diagnóstico se puede requerir de una radiografía. El tratamiento consiste en colocar un humidificador en la habitación del niño enfermo, revertir el espasmo, es decir, la contracción de la vía aérea, para lo cual puede ser necesario inducir el vómito, medicamentos para controlar la fiebre y el malestar general, así como antibióticos cuando la causa es una infección bacteriana.

Los pacientes graves requieren hospitalización para colocarles un tubo mediante el cual pueden respirar. Se recomienda que los niños susceptibles a padecer crup duerman siempre con un humidificador en su recámara.

# ✚ Padecimientos congénitos **comunes**

## Labio y paladar hendidos

El labio hendido con o sin paladar hendido se presenta en 1 a 2 de cada mil recién nacidos vivos. Es dos veces más común en varones y más frecuente del lado izquierdo que del derecho. El paladar hendido sin defecto en el labio se presenta en 1 de cada mil nacidos vivos, y las niñas son afectadas más frecuentemente que los varones.

El riesgo de que el hijo de una persona con labio y paladar hendido nazca con el mismo trastorno es de 3 a 5 por ciento.

El labio y paladar hendidos tienen distintos niveles; desde una hendidura en el labio que llega a la nariz, hasta una apertura de todo el paladar, incluso acompañada de otras malformaciones como úvula bífida, es decir, que la campanilla tiene dos puntas, mandíbula más pequeña de lo normal, condición llamada micrognatia.

Además de las implicaciones estéticas, el labio y paladar hendidos pueden representar severas dificultades para el afectado a la hora de comer y hablar.

El tratamiento del labio y paladar hendidos es multidisciplinario e incluye al cirujano máxilofacial o plástico, al otorrinolaringólogo y a terapeutas del lenguaje. La cirugía para corregir el labio hendido se puede realizar entre las 6 semanas y los 9 meses de nacido el niño. La corrección del paladar hendido suele llevarse a cabo entre los 9 meses y el año de edad.

## Cardiopatía congénita

El corazón comienza a desarrollarse hacia el final del primer mes de vida intrauterina y 4 semanas más tarde el feto cuenta con un corazón completamente formado.

Inicialmente, un grupo de células forma un tubo que tiene un extremo arterial y otro venoso. Conforme pasan los días, este tubo se infla y en su extremo venoso se forman las aurículas y la parte media del tubo los ventrículos (ver fig. 7). El extremo arterial del tubo se

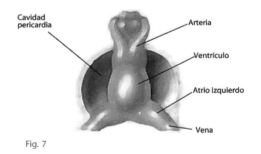

Cavidad pericardia — Arteria — Ventrículo — Atrio izquierdo — Vena

Fig. 7

divide en dos para formar la aorta y la arteria pulmonar.

A los dos meses de gestación, el corazón del feto asemeja al de un adulto, pero la mayoría de sus funciones dependen de la madre: la oxigenación de la sangre fetal, así como la remoción de los desechos, se lleva a cabo a través de la placenta (ver capítulo Gineco-obstetricia).

La sangre oxigenada proveniente de la madre llega por el cordón umbilical del conducto venoso del feto, un vaso que se conecta a la vena cava, la cual desemboca en la aurícula derecha del corazón (ver fig. 8).

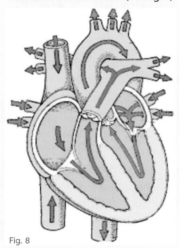

Fig. 8

A diferencia de un adulto, en quien la aurícula derecha no tiene oxígeno, el feto cuenta con sangre oxigenada proveniente de la vena cava en esta cámara. La sangre se comunica entre las aurículas derecha e izquierda a través de una apertura entre ambas llamada foramen oval.

La sangre oxigenada se expulsa hacia la arteria pulmonar, pero la mayor parte no llega a los pulmones puesto que se desvía hacia un vaso sanguíneo fetal que conecta la arteria pulmonar con la aorta, llamado conducto arterioso.

Dentro del útero, los pulmones requieren oxígeno únicamente para su propio crecimiento, ya que el intercambio gaseoso se realiza a través de la placenta. La sangre que pasa de la aurícula derecha a la izquierda a través del foramen oval, pasa al ventrículo izquierdo y es bombeada hacia la aorta.

Al momento del nacimiento se desarrolla un nuevo sistema circulatorio en el bebé. Cuando el recién nacido comienza a respirar, el conducto arterioso se contrae cerrando la comunicación entre la arteria pulmonar y la aorta. A partir de este instante, la sangre bombeada por el ventrículo derecho pasa a los pulmones; regresa al lado izquierdo del corazón a través de las venas pulmonares y, debido a la elevada presión que existe en la aurícula izquierda, no hay paso de la aurícula derecha a la izquierda, dando como resultado el cierre del foramen oval. Finalmente, el conducto venoso que provenía de la placenta materna también se cierra.

La cardiopatía congénita incluye un amplio grupo de padecimientos relacionados con un desarrollo anormal del corazón y del sistema circulatorio del recién nacido.

Si bien estas anomalías no son muy frecuentes, presentándose en 1 de cada mil nacimientos, cuando no se tratan oportunamente la mayoría de las veces representan un severo riesgo para la vida del individuo.

Entre las cardiopatías congénitas más comunes figura el conducto arterioso persistente que se presenta en uno de cada 2500 a 5 mil recién nacidos, afectando con mayor frecuencia a las mujeres. En estos niños el conducto arterioso no se cierra al momento del nacimiento y, dependiendo de la gravedad del caso, los niños presentan cansancio fácil, retraso en el crecimiento y en ocasiones desarrollan insuficiencia cardiaca. Si bien hay casos que responden a tratamiento médico, la mayoría debe someterse a cirugía para cerrar la conexión.

La coartación de la aorta es un estrechamiento de la arteria más importante del cuerpo, lo cual ocasiona una obstrucción del flujo sanguíneo (ver fig. 9). Característicamente existe un incremento de la presión en los brazos y flujo sanguíneo reducido en los

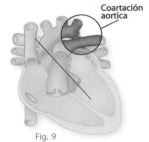
Coartación aortica

Fig. 9

miembros inferiores. La hipertensión se debe a que el corazón debe bombear la sangre con mayor fuerza para asegurar la circulación más allá del estrechamiento. Los pacientes pueden referir dolor de cabeza, extremidades frías, dolor de piernas al hacer ejercicio y, con el tiempo, el tronco y las extremidades superiores se desarrollan más que las inferiores. En los recién nacidos, el diagnóstico se hace mediante ecocardiografía, mientras en los adultos la piedra angular para el diagnóstico es la resonancia magnética.

La angiocardiografía permite delimitar la coartación durante la dilatación con catéter inflable.

La corrección quirúrgica se recomienda entre los 3 y los 7 años de edad, a menos de que exista una insuficiencia cardiaca que amerite una cirugía inmediata.

Otro padecimiento capaz de ocasionar obstrucción sanguínea a nivel de corazón son los llamados anillos vasculares. Estos son malformaciones vasculares que rodean el esófago y la tráquea ocasionando dolor al tragar, respiración ruidosa e infecciones respiratorias frecuentes. Cuando las manifestaciones clíni-

cas están presentes, se requiere la reparación quirúrgica de la malformación.

La tetralogía de Fallot consiste en cuatro condiciones: comunicación entre ambos ventrículos, válvula pulmonar estrecha y, por lo tanto, obstrucción a la salida del ventrículo derecho, aorta cabalgante, es decir, origen de dicha arteria en ambos ventrículos, e hipertrofia o crecimiento del ventrículo derecho (ver fig. 10). Al existir paso de sangre no oxige-

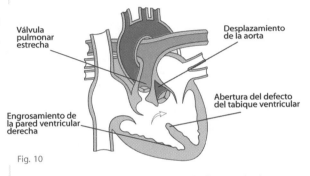
Válvula pulmonar estrecha

Desplazamiento de la aorta

Abertura del defecto del tabique ventricular

Engrosamiento de la pared ventricular derecha

Fig. 10

nada al ventrículo izquierdo, el abastecimiento de oxígeno al organismo es insuficiente, dando como resultado un tono azulado de la piel, condición conocida como cianosis. Además de la cianosis, estos niños presentan una deformación de los dedos que parecen palillo de tambor (ver fig. 11), dificultad respiratoria, cansancio frecuente y mayor retraso del crecimiento. El diagnóstico se confirma mediante un ecocardiograma con Doppler y el tratamiento quirúrgico se recomienda desde la lactancia.

La reparación quirúrgica con-

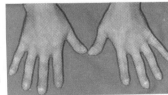
Fig. 11

siste en el cierre de la comunicación entre ambos ventrículos y el alivio de la obstrucción a la salida de la sangre del ventrículo derecho.

Entre las malformaciones congénitas más comunes del corazón figuran los defectos de las paredes que dividen las cámaras derechas e izquierdas. Una comunicación entre las 2 aurículas puede provocar insuficiencia cardíaca congestiva (ver capítulos ICC) y un crecimiento inadecuado en lactantes y niños; sin embargo, la mayoría de estos defectos pasan inadvertidos hasta la edad adulta, cuando el paciente presenta falta de aire al realizar un esfuerzo. Cuando está indicado, el tratamiento de elección consiste en el cierre de la comunicación con dispositivos oclusivos a través de un catéter. Si esta intervención no puede llevarse al cabo, se recurre a la cirugía abierta para la sutura de la comunicación o la colocación de un parche.

Los defectos del septum o pared interventricular ocasionan una comunicación entre los ventrículos derecho e izquierdo. Si bien en pacientes con defectos pequeños puede darse un cierre espontáneo, las comunicaciones extensas requieren de cirugía entre los 3 y los 9 meses de edad, de lo contrario su vida corre peligro. La operación puede realizarse a través de un catéter o abriendo el tórax.

Una de las malformaciones cardiacas más severas es la trasposición de grandes arterias: la aorta, en lugar de tener su origen en el ventrículo izquierdo, sale del derecho; y la arteria pulmonar, que debería emerger del ventrículo derecho, lo hace del izquierdo. Esto hace que la sangre sin oxígeno se dirija a la circulación sistémica a través de la aorta y la sangre oxigenada regrese a los pulmones. Esta condición es incompatible con la vida a menos que exista algún tipo de comunicación entre la sangre oxigenada y la no oxigenada, la cual puede darse mediante otras malformaciones como los defectos de la pared que divide las cámaras derechas e izquierdas del corazón o la presencia de conducto arterioso persistente. El tratamiento inicial incluye la administración de sustancias para dilatar el conducto arterioso y posteriormente intervenir quirúrgicamente al paciente.

Existe una condición llamada trasposición de grandes arterias corregida congénitamente en la cual, junto a la trasposición de la aorta y la arteria pulmonar, existe una trasposición de los ventrículos de tal forma que el ventrículo derecho expulsará sangre oxigenada hacia la aorta y el ventrículo izquierdo al contraerse enviará sangre sin oxigenar a la arteria pulmonar para que llegue a los pulmones a abastecerse de oxígeno.

La presencia de otras malformaciones es la que determinará la conducta terapéutica a seguir. La conexión venosa pulmonar anómala total es una condición en la cual la sangre oxigenada que proviene de los pulmones desemboca en la aurícula derecha, en lugar de hacerlo en la izquierda. Esta condición se acompaña de una comunicación entre las aurículas derecha e izquierda.

Los niños presentan respiración rápida, falta de aire, dificultad para alimentarse e infecciones respiratorias frecuentes. De no ser intervenidos, estos bebés mueren en el primer año de vida. La cirugía consiste en restablecer el retorno normal de sangre oxigenada a la aurícula izquierda.

El tronco arterioso persistente es una anomalía en la que ambos ventrículos desembocan en un único vaso que da origen a las arterias aorta y pulmonares (ver fig. 12). Esta malforma-

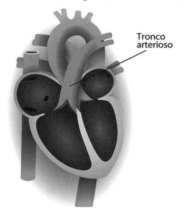

Tronco arterioso

Fig. 12

ción siempre se acompaña de comunicación entre ambos ventrículos. Los bebés presentan cianosis, es decir, un tono azulado de la piel por mala oxigenación, y síntomas de insuficiencia cardíaca, así como un desarrollo físico inadecuado. La cirugía para corregir el defecto está indicada en los dos primeros meses de vida.

Las válvulas del corazón también pueden presentar anomalías al momento del nacimiento. Una de las más frecuentes es la estenosis congénita de la válvula aórtica, en la cual existe una obstrucción de la salida de sangre del ventrículo izquierdo hacia la aor-

ta. Dependiendo del tipo y la severidad del problema, los recién nacidos con esta condición pueden desarrollar falla del ventrículo izquierdo y morir, o pueden tener pocos síntomas hasta llegar a la niñez. Inicialmente se busca mantener la circulación fetal con la administración de prostaglandinas. Si es posible, la reparación se realiza con un catéter inflable o, si se considera que las estructuras del ventrículo izquierdo son demasiado pequeñas, se puede optar por el trasplante cardiaco.

La válvula mitral se encuentra entre la aurícula y el ventrículo izquierdos; cuando está cerrada puede operarse al paciente y, en etapas ulteriores, sustituir la válvula.

La estenosis o cierre de la válvula pulmonar, es decir, aquella que se encuentra entre el ventrículo derecho y la arteria pulmonar, ocasiona una carga al ventrículo derecho. Cuando existen manifestaciones clínicas se recomienda la introducción de un catéter inflable para dilatar la válvula. La válvula tricúspide está normalmente ubicada entre la aurícula y el ventrículo derecho, su ausencia se acompaña de un ventrículo derecho muy pequeño y de una comunicación entre las 2 aurículas. Estos niños requieren la persistencia del conducto arterioso para sobrevivir.

Los padecimientos congénitos de las arterias coronarias suelen incluir conexiones con el sistema venoso, ya sea por desembocar en él, o bien, por surgir de éste. En ambos casos el defecto debe corregirse quirúrgicamente.

Para confirmar el diagnóstico de alguna cardiopatía congénita resultan de utilidad el electrocardiograma, la radiografía de tórax y, sobre todo, el ecocardiograma que permite visualizar la extensión de los defectos.

Vale la pena destacar que todos los niños que hayan nacido con un defecto cardiaco requerirán de revisiones periódicas por el resto de su vida, con la finalidad de detectar cualquier anomalía ulterior.

# ✚ Luxación congénita de **la cadera**

La luxación congénita de la cadera o displasia congénita de la cadera es un trastorno que implica la salida de la cabeza del fémur de su sitio habitual en el hueso de la pelvis.

Puede ocurrir por un desarrollo inadecuado de 1 o todos los componentes de la articulación de la cadera: el acetábulo, la cabeza del fémur, la cápsula de la articulación o los tejidos blandos involucrados (ver fig. 13). La

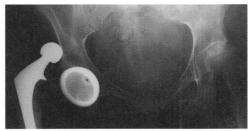

Fig. 13

cabeza del fémur puede salir y regresar o no a su lugar en el acetábulo.

La luxación congénita de la cadera es más común en mujeres que en varones. Entre los signos de la displasia de cadera suele haber asimetría de los pliegues de la piel en los muslos y las nalgas. Al examinar al bebé, el pediatra realiza diversas maniobras como separar las rodillas del infante, que en los recién nacidos debe lograrse hasta un ángulo de 90 grados (ver fig. 14). Otras maniobras son las de Ortolani y de Barlow. Además, se puede

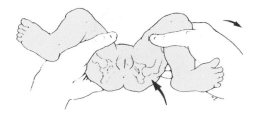

Fig. 14

realizar un ultrasonido y una radiografía de la articulación de la cadera.

El tratamiento depende de la edad del niño al momento del diagnóstico y de la gravedad del caso. En los recién nacidos con subluxación, se recomienda mantener al bebé con las rodillas separadas (en abducción) mediante aparatos ortopédicos como un arnés de Pavlik o el llamado cojín de Frejka. Estos artefactos pueden ponerse y quitarse a la hora de cambiar los pañales del bebé y bañarlo.

En casos más avanzados se requieren dispositivos que no se quitan en cada cambio de pañal como la tablilla de von Rosen. Cuando estos métodos resultan insuficientes, se opta por la corrección quirúrgica de la luxación.

# Trastornos cromosómicos **comunes**

## Trisomía 21 o síndrome de Down

El síndrome de Down ocurre cuando el individuo tiene un cromosoma 21 más de lo normal (es decir, tiene tres cromosomas 21) en el núcleo de sus células. Este trastorno es más común en mujeres que tienen hijos después de los 35 años de edad, aunque puede ocurrir a cualquier edad materna. Más de la mitad de los fetos con síndrome de Down son abortados espontáneamente.

El síndrome de Down suele acompañarse de retraso mental, rasgos físicos característicos como hueso occipital plano, cuello corto, fisuras palpebrales oblicuas, pliegues epicánticos, lengua prominente, implantación baja de orejas, puente nasal plano, dientes pequeños y estrabismo. Las malformaciones en el tórax incluyen defectos del tabique que separa las cavidades del corazón. A nivel de pelvis, disminución del ángulo iliaco y del acetábulo, pene pequeño y falta de descenso de los testículos. En las manos suele haber un pliegue palmar único y, generalmente, hay un espacio pronunciado entre el dedo gordo y el segundo dedo de los pies. A nivel de aparato digestivo puede haber ausencia de intestinos, ano no perforado y enfermedad de Hirschsprung, que es una obstrucción del intestino grueso debido a contracciones musculares inadecuadas.

Las personas con síndrome de Down suelen tener una esperanza de vida promedio de 50 a 60 años.

## Síndrome de Turner

El síndrome de Turner se debe a un defecto de los cromosomas sexuales y se presenta únicamente en mujeres. Los humanos tienen 46 cromosomas en el núcleo de cada célula del organismo. Estos cromosomas contienen toda la información genética del individuo. Los cromosomas sexuales son los que determinan el género de una persona y son dos: XX para las mujeres y XY para los hombres. Las mujeres con síndrome de Turner tienen ausencia total o parcial de uno de los cromosomas X.

Característicamente, las mujeres con síndrome de Turner presentan baja estatura, genitales poco desarrollados, falta de menstruación, cuello corto con membranas a los lados, mandíbula pequeña e hinchazón del dorso de las manos y los pies, entre otros signos.

Para ellas se recomienda la administración de hormona de crecimiento para lograr una estatura más alta, así como terapia con hormonas femeninas.

### Síndrome de Klinefelter

El síndrome de Klinefelter ocurre sólo en hombres y se refiere a un cromosoma X adicional. Es decir que dicho hombre tendrá dos cromosomas sexuales femeninos y uno masculino (XXY).

Los hombres con síndrome de Klinefelter suelen presentar retraso mental, irritabilidad o agresividad, estatura mayor al promedio, piernas largas, tronco corto, glándulas mamarias de tamaño mayor al normal, vello púbico, axilar y facial menor al normal, testículos pequeños e infertilidad.

Los pacientes deben recibir testosterona a partir de los 11 a 12 años de edad, con la finalidad de lograr signos de virilización.

# ✚ Dolores de **crecimiento**

Los dolores de crecimiento se presentan entre 10 y 20 por ciento de los niños en edad escolar.

Suelen iniciar entre los 2 y 4 años, desaparecer y posteriormente regresar entre los 6 y 8 años.

No se conoce la causa exacta de los dolores del crecimiento; sin embargo, se considera que pueden deberse a un crecimiento más rápido del hueso respecto a los músculos, lo cual crea tensión a nivel de la inserción del músculo al hueso.

Característicamente, los dolores del crecimiento se presentan durante la noche y ceden con calor local.

Los dolores del crecimiento suelen presentarse por temporadas de 2 ó 3 meses, desaparecer por un tiempo y, posteriormente, pueden regresar.

El tratamiento consiste en calor local y, en casos necesarios, el uso de analgésicos. Sin embargo, hay que descartar otros padecimientos que ocasionan dolor.

#  Osteosarcoma

El osteosarcoma es el tipo más común de cáncer de hueso.

Suele presentarse en las dos primeras décadas de la vida o en el adulto mayor, entre los 60 y 70 años de edad. En los adolescentes es más común entre los varones de gran estatura.

Aunque el osteosarcoma puede desarrollarse en los huesos planos como la pelvis, el cráneo, la escápula, las costillas y la columna vertebral, afecta principalmente la parte proximal del húmero, la distal del fémur y la proximal de la tibia (ver fig. 15).

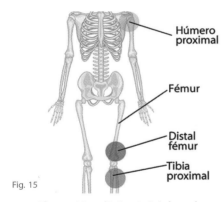

Húmero proximal

Fémur

Distal fémur

Tibia proximal

Fig. 15

La manifestación clínica inicial suele ser dolor óseo, sobre todo en la parte inferior del fémur por arriba de la rodilla, y los jóvenes suelen relacionarlo con un antecedente de traumatismo. Hay que destacar que no existe relación alguna entre los golpes y este tipo de cáncer.

El diagnóstico se confirma mediante la toma de una biopsia del tumor, es decir, la extracción de un pedazo de hueso bajo anestesia. La diseminación a otros órganos como músculos cercanos u órganos lejanos como los pulmones, se determina mediante estudios de imagen como la resonancia magnética.

El tratamiento depende de la etapa en la cual se encuentra el cáncer al momento del diagnóstico. Inicialmente se administra quimioterapia; después se extirpa el hueso dañado y se coloca una prótesis. En etapas avanzadas es necesario amputar la extremidad y administrar quimioterapia para tratar la diseminación del tumor a los pulmones.

El pronóstico depende de la oportunidad del diagnóstico y el tratamiento. De ahí la importancia de consultar al médico lo más pronto posible si un adolescente presenta dolor óseo.

# Retinoblastoma

El retinoblastoma es el tumor intraocular maligno más frecuente en los niños.

Se calcula que su frecuencia es de 1 por cada 18 mil nacidos vivos. Existen 2 formas de retinoblastoma: el no hereditario, que representa 60 por ciento de los casos; y el hereditario, que equivale a 40 por ciento de los pacientes. Se le considera un tumor de origen genético en que se encuentra afectado el gen Rb1, que se localiza en el cromosoma 13 y que codifica una proteína encargada de suprimir tumores.

El signo característico del retinoblastoma es una mancha blanca en la pupila, es decir, el orificio por el cual entra la luz y que se ve como un círculo negro en el centro del ojo. Este signo recibe el nombre de leucocoria y se encuentra presente en 60 por ciento de los casos de retinoblastoma (ver fig. 16). Otra manifestación común, existente en 20 por ciento de los pacientes, es el estrabismo, es decir, cuando el niño hace "bizco".

Comúnmente, el diagnóstico se realiza antes del año de edad en los casos en que están

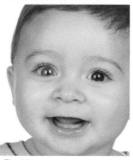

Fig. 16

afectados ambos ojos, y a los 2 años cuando el tumor sólo está presente en un ojo. El diagnóstico se hace mediante un estudio de fondo de ojo, y en casos donde existe un tumor en el cerebro con una tomografía computarizada o una resonancia magnética.

El tratamiento depende de la extensión del tumor. En etapas iniciales puede emplearse radioterapia, destrucción térmica (es decir con calor) y quimioterapia para conservar la visión. Sin embargo, está demostrado que la mayor sobrevida de los pacientes se logra con la enucleación, es decir, la extirpación del globo ocular completo. Cuando el retinoblastoma está limitado al globo ocular al momento del inicio del tratamiento, la supervivencia supera 90 por ciento.

Los pacientes con retinoblastoma deben someterse a controles oftalmológicos cada 3 meses inicialmente, ampliando este intervalo hasta llegar a una revisión anual a partir de los 6 años de concluido el tratamiento.

Uno de los retos de la ciencia médica es evitar la formación de los llamados segundos tumores primarios, que son el desarrollo de tumores malignos en hueso, piel, sistema nervioso central y tejido linfático. Los segundos tumores primarios son más comunes en las personas que tienen la forma hereditaria de retinoblastoma.

Cuando se detecta oportunamente, el retinoblastoma es curable; de ahí la importancia de consultar al médico lo antes posible en caso de observar un reflejo blanquecino en el ojo de un niño.

Diane Pérez

# ✚ Tumor de **Wilms**

El tumor de Wilms es la masa más común en los riñones de los niños.

El hijo de un individuo que tuvo la forma familiar del tumor de Wilms tiene 30 por ciento de probabilidades de desarrollar el padecimiento.

Este tipo de cáncer suele desarrollarse en cualquier parte de uno o ambos riñones. La forma bilateral ocurre en 5 a 10 por ciento de los pacientes con el trastorno.

El tumor de Wilms se divide en estadíos o etapas: la etapa I se refiere a un tumor limitado al riñón; en la etapa II se extiende más allá del riñón; la etapa III implica invasión a otros órganos dentro del abdomen; la etapa IV incluye diseminación por la sangre a otros órganos, común-

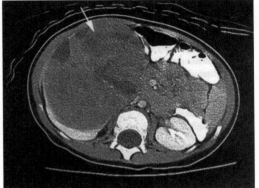

Fig. 17

mente los pulmones; y la etapa V se considera cuando ambos riñones están afectados.

El tumor de Wilms suele diagnosticarse alrededor de los 3 años de edad por la presencia de una masa en el abdomen, cuyo tamaño promedio suele ser de 11 centímetros (ver fig.17). La mitad de los pacientes padece de dolor abdominal y/o vómito. En 60 por ciento de los casos hay aumento de la tensión arterial debido a que el tumor ejerce presión sobre la arteria que lleva sangre a los riñones, y entre 15 y 25 por ciento de los pacientes manifiesta tener sangre en la orina.

El diagnóstico se confirma mediante una 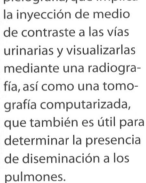 pielografía, que implica la inyección de medio de contraste a las vías urinarias y visualizarlas mediante una radiografía, así como una tomografía computarizada, que también es útil para determinar la presencia de diseminación a los pulmones.

El tratamiento consiste en la extirpación quirúrgica del tumor, así como administración de radio y quimioterapia.

El pronóstico suele ser bueno cuando se diagnostica la enfermedad antes de los 2 años de edad y cuando el tumor pesa menos de 250 gramos.

# ✚ Maltrato y **abuso infantil**

El abuso infantil incluye la negligencia, el maltrato físico, el psicológico y el sexual, realizado por un adulto u otro menor que sea cinco años mayor que el maltratado.

La negligencia es la forma más común de abuso e implica la falta de atención al menor para llenar sus necesidades físicas, emocionales y sociales. Incluye la inadecuada protección y cuidado del niño. La negligencia también se refiere a una alimentación inadecuada del menor, falta de cuidados médicos, supervisión inadecuada, no brindar el acceso a la educación escolar o abandono del niño.

El abuso físico se refiere a cualquier golpe, quemadura o lesión que se ocasiona al infante y que deje o no una marca física en el cuerpo. También incluye cualquier tipo de castigo corporal.

El abuso psicológico incluye cualquier tipo de agresión verbal para humillar, culpar, atemorizar o ridiculizar al niño, así como amenazarlo o gritarle.

Los tipos de maltrato enunciados hasta este punto suelen ser realizados en orden descendente por la madre, el padre, el padrastro, la madrastra y los abuelos.

El abuso sexual se refiere al hecho de involucrar a un niño en actividades de connotación erótica o sexual que por su corta edad no comprende. Incluye tocamientos, exposición de genitales por motivos no médicos o de higiene personal, mostrarle los genitales de un adulto o de un niño 5 años mayor que él, o bien exponerlo a mirar un acto sexual entre adultos. El abuso sexual incluye también el sexo oral practicado al infante, así como la penetración en la vagina o el ano con el órgano sexual, un dedo o cualquier objeto. El abuso sexual en un menor puede realizarse con su consentimiento porque el infante no entiende la connotación de éste, incluso mediante seducción o cuando el pequeño no está de acuerdo. Es muy común que el abuso sexual sea perpetrado por una persona cercana al menor, comúnmente un tío, primo, padrastro o el propio padre biológico. Es más frecuente que el abuso sexual sea llevado a cabo por una persona del sexo masculino (ver parafilias en el capítulo Psiquiatría).

Es fundamental que cualquier niño que sufra algún tipo de maltrato sea tratado en forma multidisciplinaria por médicos, psicólogos y trabajadores sociales, además de abogados que definan quién debe ser el responsable de su custodia.

Ochenta por ciento de los padres que maltratan a sus hijos fueron maltratados durante su infancia. De no recibir el tratamiento apropiado, un niño maltratado puede tener severas secuelas psicológicas.

# Primeros **auxilios**

# Primeros **auxilios**

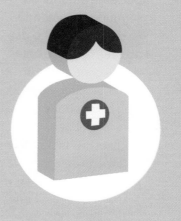

# ✚ RCP

La resucitación cardiopulmonar (RCP) consiste en proporcionar a una persona que cayó en paro cardiorrespiratorio el apoyo necesario para restablecer su respiración y los latidos de su corazón mientras llega personal capacitado a atender al individuo.

Es fundamental recibir entrenamiento en este sentido, a fin de realizar las maniobras correctamente, para lo cual existen cursos de primeros auxilios.

Es necesario cerciorarse de que la persona no está respirando y esto se puede lograr al colocar la mejilla cerca de la nariz o la boca del paciente y observar si existe movimiento en su pecho al inhalar y exhalar. Si el individuo no respira cubra la boca del paciente con la suya, tape su nariz con los dedos, levante la barbilla del paciente e incline su cabeza hacia atrás. Sople dentro de la boca del paciente durante un segundo cerciorándose de que el pecho del accidentado se expanda, y repita la acción (ver fig. 1).

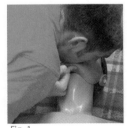
Fig. 1

Inmediatamente después de dar la respiración boca a boca, proceda al masaje cardiaco, para lo cual debe colocar una de sus manos sobre el hueso del esternón del paciente y su otra mano encima de la primera. Con el peso de su cuerpo suma las manos en el pecho del accidentado a una profundidad de cinco centímetros y levante sus manos (ver fig. 2). Debe dar 30 compresiones rápidas a una velocidad en la cual puedan entrar cien en un minuto. Después de las 30 compresiones repita las dos insuflaciones de la respiración boca a boca y continúe con las siguientes 30 compresiones. Al cabo de 2 minutos

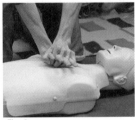
Fig. 2

verifique si la persona está respirando; de lo contrario, continúe ambas maniobras hasta que se recupere o llegue ayuda.

En un bebé menor de 1 año, la respiración boca a boca se realiza igual que en el adulto y el masaje cardiaco se hace con 2 dedos sobre la parte inferior del esternón comprimiendo hasta un tercio de la profundidad del pecho del bebé (ver fig. 3).

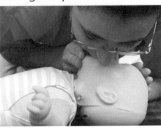
Fig. 3

# ✚ Quemaduras

La piel puede quemarse por la aplicación de calor, frío o químicos cáusticos.

Cuando se aplica calor en la piel, la gravedad de la quemadura es proporcional a la temperatura del calor aplicado, a la duración del contacto y al grosor de la piel. Las quemaduras más comunes son las ocasionadas por un líquido hirviendo como agua, café o aceite. El agua caliente a 60°C puede ocasionar una quemadura severa en tres segundos; si está a 69°C ocurrirá en un segundo. El aceite hirviendo suele llegar a una temperatura de 200°C. Otra causa común de quemadura es la ocasionada por una flama en caso de incendio, accidentes vehiculares o cuando se prende la ropa estando cerca de una estufa. Se considera que 90 por ciento de las quemaduras puede prevenirse.

Las quemaduras se clasifican de acuerdo con la extensión del cuerpo afectada y la profundidad de la lesión. La extensión corporal quemada se evalúa en porcentaje mediante la regla de nueves: la cabeza y el cuello corresponden a 9 por ciento de la superficie corporal, cada extremidad superior representa 9 por ciento, cada extremidad inferior representa 18 por ciento, la parte anterior del tronco equivale a 18 por ciento al igual que el lado posterior del tronco y los genitales reciben 1 por ciento (ver fig. 4).

La profundidad de la quemadura se divide por grados. Una quemadura de primer grado

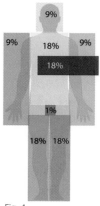

Fig. 4

abarca la capa más superficial de la piel, llamada epidermis. El paciente presenta un enrojecimiento de la piel muy doloroso sin ampollas, que se resuelve al cabo de 3 días, después de lo cual la piel se despelleja tal y como ocurre después de quemarse por exposición al sol.

Las quemaduras de segundo grado superficiales involucran la capa superior de la dermis (ver fig. 5) y se caracterizan por la presencia de ampollas. El paciente experimenta dolor y estas lesiones suelen desaparecer al cabo de tres semanas sin dejar cicatriz. Las quemaduras de segundo

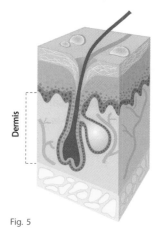

Fig. 5

grado profundas se extienden a las capas profundas de la dermis (ver fig. 6) y también aparecen ampollas. Éstas ocasionan molestias

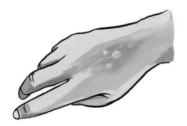

Fig. 6

más que dolor franco. Si se logra evitar una infección, estas quemaduras se resuelven al cabo de 3 a 9 semanas, pero dejan cicatriz. A menos que el paciente se someta a terapia física, puede quedar alguna alteración de la función de las articulaciones.

Las quemaduras de tercer grado implican todas las capas de la dermis y se curan únicamente con injerto o mediante retracción de la herida (juntando los dos márgenes de piel libres de quemadura). Estas lesiones se ven blancas, rojas o negras y pueden o no acompañarse de ampollas.

Las quemaduras de cuarto grado abarcan, además de todas las capas de la piel, la grasa debajo de ésta y estructuras más profundas, las cuales suelen ser ocasionadas por corriente eléctrica.

En las quemaduras que ocurrieron en un incendio es necesario evaluar si la persona tiene lesiones de las vías respiratorias.

En caso de quemaduras de primer grado se puede aplicar agua fresca (nunca helada) sobre la lesión para minimizar la hinchazón durante los primeros 5 minutos. En quemaduras de segundo grado profundas, así como de tercer y cuarto grado, es necesario acudir al hospital. El paciente recibirá hidratación, aplicación de una vacuna antitetánica, en caso de no contar con ella, prevención de úlceras gástricas y control del dolor, así como asesoría psicológica. Una complicación mortal de las quemaduras es el choque, que puede ser tratado en el hospital.

Hoy en día las lesiones se tratan con cirugía quitando el tejido dañado y poniendo el injerto, ya sea con un sustituto de piel o por piel cultivada, que puede ser del propio paciente, tomando tan sólo un centímetro cuadrado de su piel y al cabo de 21 días se contará con dos metros cuadrados de piel. En México, la piel cultivada no cuenta con melanocitos, es decir, pigmento, por lo cual es más clara que la piel del paciente y tampoco tiene pelos ni glándulas sudoríparas, por lo tanto el individuo no podrá sudar por la piel injertada. Sin embargo, la piel cultivada tiene la gran ventaja de no ser rechazada por el paciente.

# ✚ Picaduras de **animales**

Los animales ponzoñosos producen sustancias tóxicas y enzimas que al ser inoculadas al humano producen lesiones locales o daño generalizado, así como reacciones alérgicas que pueden llegar a la anafilaxia, que es una alergia generalizada que en caso de no atenderse oportunamente puede llevar al individuo a la muerte.

## Mordeduras de arañas

De las más de 30 mil especies de arañas que existen, aproximadamente cien son las que se defienden de manera agresiva y tienen dientes lo suficientemente largos para penetrar la piel humana. Si bien la picadura de la mayoría de las arañas es dolorosa pero no peligrosa, existen algunas que son capaces de poner en peligro la vida del individuo. Entre las arañas altamente venenosas más conocidas figuran la violinista y la viuda negra.

La araña violinista, de la especie Loxosceles reclusa, también conocida como parda, se caracteriza por tener una mancha café en forma de violín en su cefalotórax (ver fig. 7).

Estas arañas suelen esconderse en sitios obscuros como closets, ropa doblada, debajo de muebles que no se mueven así como en áticos o bodegas que no se limpian con frecuencia.

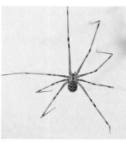

Fig. 7

La mordedura de este tipo de araña ocasiona hemólisis y necrosis, es decir, destrucción de glóbulos rojos y muerte del tejido, respectivamente. Inicialmente la picadura no provoca dolor, pero después de unas horas el individuo siente comezón y dolor en el sitio de la lesión. En la mayoría de los casos, la lesión se resuelve en 2 ó 3 días, pero en casos severos, el piquete se torna hemorrágico y necrótico, es decir, con tejido muerto con una costra negra (ver fig. 8), que puede dejar en su sitio una

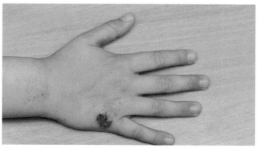

Fig. 8

úlcera con una cicatriz deprimida. La curación suele ocurrir en un lapso de 3 a 6 meses pero puede tardar hasta 3 años en caso de que la grasa debajo de la piel se encuentre afectada. Las complicaciones en el sitio de la mordedura incluyen daño a los nervios e infección. En las primeras 72 horas de la picadura el paciente puede presentar fiebre, escalofríos, dolor de cabeza, náusea, vómitos, dolor muscular y articular y manchas rojas en la piel. En casos poco comunes puede haber anemia hemolítica (ver capítulo Hematología) e insuficiencia renal que pueden conducir a la muerte. Es necesario acudir de inmediato a un centro de salud.

El tratamiento consiste en limpiar el sitio de la mordedura, compresas frías, elevación del miembro afectado, analgésicos, antihistamínicos y un inhibidor de leucocitos para frenar la necrosis. Los pacientes son monitoreados para valorar sus niveles de glóbulos rojos y el funcionamiento de sus riñones. Cuando las lesiones son grandes es necesario considerar la reconstrucción y la cirugía plástica en etapas posteriores.

La viuda negra, cuyo nombre científico es Lactrodectus mactans, es conocida también como araña capulina (ver fig. 9). Es de color negro brillante y tiene una mancha

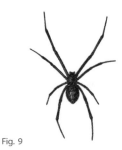

Fig. 9

roja en forma de reloj de arena en el vientre. La viuda negra suele tejer su telaraña debajo de piedras, troncos, plantas o en espacios obscuros como cocheras. Inicialmente la persona no se percata de la mordedura o siente un piquete de alfiler pero su veneno tiene una potente neurotoxina, es decir, una sustancia tóxica que afecta el sistema nervioso. En el lugar de la mordedura se ven dos marcas rojas, ligero enrojecimiento e hinchazón. Al cabo de 30 a 60 minutos, el individuo experimenta contracturas con intenso dolor de los músculos que comienzan en el sitio de la mordedura y se extienden a los grandes músculos de las extremidades y el tronco. Hay una extrema rigidez de los músculos del abdomen con fuerte dolor. El paciente experimenta aumento

de la producción de saliva, comienza a sudar, presenta vómito, aumento de la tensión arterial y de la frecuencia cardiaca, dificultad para respirar, dolor de cabeza, debilidad, contracturas musculares, adormecimiento de miembros, aumento de los reflejos, incapacidad para orinar, y en mujeres embarazadas contracciones uterinas e inicio prematuro del trabajo de parto. Puede sobrevenir destrucción severa de músculos que ocasiona insuficiencia renal, paro respiratorio, hemorragia cerebral o insuficiencia cardiaca que pueden llevar a la muerte especialmente a niños o personas adultas mayores, así como a individuos muy debilitados. El tratamiento en el hospital consiste en limpiar el sitio de la mordedura, aplicar la vacuna contra el tétanos, controlar la hipertensión y las contracturas musculares con medicamentos antiespasmódicos y en casos muy severos que ponen en peligro la vida del paciente se aplica el antiveneno equino, que conlleva numerosos efectos colaterales.

Entre las arañas más venenosas del mundo figuran la Atrax robustus, de Australia, y la Phoneutria, de Sudamérica, que se encuentra en los plantíos de plátano. Ambas arañas tienen un comportamiento muy agresivo y su veneno tiene neurotoxinas capaces de ocasionar la muerte en pocas horas. Existen antivenenos específicos para estas arañas.

Cuando las tarántulas pican ocasionan dolor e hinchazón pero no ponen en peligro la vida. Los pelos de las tarántulas pueden penetrar la piel humana ocasionando comezón por semanas. El tratamiento para la picadura consiste en lavar el sitio de la picadura, elevar el miembro, aplicar la vacuna contra el tétanos y antihistamínicos para contrarrestar los efectos de los pelos de la tarántula.

## Picaduras de alacrán

De las mil especies de escorpiones aproximadamente 30 son capaces de ocasionar la muerte de un humano. En México, las familias de alacranes más tóxicos se encuentran en los estados de la costa del Pacífico. Los alacranes suelen permanecer escondidos durante el día y salir por la noche. En las casas pueden esconderse entre la ropa, en zapatos o camas.

Las picaduras de alacrán figuran entre las intoxicaciones por mordedura de animal ponzoñoso más comunes en la República Mexicana. De acuerdo con las estadísticas de la Secretaría de Salud, existen 270 mil personas picadas por alacrán al año.

La reacción del individuo depende de su sensibilidad a la toxina del animal y lo venenoso del alacrán. Los alacranes más peligrosos son los amarillos con manchas obscuras (ver fig. 10).

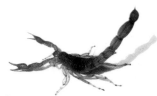

Fig. 10

Dependiendo de la gravedad del paciente, los síntomas del llamado alacranismo se clasifican en: grado 1, se refiere a un paciente que ha presentado una picadura por alacrán y tiene manifestaciones mínimas de sensación de adormecimiento en el sitio donde fue afectado por la picadura del alacrán; grado 2, implica dolor, adormecimiento, movimiento involuntario de los ojos, contracciones musculares en la lengua y sensación de cuerpo extraño en la garganta; y, finalmente, en el alacranismo de grado 3, el individuo ya no puede mantenerse en pie, se encuentra desorientado con visión borrosa, presenta muchas flemas, tiene flacidez generalizada, sacudidas musculares, dificultad para respirar, hipertensión arterial y alteraciones del ritmo cardiaco.

Los casos que llegan a grado 3 corren el peligro de caer en paro respiratorio y morir en un lapso de 6 a 8 horas. Después de una picadura de alacrán es necesario acudir a un centro de salud lo más pronto posible y evitar remedios como colocar un torniquete o succionar el sitio de la inoculación del veneno. La aplicación del antiveneno debe ser evaluada por un médico o persona altamente capacitada en este tipo de mordeduras.

México se encuentra a la vanguardia mundial en investigación de sustancias para contrarrestar los efectos del veneno de alacrán.

## Piquetes de abejas y avispas

Las abejas se dividen en 2 grupos: europeas y africanas (ver fig. 11). Las africanas o afri-

Abeja europea

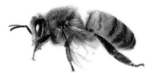

Abeja africana

Fig. 11

canizadas son más agresivas. Las abejas productoras de miel mueren al picar, mientras que las avispas pueden picar varias veces.

El veneno de las abejas y las avispas se produce en glándulas que se encuentran donde termina el abdomen, en la parte trasera. El veneno tiene la capacidad de pro-

ducir destrucción de células sanguíneas, afectar el sistema nervioso y ocasionar una reacción alérgica.

Característicamente, los piquetes son dolorosos y provocan hinchazón del área afectada que mejora al cabo de horas. Cuando los insectos son tragados accidentalmente pueden poner en peligro la vida del paciente porque se hinchan las vías aéreas. Si el individuo presenta múltiples picaduras, generalmente cuando hay ataque por un enjambre, puede experimentar vómito, diarrea, hinchazón generalizada, falta de aire, disminución de la tensión arterial, puede haber destrucción de las células musculares, insuficiencia renal y muerte.

Una reacción anafiláctica, es decir, una alergia extrema que pone en peligro la vida del paciente, suele aparecer en un lapso de diez minutos después del piquete y rara vez ocurre pasadas cinco horas.

El tratamiento incluye la extracción del aguijón, limpieza del sitio del piquete y aplicación de hielo. En algu-

nos casos se requiere de derivados de la cortisona. La reacción anafiláctica se trata en el hospital con una inyección subcutánea de epinefrina, antihistamínicos, hidratación, broncodilatadores y oxígeno.

En las personas que se saben alérgicas a los piquetes de abejas o avispas, se recomienda la desensibilización aplicando inyecciones repetidas de veneno purificado.

## Mordedura de serpiente

Las serpientes venenosas del mundo se agrupan en las familias de las víboras, los elápidos como la cobra y el coralillo, las serpientes de mar, los atractaspididos y los colúbridos, de los cuales pocos son peligrosos para el humano (ver fig. 12). En México

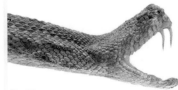

Fig. 12

predominan las víboras y los elápidos, principalmente el coralillo.

El veneno de las serpientes provoca sangrados locales y sistémicos, muerte de los tejidos (necrosis), depresión de la función cardiaca, así como toxinas que afectan el sistema nervioso. Las manifestaciones clínicas suelen incluir dolor en el sitio de la mordedura, hinchazón, náusea, vómitos, adormecimiento del miembro afectado, contracciones musculares, dificultad respiratoria, disminución de la tensión arterial y en algunos casos choque.

Es necesario acudir de inmediato a un hospital. Si bien la succión mecánica se empleó para tratar de extraer el veneno, se ha demostrado que tiene poca utilidad, ya que se logra extraer una cantidad mínima de veneno. Nunca hay que succionar con la boca ni cortar el sitio de la mordedura. La colocación de una banda que apriete la extremidad debe considerarse únicamente si se está a más de una hora de un hospital; también hay que tener presente que la porción del miembro del lado de la mordedura puede sufrir muerte del tejido con el riesgo de amputación. Es preferible entablillar la extremidad afectada para evitar que el individuo la mueva y mantenerla a nivel del corazón (nunca por arriba de éste). Al llegar al hospital, el paciente recibirá tratamiento para estabilizarlo, y si se conoce el tipo de serpiente que lo mordió se aplicará el antiveneno correspondiente. El paciente debe permanecer en el hospital un mínimo de 24 horas ya que algunos tipos de serpiente provocan efectos después de ocho horas.

# ✚ Ingesta de **sustancias corrosivas**

La ingestión de productos corrosivos es una emergencia médica común, especialmente en los niños.

Se entiende por producto corrosivo aquella sustancia química que va ocasionar una lesión en los aparatos digestivo o respiratorio por quemadura. Estas lesiones químicas van a caracterizarse por inflamación del recubrimiento de estos órganos que puede ser extrema y causar úlceras, incluso la perforación de las estructuras que estén involucradas.

Las sustancias que más frecuentemente se ven implicadas en este tipo de accidente son las que se utilizan para limpieza de muebles, de pisos o para el mantenimiento de autopartes de los automóviles. Los niños son especialmente vulnerables a este problema entre el primer y los 5 años de edad, al confundir estas sustancias que suelen tener colores atractivos, con alimentos o bebidas que se llevan a la boca y degluten.

Los síntomas pueden ser muy leves o inexistentes, o surgir manifestaciones como escurrimiento de saliva, vómito incluso con sangre y dolor. Los niños que han tenido también quemadura de las vías respiratorias suelen experimentar tos o adquirir una coloración azulada por falta de oxigenación. Hay sustancias que a nivel de la boca no ocasionan síntomas, pero provocan una quemadura severa en el esófago o el estómago.

La extensión del daño se valora mediante una endoscopía que permite visualizar el interior del esófago y el estómago. En caso de perforación de alguno de estos órganos habrá liberación de la sustancia en el tórax o el abdomen, ocasionando lesiones que pueden llevar a la muerte del individuo.

El sitio de la quemadura va a cicatrizar pudiendo ocasionar un estrechamiento del esófago, que impedirá la alimentación adecuada del paciente.

Después de la ingesta de sustancias corrosivas es necesario acudir de inmediato a un centro hospitalario. Es fundamental que el individuo no ingiera leche u otros líquidos y nunca hay que inducir el vómito, ya que al salir estas sustancias nuevamente por el esófago pueden ocasionar mayor daño.

El manejo consiste en la administración de medicamentos para reducir la inflamación, el dolor y en caso necesario antibióticos. Después de evaluar la magnitud del daño se podrá considerar una intervención quirúrgica. En caso de que el esófago tenga un estrechamiento que impida la adecuada alimentación del paciente, puede ser necesaria una operación para dilatarlo o incluso extirparlo y poner en su lugar un fragmento de colon, es decir, del intestino grueso. También se valora la colocación de un tubo directo al estómago para administrar alimentos, procedimiento llamado gastrostomía.

En materia de prevención es fundamental no almacenar los productos de limpieza u otras sustancias peligrosas en envases que normalmente son usados para alimentos o bebidas, ni dejarlos al alcance de los niños.

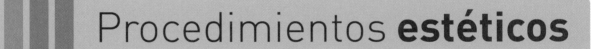

Procedimientos **estéticos**

# Procedimientos **estéticos**

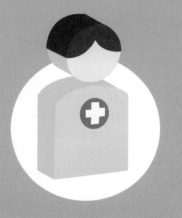

# ✚ Mitos y realidades **del "Rejuvenecimiento"**

El incremento de la esperanza de vida se acompaña de un mayor deseo de los individuos por tener armonía entre cómo se ven y se sienten.

 Gracias al mayor cuidado que existe para preservar la salud física, hoy nos sentimos con energía a edades más avanzadas que anteriormente. Sin embargo, el recubrimiento del cuerpo sufre los estragos del paso de los años. Gracias a los avances de la ciencia, hoy en día es posible hacer menos notorio el paso del tiempo con base en diferentes técnicas, una de ellas: la cirugía plástica.

La cirugía de "antienvejecimiento" busca reposicionar los tejidos que sufrieron un descenso por la gravedad. La clave radica en lograr un aspecto natural de la persona y que no parezca operada. Si bien la edad idónea para someterse a una cirugía de este tipo varía de una persona a otra, en promedio se considera que los 50 años son una media adecuada ya que el envejecimiento no es avanzado y el cambio no sería tan notorio, logrando un aspecto joven de la persona por más tiempo.

# ✚ Cirugía plástica **de cara**

La cirugía plástica de la cara hoy en día va enfocada al rejuvenecimiento facial de manera menos invasiva que antaño.

Lo que se busca es poner los músculos en su lugar logrando un efecto más natural y el procedimiento consiste en un estiramiento facial que se conoce como ritidectomía.

La incisión del estiramiento facial tradicional suele realizarse en el cuero cabelludo donde está el nacimiento del pelo en las sienes, alrededor de las orejas y en la parte baja del cuero cabelludo. La grasa puede redistribuirse a distintas partes de la cara.

Otro procedimiento implica la administración de rayo láser a través de diminutas incisiones para debilitar los músculos responsables de las líneas de expresión.

La flacidez en el cuello o la papada pueden corregirse mediante una incisión que se hace frente al lóbulo de la oreja y desde ahí realizar el estiramiento.

Con el paso del tiempo, la piel de los párpados se estira, los músculos se debilitan y la grasa se acumula en los parpados superiores e inferiores ocasionando la formación de bolsas. Esta condición puede corregirse mediante la llamada blefaroplastía, procedimiento que implica la extracción de la grasa y la piel excedente de los párpados, logrando un aspecto más juvenil.

# + *Peelings*, Bótox y **rellenos**

## Peeling químico

El *peeling* químico es un procedimiento que implica la aplicación de soluciones en la piel de la cara, las cuales ocasionan una quemadura leve y consecuente descamación de la capa superficial de la piel. Se recomienda para personas que tienen arrugas no profundas y manchas, principalmente.

La exfoliación química superficial se divide en dos tipos: la muy ligera y la ligera. La muy ligera se limita al estrato córneo de la piel y la ligera lesiona toda la epidermis hasta la capa basal, estimulando la regeneración de un nuevo epitelio (ver fig. 1). Durante la aplicación de sustancias de exfoliación superficial puede haber comezón y enrojecimiento con manchas blanquecinas.

La exfoliación química de profundidad media consiste en un daño controlado en la epidermis y la dermis papilar con una extensión variable a la dermis reticular superior (ver fig. 2). Este tipo de exfoliación provoca que

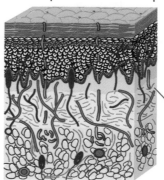

Exfoliación química profunda llega a la dermis

Fig. 2

durante los siguientes 3 meses a la intervención haya un incremento en la producción de colágena con expansión de la dermis papilar y se recomienda para el "rejuvenecimiento" facial.

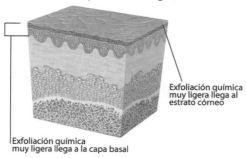

Exfoliación química muy ligera llega al estrato córneo

Exfoliación química muy ligera llega a la capa basal

Fig. 1

La exfoliación química profunda produce un daño en la dermis papilar, la dermis reticular superior y puede extenderse a la dermis reticular media. Este tipo de exfoliación se acompaña de un alto riesgo de complicaciones como cicatrices, manchas, enrojecimiento que tarda meses en desaparecer y dejar manchas blanquecinas en la piel.

## Procedimientos mecánicos de renovación facial

### Microdermoabrasión

La microdermoabrasión elimina el estrato córneo y la epidermis superficial. Se utiliza una pieza de mano del aparato de microdermoabrasión que arroja cristales de óxido de aluminio contra la piel a altas velocidades y los elimina simultáneamente mediante aspiración. Aunque el papel de la microdermoabrasión en el rejuvenecimiento facial ha crecido enormemente desde el desarrollo de estos aparatos, todavía faltan datos científicos que justifiquen su uso para este fin. Su indicación es más específica para el tratamiento de las secuelas del acné y las manchas.

### Dermolijado manual

El dermolijado manual consiste en la abrasión de la piel manualmente usando un papel de lija de carburo de silicio o espumas de pulido. Puede utilizarse para renovar toda la cara pero, debido a que es muy laborioso, se emplea con mayor frecuencia en la renovación de zonas localizadas para minimizar el aspecto de una cicatriz.

## Dermoabrasión motorizada

Los dos instrumentos abrasivos más usados son el cepillo de alambre y la fresa de diamante. El cepillo de alambre cuenta con numerosos alambres de acero inoxidable de pequeño calibre que se proyectan circunferencialmente en el lado curvo de un eje cilíndrico. La fresa de diamante consiste en un cilindro de acero inoxidable al que se han adherido diamantes industriales para crear la superficie abrasiva.

## Renovación cutánea con láser

El tratamiento con láser emplea columnas de energía que penetran debajo de la superficie de la piel estimulando un proceso de reparación de la misma. Se requieren varias sesiones y los resultados se hacen evidentes al cabo de tres meses.

## Toxina botulínica

Uno de los métodos más difundidos para evitar la formación de líneas de expresión es la inyección de toxina botulínica que ocasiona una parálisis de los músculos de la expresión facial.

La toxina se aplica mediante inyecciones intramusculares, subcutáneas (justo sobre el músculo) o intradérmicas en el entrecejo, a los lados de los ojos (patas de gallo), en las arrugas horizontales de la frente para elevar las cejas y en las llamadas "arrugas de conejo", que se forman a los lados de la parte superior de la nariz.

Se recomienda a los pacientes contraer los músculos durante las tres primeras horas después de las inyecciones y aplicar hielo.

Es fundamental que las inyecciones sean aplicadas por un dermatólogo o cirujano plástico experimentado con la finalidad de evitar complicaciones como la caída de los párpados, la disminución de la fuerza para cerrar los ojos o la visión doble, entre otras. El efecto de la toxina botulínica suele durar de 4 a 6 meses.

## Rellenos de ácido hialurónico

La inyección de ácido hialurónico se emplea comúnmente en personas que tienen los pliegues nasogenianos (ver fig. 3) muy marcados. La capacidad del ácido hialurónico para unirse al agua contribuye a

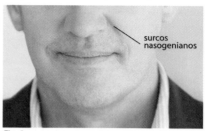

surcos nasogenianos

Fig. 3

la hidratación y proporciona turgencia a la piel. Su efecto suele durar hasta año y medio. Puede desencadenar alergia o rechazo en personas sensibles.

# ✚ Rinoplastía

La rinoplastía o cirugía plástica de la nariz puede realizarse mediante incisiones ocultas dentro de la nariz o de manera abierta.

Con estas intervenciones es posible reducir o incrementar el tamaño de la nariz mediante el injerto de cartílago procedente de otras partes del cuerpo como las orejas o las costillas. Cuando existe desviación del tabique nasal se puede enderezar gracias a incisiones ocultas.

Después de realizar la intervención, el paciente suele quedar con tablillas de sostén durante una semana.

# ✚ Cirugía estética **de mamas**

La cirugía estética de mamas puede ayudar a reducir su tamaño o a incrementarlo.

## Mamoplastía reductiva

Las mamas de gran tamaño pueden ocasionar dolor de espalda y hombros. Existen diversas técnicas quirúrgicas para reducir el tamaño de las mamas. La clave radica en mantener la vascularidad hacia los pezones y volver a crear la proyección de los senos de manera simétrica.

El cirujano plástico suele hacer tres incisiones: alrededor de la areola, y desde ésta hacia abajo.

El tejido mamario excedente puede extraerse de la parte inferior de la mama o verticalmente (ver fig. 4). Se reseca parte de la glándula, de la grasa y la piel. Se reposiciona al pezón.

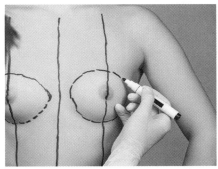

Fig. 4

## Cirugía para aumento de mamas

Hoy en día se emplean implantes de silicón llenos de solución salina. Las incisiones empleadas en la actualidad para la colocación de implantes mamarios son por debajo de la mama, alrededor de la areola o en la axila (ver fig. 5).

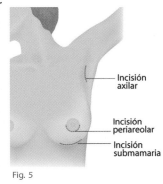

Incisión axilar

Incisión periareolar

Incisión submamaria

Fig. 5

Los implantes pueden colocarse entre la glándula mamaria y el músculo pectoral o por debajo del músculo (ver fig. 6).

Entre las complicaciones de los implantes mamarios figuran ruptura, infección, formación de un quiste o una cicatrización hipertrófica, pero ocurren en menos de cinco por ciento de los casos.

Hay que destacar que la posibilidad de desarrollar cáncer de mama en una mujer con implantes no es mayor que en la que no los tiene, y la mujer con implantes mamarios debe someterse a la mastografía anual a partir de los 40 al igual que una mujer con senos naturales.

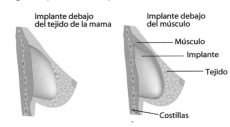

Implante debajo del tejido de la mama

Implante debajo del músculo

Músculo

Implante

Tejido

Costillas

Fig. 6

# ✚ Lipoescultura

La lipoescultura, o cirugía de contorno corporal, se refiere a los procedimientos enfocados a moldear la figura y pueden realizarse de manera independiente o simultáneamente. Incluye la cirugía, llamada lipectomía, así como la liposucción y la lipoinyección.

Los sitios que con más frecuencia requieren de cirugía de contorno corporal son el abdomen, las mamas, los brazos, los muslos, los glúteos y ocasionalmente las piernas.

La liposucción consiste en extraer la grasa de los sitios de donde sobra, que habitualmente son las caderas, los muslos externos, los muslos internos y, en ocasiones, el abdomen. La grasa se saca mediante la introducción un una cánula conectada a un aparato de succión. Esta grasa se somete a un procedimiento de centrifugación y purificación para que pueda ser inyectada en áreas desprovistas como pueden ser la cara, los glúteos o las piernas.

La lipectomía abdominal es un procedimiento en el cual se repara la musculatura abdominal y se quita exceso de grasa y la flacidez, que suele quedar después de múltiples embarazos o cuando una persona pierde mucho peso, después de una cirugía bariátrica.

Estas intervenciones deben realizarse en un hospital y en manos de un cirujano plástico certificado ya que, además del riesgo de sangrado e infección, existe la posibilidad de una embolia grasa, es decir que un trozo de tejido adiposo viaje por la sangre hasta ocluir una arteria y ocasionar un infarto.

Para la mayoría de los pacientes, la recuperación de la autoestima es el principal motor para someterse a un procedimiento de cirugía de contorno corporal.

El tiempo de recuperación depende de la magnitud de la cirugía y oscila entre una y tres semanas.

# ✚ Calvicie

La calvicie puede tratarse con medicamentos (ver capítulo Dermatología) o revertirse mediante el microtrasplante de cabello, que implica la extracción de folículos pilosos de la parte posterior del cuero cabelludo y detrás de las orejas, donde el pelo no es sensible a los efectos de las hormonas masculinas y no tiende a caerse.

Posteriormente, estos folículos pilosos se implantan en las zonas donde se ha perdido el cabello. Existen diversas técnicas para extraer los folículos pilosos, mismas que incluyen tiras de cabello o folículos individuales (ver fig. 7).

El procedimiento se realiza con anestesia local y suele durar de dos a seis horas, dependiendo del grado de calvicie del paciente.

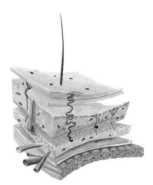

Fig. 7

# Referencias

Abeloff, Armitage, Niederhuber, Kastan y McKenna, *Oncología Clínica*: Elsevier, 3a edición, 2005.

Alarcón, Mazzotti y Nicolini, *Psiquiatría*: Manual Moderno, 2005.

Behrman y Vaughan, *Nelson Textbook of Pediatrics*: Saunders, 13a edición, 2000.

Bradley, Daroff, Fenichel y Jankovic, *Neurología Clínica, Trastornos Neurológicos*: Elsevier España, Barcelona, 4a edición, 2008.

Braunwald, *Tratado de Cardiología*: Elsevier Saunders, 7a edición, 2009.

Braunwald, Fauci, Longo, Jameson y Hauser, *Harrison's Principles of Internal Medicine:* McGraw Hill, 16a edición, 2004.

Brunicardi (Ed.), *Schwartz's Principles of surgery*: McGraw Hill, 8a edición, 2005.

Cunningham, Leveno, Bloom Hauth, Gilstrap y Wenstrom, *Obstetricia de Williams*: McGraw Hill, 22a edición, 2006.

Debakey y Gotto, *The New Living Heart*: Adams Media Corp, 1997.

D.H. Gold y R.L.Lewis, *Oftalmología*: Editorial Marbán, Madrid, 2005.

DeCherney, Nathan, Murphy y Laufer, *Diagnóstico y Tratamiento Gineco-Obstétrico:* Manual Moderno, 2007.

Frontera, W.R., *Medicina deportiva clínica, Tratamiento Médico y Rehabilitación*: Elsevier España, Barcelona, 2008.

Guyton y Hall, *Tratado de Fisiología Médica*: McGraw Hill, 11a edición, 2006.

Harris, Budd y Firestein, *Kelley Tratado de Reumatología*: Elsevier Saunders, 7a edición, 2006.

Jorizzo y Rapini, *Dermatología*: Elsevier-Masson, Madrid, 2004.

Larsen, Kronenberg, Melmed y Polonsky, *Williams Tratado de endocrinología*: Elsevier Saunders, Barcelona, 10a edición, 2006.

Litchman, *Manual de Williamns Hematología:* Marbán, 2005.

Mandell, Bennett y Dolin, *Enfermedades Infecciosas. Principios y Práctica*: Elsevier Saunders, 6a edición, 2006.

Rodés, Benhamou, Bircher, McIntyre y Rizzetto, *Tratado de hepatología Clínica*: Ediciones Cientificas y Técnicas, 1993.

Sleisenger y Fordtran, Feldman, Friedman y Brandt, *Enfermedades Digestivas y Hepáticas:* Elsevier-Masson, 8a edición, 2008.

Villalobos, J.J., *Gastroenterología*: Editorial Méndez Oteo, 3a edición, 1981.

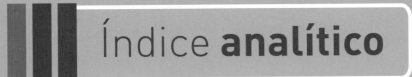

Esta obra se terminó de imprimir en septiembre de 2011
en Editorial Impresora Apolo, S.A. de C.V.
Centeno 150-6, Col. Granjas Esmeralda
C.P. 09810 México, D.F.